全国中医药行业高等教育"十三五"创新教材

实验方剂学

（供中医学、中药学、中西医临床医学等专业用）

主　编　彭　成（成都中医药大学）
　　　　余成浩（成都中医药大学）
副主编　周永学（陕西中医药大学）
　　　　全世建（广州中医药大学）
　　　　范　颖（辽宁中医药大学）
　　　　吴建红（湖北中医药大学）

中国中医药出版社
·北 京·

图书在版编目（CIP）数据

实验方剂学 / 彭成，余成浩主编 . —北京：中国中医药出版社，2016.12

全国中医药行业高等教育"十三五"创新教材

ISBN 978 – 7 – 5132 – 3896 – 0

Ⅰ . ①实… 　 Ⅱ . ①彭…②余… 　 Ⅲ . ①方剂学 – 中医学院 – 教材
Ⅳ . ① R289

中国版本图书馆 CIP 数据核字（2016）第 302869 号

中国中医药出版社出版

北京市朝阳区北三环东路 28 号易亨大厦 16 层
邮政编码　100013
传真　010 64405750
北京中艺彩印包装有限公司印刷
各地新华书店经销

开本 787×1092　1/16　印张 17.5　字数 394 千字
2016 年 12 月第 1 版　2016 年 12 月第 1 次印刷
书号　ISBN 978 – 7 – 5132 – 3896 – 0

定价　39.00 元
网址　www.cptcm.com

社长热线　010 64405720
购书热线　010 64065415　010 64065413
微信服务号　zgzyycbs

书店网址　csln.net/qksd/
官方微博　http：//e.weibo.com/cptcm

淘宝天猫网址　http：//zgzyycbs.tmall.com

全国中医药行业高等教育"十三五"创新教材

《实验方剂学》编委会

编写说明

《实验方剂学》是首次编写的供中医学、中药学及中西医临床医学等专业使用的创新教材。

实验方剂学（Experimental Formulas of Traditional Chinese Medicine，EFTCM）是在中医药理论指导下，应用实验科学的技术方法，研究方剂的组方理论、配伍原则、物质基础、功效作用、主治病证和应用规律的一门综合性学科。

本课程应安排在中医基础理论、中药学、方剂学课程之后进行。

方剂学历经秦汉、魏晋南北朝、隋唐、宋元、明清、近现代时期2000多年的发展，随着现代科学技术的引入，尤其是方剂学与实验科学技术的深入结合，方剂学逐渐分化为理论方剂学、临床方剂学和实验方剂学。实验方剂学是中医、中药、中西医结合的核心课程，是沟通中西医和衔接基础、临床、产业的桥梁课程，对中医药学术创新、临床疗效提高和中药产业发展具有重要意义。因此，我们在前期《实验方剂学》编写内容的基础之上，联合北京中医药大学、上海中医药大学、广州中医药大学、黑龙江中医药大学、浙江中医药大学、山东中医药大学、辽宁中医药大学、湖北中医药大学、长春中医药大学、陕西中医药大学、甘肃中医药大学、成都医学院、上海第二军医大学/上海市第七人民医院、四川省自然资源科学研究院、四川省医学科学院·四川省人民医院、四川省中西医结合医院等高等中医药院校、科研院所、医疗机构的专家，组建了《实验方剂学》特色创新教材编写团队，在中国中医药出版社的大力支持下，编写出版该创新教材。

本教材分为总论、各论两部分，总论重点介绍实验方剂学的科学内涵与发展简史，研究思路与方法，组方原理与配伍，物质基础与质量控制，方剂有效性、安全性和临床评价研究方法。各论按治法功用收录解表剂、清热剂、泻下剂、和解剂、祛风湿剂、利湿剂、温里剂、行气剂、消食剂、活血化瘀剂、止血剂、祛痰剂、平肝息风剂、安神剂、开窍剂、补益剂、收涩剂、治疡剂18类方剂，分章节全面介绍经方、验方、上市中成药大品种的实验研究。各论每章有概述，每节重点介绍代表方剂的处方组成、历史沿革、功能主治、药学研究（主要包括方剂的物质基础、提取工艺研究、质量控制研究等方面）、药理作用（主要包括方剂的药效学及作用机理、安全性评价、体内过程等方面）、临床应用（主要包括方剂的临床常用、临床新用、不良反应等方面）、使用注意等方面。最后还附有"动物实验方剂学研究中剂量的转换"和"方名索引"，以便读者查阅和换算。

本教材坚持以学生为中心、以能力培养为核心的教育理念，在力求传承中医特色的同时，立足于为社会培养中医、中药及中西医结合类高级专门人才。其特色有以下几点：①注重科学性。符合教材编写的指导思想与目标，按照编写原则和基本要求，以服务人才培养为目标，坚持以育人为本，充分发挥教材在提高人才培养质量中的基础性作用，教材总体设计与体例要求体现了科学性；写作过程中充分体现中医药特色，表述力求客观、公正、平和，以免引起歧义和争议。②坚持创新性。我们更新观念，把握中西医结合、理论实践相结合、教学科研相结合、传承创新相结合的特点，纳入目前最新实验研究成果，体现知识的更新和进展。教材内容和编写体系体现素质教育、实践能力和创新能力的培养，为学生知识、能力、素质协调发展创造条件。③体现系统性。教材的编写体现了中医方剂的理论研究、实验研究、临床研究相统一，以中医学基础、中药学、方剂学、药理学、中药化学、药物制剂学、数学以及中医临床治疗学为依托，以药理学方法、化学分析、计算机和文献信息为重要研究手段，以阐明中医方剂的物质基础、方剂配伍规律、药学研究、药理毒理研究、临床应用等为目标；教材不仅适用于中医、中药、药学类专业的学生，还适用于中西医结合、中医药翻译、康复、体育教育等专业的学生。④保持可读性。本教材虽然是一门综合性学科，但全书通俗易懂。⑤突出实用性。本教材最终的目的还是落实到应用，有助于培养学生创制新药的能力、科学研究的能力、临床应用方剂的能力。除了本科、专科和研究生以外，还适合中医药教学、科研、医疗、生产、管理、商贸等人员应用，是一本很有实用价值的教材。⑥具有代表性。考虑到编写教材要树立质量意识、精品意识，我们在照顾到全面的基础上，重点选择了一些有深入研究基础的代表方剂，同时精编简述相关内容。

本教材的撰写参考了与《实验方剂学》相关的教材和专著，引用了许多专家和学者的最新研究成果，在此表示衷心的感谢！教材编写过程中，得到了成都中医药大学和各参编单位的大力支持，在此深表谢意！

本教材总论中第一章绪论由彭成编写，第二章实验方剂学的研究思路与方法由范颖、余成浩编写，第三章方剂的组方原理与配伍研究由吴建红、全世建编写，第四章方剂的物质基础与质量控制研究由余葱葱、高琳编写，第五章方剂的有效性研究由全世建、高彦宇编写，第六章方剂的安全性评价研究由高彦宇、余成浩编写，第七章方剂的临床评价研究由杨洁红、郭炜编写；各论中解表剂由高琳编写，清热剂、泻下剂由周永学编写，和解剂由刘喜平编写，祛风湿剂由于海编写，利湿剂由陈少丽编写，温里剂由张宏、余成浩编写，行气剂由陈少丽编写，消食剂由于海编写，活血化瘀剂由张仲林、余成浩编写，止血剂由于海编写，祛痰剂由李晋奇编写，平肝息风剂由于海编写，安神剂、开窍剂由李晋奇编写，补益剂由王岚、余成浩编写，收涩剂、治疡剂由谢晓芳编写。

限于我们的学识和学术水平，加之时间仓促，书中难免有不足甚至错误之处，恳请各位同仁及读者提出宝贵意见，以便再版时修订提高。

彭　成　余成浩

2016 年 7 月

目　录

附录

上篇 总 论

第一章 绪 论

实验方剂学是中医、中药、中西医结合专业的核心课程，是沟通中西医和衔接基础、临床、产业的桥梁课程，对中医药学术创新、临床疗效提高及中药产业发展具有重要意义。

第一节 实验方剂学概述

方剂是指在中医药理论指导下，针对中医病证的病因病机，应用"君臣佐使"等组方原理，将中药配伍组合使用的形式。"方剂"一词，最早见于南北朝《梁书·陆襄传》："襄母卒患心痛，医方须三升粟浆……量如方剂。"

从《黄帝内经》提出了组方理论和组方结构以来，方剂学的发展经历了 2000 多年的历史，现存方书达 2000 种以上，反映了方剂学学科不断发展的轨迹。随着现代科学技术的引入，尤其是方剂学与实验科学技术的深入结合，方剂学逐渐分化为理论方剂学、临床方剂学和实验方剂学。

实验方剂学是在中医药理论指导下，应用实验科学的技术方法，研究方剂的组方理论、配伍原则、物质基础、功效作用、主治病证和应用规律的科学。"方"有药方、处方、医方的含义，既包括单方，又包括复方；"剂"为调剂、调配、调和与制剂之意。方剂具有整体性、有序性、恒定性、可变性、可控性的特点。方剂是一个整体，它是针对疾病主治病证的病因病机，立法处方、随证用药，概言之，就是针对病机，方证对应、方证一体。方剂的组成是有序的，它是按照"君臣佐使"的结构进行组方，按照"七情和合"的原则进行配伍。方剂的组方有恒定性，尤其是基础方、代表方，药物的组成是恒定的、有效的。但方剂是可以随证进行药味的加减，进行药物剂量的调整，这就是方剂的可变性。方剂最大的特点，就是可以根据疾病的状况和疾病发展的趋势，调控药物发挥作用的方向，调控药物治疗的范围，达到治病救人的目的。实验方剂学就是根据方剂的特点，应用化学、药学、生物学、医学等实验科学的技术方法，研究方剂对疾病的治疗作用、作用原理和产生作用的物质基础，也包括方剂的组成、制备、使用，以及使用后吸收、分布、代谢和排泄的过程，对人体的毒性与不良反应。

实验方剂学的研究内容主要包括三个方面：一是研究方剂的组方原理与发挥作用的物质基础；二是研究方剂的作用原理，包括方剂对机体的作用、作用环节与效应，方剂在体内吸收、分布、代谢、排泄的动态变化过程及特点，方剂对生物体的有害效应、机制、安全性评价与危险度评定；三是研究方剂的应用规律，包括方剂的调剂、用量、用法等。

实验方剂学的主要任务有五个方面：一是研究方剂对机体的作用、作用机制和物质基础，以及机体对方剂的药动学过程；二是阐明方剂的组方原理、配伍规律、应用形式的科学内涵，更好地指导临床科学合理应用方剂；三是规范方剂的制备，提高方剂的质量，发现创新成药，为创新药物的开发奠定基础；四是丰富方剂学的内容，揭示方剂学的科学内核；五是通过实验方剂学的研究与发展，推动中医药现代化、产业化，为中医药学、医药学的发展和生命科学的进步做出贡献。

第二节　实验方剂学发展简史

"方剂"是中药临床应用的基本形式，是我国劳动人民在与疾病作斗争的实践中发明的使用中药治疗疾病的用药形式，具有悠久的历史，凝聚了中华民族的医药学成就，蕴含着丰富的用药经验与中医药防病治病的基本原理。其发展主要经历了传统认识和现代研究两个重要阶段。

一、传统认识与实践

商代伊尹发明汤液，开始使用中药复方（方剂）治疗疾病。《汉书·艺文志》最早对方剂的科学内涵进行了阐述，谓"经方者，本草木之寒温，量疾病之浅深，假药味之滋，因气感之宜，辨五苦六辛，致水火之剂，以通闭解结，反之于平。"

东周、秦汉之际，方剂学科已经形成。不论甘肃武威出土的汉简、长沙马王堆出土的《五十二病方》、成都老官山出土的《六十病方》汉简，还是现存的中医药典籍《黄帝内经》《神农本草经》《伤寒杂病论》，对方剂的理论和应用已发展到相当的高度。《黄帝内经》提出了组方的理论和基本结构，载方13首、剂型6种。如《素问·至真要大论》"治诸胜复，寒者热之，热者寒之，温者清之，清者温之，散者收之，抑者散之，燥者润之，急者缓之，坚者耎之，脆者坚之，衰者补之，强者写之"是方剂治法理论的基础。又如《素问·至真要大论》"方制君臣，何谓也？岐伯曰：主病之谓君，佐君之谓臣，应臣之谓使，非上下三品之谓也。"君臣佐使的组方结构，至今沿用。《神农本草经》是我国现存最早的药物学专著，不仅系统地总结了秦汉以来医家和民间的用药经验，而且介绍了药物配伍时的相须、相使和相恶、相反的特性，以及制药服药方法，丰富了方剂学的内容。张仲景"勤求古训，博采众方"，著《伤寒杂病论》，载方323首，被后世尊崇为"方书之祖"，内容完整齐全，涉及方名、组成、剂量、制法、煎服法、功效、主治、宜忌、加减等组成方剂的全部要素，而且至今行之有效。

魏晋南北朝时期有影响的方书主要有葛洪的《肘后备急方》《玉函方》，范汪的《范东阳方》，陈延之的《小品方》，刘涓子的《刘涓子鬼遗方》。

隋唐方书大量涌现，现存的《备急千金要方》载方5300多首，《千金翼方》载方2200余首，《外台秘要》收方6800余首，反映了隋唐方剂发展的水平。

宋金元时期，随着经济、科技与文化显著进步，方剂学发展到新的高度。宋代活字印刷术的发明、雕版印刷术的推广应用，为本草、方书的校刊汇纂提供了重要基础，加之宋朝政府高度重视本草和方书的收集与编纂，北宋政府官办药局"太平惠民和剂局"，精选常用有效成方制剂788首，颁行全国，编纂的《太平惠民和剂局方》是我国历史上第一部由政府组织编制的成药药典。金元时期，战争频发，疾病流行，加之元代疆土扩拓，中西医药交流扩大，宋儒理学"格物致知"影响了中医药学术发展，涌现出一批杰出的医药学家和学术流派，如刘完素善用寒凉，著《宣明论方》；张子和善攻下，著《儒门事亲》；朱丹溪善于滋阴，著《丹溪心法》；李东垣善补脾胃，著《脾胃论》《内外伤辨惑论》。以金元四大家为代表的学术流派，极大地丰富了方剂学的内容，使方剂学的水平达到了一个新的高度。

明清时代，方剂学出现了三方面的特点：一是形成鸿篇巨著，如官修《普济方》，收录方剂61739首，是我国古代收录方剂最多的方剂大全，堪称方剂巨著；二是温病学派的方剂研究与创新达到新的高度，如吴鞠通的《温病条辨》，王孟英的《温热经纬》，叶天士的《外感温热篇》，薛生白的《湿热病篇》等，补前人之所未备；三是方剂学理论研究进入繁荣、升华、提高阶段，方书由博返约，偏于临床实用，如吴谦等编纂的《医宗金鉴》，吴仪洛的《成方切用》，汪昂的《医方集解》，罗美的《古今名医方论》等，把方剂学的理论和临床应用推向更高层次。

我国古代医药学家不仅对方剂的理论和临床应用实践进行了探索，而且有实验方剂研究的萌芽。如《宋史·曹克明传》载有克明以鸡犬验证方药药效的记载，其具体实验步骤包括：复制动物模型→给药→观察药效；清·王清任《医林改错》记载"出水道"实验中首次设立对照动物。

二、现代研究与进展

近代，西方医药传入我国，出现了东西方、中西医两大医学体系的碰撞和渗透。老一辈医药学家，开始应用西医西药的理论、技术和方法来研究中药与方剂，开启了现代研究的新纪元，但由于国弱战乱、医运不昌，其研究零星、散在，主要集中在单味中药的化学与药理研究方面，且很少联系中医药理论和临床，方剂的实验研究缺乏。

新中国成立以后，中国政府高度重视中医药的研究与发展，实验方剂学才逐渐形成并不断完善。

20世纪50～60年代，我国医药工作者应用现代药理、药化、药剂、临床对比实验的方法，开创性地开展了方剂的实验研究，实验方剂学学科的形成初见端倪，主要表现在以下五个方面：一是政府重视。党和国家领导人毛泽东同志明确指出："中国医药学是一个伟大的宝库，应当努力发掘，加以提高。"中国政府制定的一系列中医药政策，促进了卫生界学习、应用和研究中医药的热潮。二是开展了方剂临床应用实践与临床实验的研究。尤其是面对当时的大疫大病，中医药工作者应用方剂防治乙脑、晚期血吸虫病、阑尾炎等现代疾病，疗效明显，得到国内外医药界同行认可。万一等也采用临床对比实验的方法，比较研究了含巴绦矾丸、加减胃苓汤、舟车丸治疗晚期血吸虫病腹水型各 100 例［上海中医药杂志，1957，（12）：23-25］的疗效，说服力更强。三是应用药理实验方法研究和解释方剂的药理作用。如刘国声在 1950 年研究 35 种单味药体外抗菌作用［中华新医学报，1950，1（2）：95］的基础上，比较研究了 62 个方剂的抗菌作用［中医杂志，1955，（10）：36-38］；山西医学院药理拉丁文教研组高应斗应用大鼠利尿实验，比较研究了五苓散、胃苓汤、八正散、肾气丸的利尿作用［山西医学杂志，1957，（1）：59-67］。四是应用药化的实验方法，研究方剂的质量。如中医研究院中药研究所应用药化分析测试的方法，研究了泻心汤煎出物中蒽醌的含量、四逆汤煎出物中乌头碱的含量、四物汤煎出物中总糖的含量和归脾汤等方总煎出物含量的测定方法［中医杂志，1961，（4）：9-11；1962，（5）：14-17］。五是应用药剂的实验方法，进行方剂的剂型改革。如西南制药厂对葛根芩连汤进行了剂型改革，在《中药通报》杂志上交流了葛根芩连片的试制报告［1956，3（4）：144-146］。但这个时期的方剂实验研究比较分散，缺乏系统性，缺乏中医药理论的指导与联系。

20 世纪 70 ~ 80 年代，是方剂实验研究的蓬勃发展期，方剂实验研究的数量不断增加，范围不断扩大，层次不断深入，为实验方剂学学科的形成积累了丰富的素材。据统计，研究的方剂超过 760 个，方剂实验研究的论文超过 1400 篇。方剂实验研究的范围不仅有经方、古方的研究，还有时方、经验方的研究；方剂实验研究的内容既有方剂药效、药剂的研究，也有药代、药化的探索；方剂实验研究的层次既有全方的研究，也有配伍加减的深入实验。但基础方、代表方的研究不够，方剂实验研究与临床应用和生产实践结合不够。

20 世纪末，随着现代科学技术的迅速发展，方剂实验研究的思路出现了变革，方剂实验研究的学术交流异常活跃，为实验方剂学学科的形成奠定了良好的基础。这个时期，学界重视中医证候、治法、方剂的实验研究，形成了"以药测方、以方探法、以法说理"逆向探索中医"理、法、方、药"的辨证思维模式，在活血化瘀、扶正固本、通里攻下、清热解毒等重要治法和血府逐瘀汤、桃红四物汤、四君子汤、补中益气汤、六味地黄丸、参附汤、大承气汤、黄连解毒汤等常用方剂研究方面，取得重大进展。方剂实验研究的学术交流也异常活跃，多次召开了全国性的学术交流会，出版了谢鸣主编的《中医方剂现代研究》、陈奇主编的《中成药名方药理与临床》等学术著作；尤其 1995 年创刊了《中国实验方剂学杂志》，为方剂实验研究的学术交流提供了平台，方剂实验研究理论、方法、实践等方面的文章大量涌现，出现了方剂实验研究的繁荣景象。但这个时期对实验方剂学的理论体系和实践体系总结不够，未形成实验方剂学学科。

21 世纪，国家大力支持中医药的发展与创新，方剂的关键科学问题、共性技术问题成为国家科学技术支持的重点领域，实验方剂学人才的培养模式逐步完善，实验方剂学的理论体系和技术体系形成。在科学研究方面，自王永炎院士负责第一个国家重点基础研究发展规划资助项目（国家 973 计划）"方剂关键问题的基础研究"以来，中医药科技人员对方剂的药效物质基础、作用原理、配伍规律、量效关系等科学问题和方剂的化学提取纯化、筛选模型建立、药效毒理评价、药代测试、临床试验、制药生产等共性技术进行了系统研究，为实验方剂学学科的形成提供了理论和技术方面的支撑。在人才培养方面，成都中医药大学、山东中医药大学等中医药高等院校先后为学生开设了《实验方剂学》课程，成都中医药大学、北京中医药大学、黑龙江中医药大学、山西中医学院等培养了实验方剂学的硕士、博士研究生。尤其在中国中医药出版社的支持下，成都中医药大学联合国内从事《实验方剂学》教学、实验与科研实践的高校学术骨干，编写出版《实验方剂学》教材，构建实验方剂学学科理论体系和实验技术体系，标志着实验方剂学学科已经成熟。

今后，实验方剂学作为中医药现代化活跃的力量，将不断完善学科体系，其研究内容将更加丰富，研究方法将更加多样，研究结果将更加符合临床需求和生产实践，能更好地为广大人民群众的健康和中药产业发展服务。

第二章　实验方剂学的研究思路与方法

实验方剂学根据方剂的特点，应用化学、药学、生物学、医学等实验科学的技术方法，研究方剂对疾病的治疗作用、作用原理和产生作用的物质基础，也研究方剂的组成、制备、使用，以及使用后吸收、分布、代谢和排泄的过程、对人体的毒性与不良反应。随着研究的不断深入，国内外学者提出了方剂实验研究的各种新理论、新假说、新思路和新方法，不但从多层次、多角度阐述了方剂的组方原理与配伍规律、物质基础与质量控制、药理效应与作用机制、安全性评价与体内过程，而且丰富了实验方剂学研究的思路和方法，如彭成的"方病证、药病证、有效部位与病证、有效成分与病证"理论、薛燕的复方霰弹理论、吴水生的疾病缩减效应假说、张亚刚的药物能量理论、黄熙的证治药动学假说、曹治权的配位化学学说、罗国安的复方化学研究体系、邱峰的中药体内直接物质基础研究、彭成的"毒性物质基础－毒作用机制－控毒方法体系"安全性评价理论；还有，姜廷良提出重视多组分整合作用的研究，王阶针对整体综合调节的方剂配伍理论提出研究新思路，彭成提出"一个核心、两个环境、三个性质、四个层次"的配伍理论，王本祥认为方剂的药效为主要有效成分和次要有效成分的综合效应，王欣提出运用"化学－药效－药动学"三维体系研究方剂的物质基础与体内效应成分的代谢规律，贾晓斌提出方剂的物质基础由"有效组分＋功能组分"共同构成具有"三个层次多维结构"的有序整体结构等。

中医方剂具有多成分、多途径、多靶点发挥作用的特点，相对于西医"单成分、单靶点"药物模式而言，研究显得更复杂，为了解决方剂学的关键科学问题，我们必须重视研究和充分利用现代科学技术方法与手段，注重学科交叉融合，以中医学基础、中药学、方剂学、药理学、中药化学、药物制剂学、数学以及中医临床治疗学为依托，以药理学方法、化学分析、计算机和文献信息为重要研究手段，以阐明方剂药效物质基础、配伍的现代科学内涵，探索方剂配伍规律、药学研究、药理毒理研究、临床应用等为目标，充分利用现代基础学科如分子生物学、信息工程学、光电学等相关学科的飞速发展，使方剂研究从整体、组织器官、细胞亚细胞水平深入到分子水平、基因水平、组学水平，充分利用复杂体系分离分析手段、色谱与质谱联用等多维分离分析技术。

实验方剂学必须在中医药理论指导下，重视学科交叉融合，充分利用现代科学技术方法研究方剂的物质基础、有效性、安全性、组方原理与配伍规律、临床等。实验方剂学的研究思路与方法主要包括方剂物质基础研究、有效性研究、安全性研究、组方原理与配伍研究、临床研究的思路与方法。

一、方剂物质基础研究的思路与方法

方剂药效物质基础是指针对某一病证发挥药效作用的全部活性药效物质总和。药效物质基础不是全方单味药成分机械的组合，而是多种活性物质协同作用的结果。国内外针对方剂药效物质基础这一关键科学问题展开了深入的研究，取得了显著成绩。从20世纪90年代开始，方剂药效物质基础的研究出现了百家争鸣的局面，学者们提出了许多新理论、观点、思路与方法。

严永清1985年就提出应加强中药复方化学成分的研究。

彭成1990年首次提出"方证、药证、有效部位与证、有效成分与证"的中药复方研究模式理论，从全方、药材、组分和层分四个层面，多层次、多方位、多指标研究了四君子汤的组成药物、有效部位、有效成分治疗脾气虚证、脾虚胃癌癌前病变、脾虚胃癌的物质基础与作用原理。

薛燕1996年提出的复方霰弹理论，认为方剂由多种有效成分组成，在人体内通过多种有效成分的相互作用或产生新的活性物质而发挥药效，该理论强调了方剂的整体性。

姜廷良1999年提出应重视多组分整合作用的研究，认为研究方剂药效物质和作用机制应从两方面入手：一方面，所选择研究的方剂应能体现中药的基本作用；另一方面，要创建、完善适于中医药研究的方法和技术。

曹治权2000年提出方剂有效成分配位化学学说，认为有效物质是有机物与微量金属元素的结合物，某些配位化合物比纯有机成分更能反映方剂的物质基础。

王本祥等2001年提出了"方剂的药效为主要有效成分和次要有效成分的综合效应"的观点，该方法能够从简入手抓住主干，为方剂药效物质基础的研究起到了重要的方法学引导作用。

王欣2002年提出运用化学–药效–药动学三维体系研究方剂的物质基础与体内效应成分的代谢规律。

罗国安等2006年提出应用化学物质组学的研究思路开展方剂的药效物质基础及作用机理相关性研究，如应用化学物质组学对清开灵注射液的各类化合物建立了相应的指纹图谱，设计了从整体到细胞多种模型的51个药理学指标，确定了清开灵注射液治疗脑缺血损伤的4类有效组分是胆酸类、环烯醚萜类、黄芩苷和珍珠母提取物，从而科学地揭示了清开灵注射液的药效物质基础。

贾晓斌2008年提出方剂"功能组分"观点，认为方剂成分可分为有效组分、功能组分和无用成分；方剂物质基础由"有效组分＋功能组分"共同构成具有"三个层次多维结构"的有序整体结构等。

因此，方剂物质基础的研究思路和方法主要是运用化学提取分离纯化分析等技术手段，采用整方研究法或拆方研究法，结合药效学、药动学或临床药学等阐释方剂作用的物质基础，常见技术方法有血清药理学、血清药物化学、中药组合化学技术、多靶点的高通量筛选或超高通量筛选、谱效关系分析、方剂代谢研究法、系统生物学等。

二、方剂有效性研究的思路与方法

方剂的有效性是四性之一（有效性、安全性、稳定性、可控性），是方剂的首要价值体现。方剂的有效性研究应包括方剂非临床的有效性研究和方剂临床实验的有效性研究。方剂的非临床有效性研究主要是指利用药理学的实验方法研究方剂的药物效应及其作用机理，主要是论述"方剂非临床的有效性研究"。"方剂临床实验的有效性研究"将在"方剂临床研究的思路与方法"中论述。

中医方药的有效性实验研究历经萌芽（公元 221 年前～1923 年）、探索（1924～1962 年）、发展（1963 至今）3 个阶段。古代关于中医方药的有效性实验研究较早见于《宋史·曹克明传》，记载克明以鸡犬验证某药药效，其具体实验步骤包括：复制动物模型→给药→观察药效；刘敬叔《异苑》记有"刘烜射一獐，剖其五脏，以草塞之，獐蹶然而起，拔草便倒，如此三度。"在发展阶段，国内外的专家学者、科研院所、制药厂等对经方、验方及创新药物进行了广泛深入的基础研究与应用开发研究，产生了大量的科研成果。

彭成 1990 年提出"方证、药证、有效部位与证、有效成分与证"的中药复方研究模式，该模式抓住了中医药的核心——证候、中医药的精髓——方剂，进而吸收传统药物发现与天然药物发现模式的精华，提出了"方病证、药病证、有效部位与病证、有效成分与病证"的方剂创新药物研究发现模式理论（方是中药复方，病为西医疾病，证是中医证候）。该模式既坚持传统中医药特色优势（辨证论治、方证对应、整体调控），又注重吸收天然药物发现模式的优点（组分可控、机制明确、靶点清楚），如应用化学分离提取纯化技术和现代生物活性评价方法，多层次、多方位、多指标研究四君子汤、四君子汤组成药物、有效部位、有效成分治疗脾气虚证、脾虚胃癌癌前病变、脾虚胃癌的药效作用机理。

周立东 1998 年提出把"定量组效关系"应用于中医药复杂体系的研究，开启了多组分化学物质和多变量药效指标的构效关系研究模式。该方法与中医理论辨证的思维模式一致，在复方药物作用机理解释、有效部位研究、单体药物筛选等方面有着积极的意义。

随着新药研究的不断深入，国家相关管理部门制定了相关有效性研究的指导原则或技术要求，如 1993 年卫生部制定的《中药新药研究指导原则》，2005 年颁布施行的由国家食品药品监督管理局药品审评中心（CDE）组织编写的《中药新药研究指导原则》，为方剂有效性的研究指明了方向。

方剂的非临床有效性研究主要是进行方剂的药效学研究，是以中医药理论为指导，针对方剂的功能主治，应用现代科学技术方法研究方剂对机体的药理作用及作用机制，阐明方剂防治疾病原理，有助于阐明中医药理论、促进新药研制、指导临床合理用药。药效学研究主要采用整体动物评价，或结合离体实验研究，包括方剂药效作用及作用机制研究。方剂药效作用研究应遵循方证相应原则，针对方剂功能主治，应用药理学实验方法、中医药动物实验方法研究方剂对机体的作用，用现代医药学理论阐明方剂的功效；作用机制研究应针对药效作用，采用现代科学技术方法如药理学、分子生物学、信息学、影像学等，从整体、组织器官、细胞、分子、基因等层次，研究药效作用过程，阐释作用原理。

因此，方剂非临床有效性的研究思路与方法必须在中医药理论指导下，坚持突出中医药特色，应用经典、科学、规范的药理实验方法阐释药理作用及其作用机制，确定有效剂量及其范围，整合多致病因素、多模型动物、多药理效应、多指标评价的药效学评价体系，结合数理统计学方法，客观、准确、综合评价方剂的有效性，为临床应用提供依据或扩大其应用范围。方剂非临床试验有效性的研究方法通常包括选用正常的清醒动物、麻醉动物或模型动物，采用整体实验和离体实验，进行针对功能主治的主要药效学研究、基于拆方的整体药效筛选、基于"量效－时效"关系的整体药效研究、基于网络药理学的方剂药效研究、基于高通量筛选的方剂药效研究、基于细胞膜色谱的方剂药效研究、PK-PD联合研究、基于现代新技术的方剂药效作用机制研究等（细胞培养技术、细胞形态结构观察技术、细胞器分离技术、细胞化学技术、细胞的活力与增殖检测技术、离子通道检测技术、细胞信号传导检测技术、细胞凋亡检测技术、干细胞技术、核酸杂交技术、聚合酶链反应技术、基因组学技术、蛋白组学技术、代谢组学技术），可以参见《中药药理学》《中药药理实验方法学》《中医药动物实验方法学》《分子生物学》等。

三、方剂安全性研究的思路与方法

过去人们更关注药物的有效性，缺少对安全性的足够重视，自19世纪末不断发生因药物不良反应而严重影响人体健康乃至生命安全的"药害事件"，特别是20世纪60年代发生"反应停"致畸事件后，药物的安全性问题引起了各国政府及医药界的极大重视。加之比利时中药减肥事件、新加坡黄连事件和马兜铃酸事件、日本柴胡事件、英国千柏鼻炎片和复方芦荟胶囊事件、鱼腥草注射液事件、何首乌事件、巫丹事件，以及近期出现的云南白药"乌头碱事件"、汉森制药四磨汤含"致癌物槟榔"等，说明加强方药安全性研究的必要性和紧迫性。

方剂的安全性是方剂临床应用必须把好的安全关，丰富的中医药文献记录了方药安全性方面的理论知识和临床应用实践，逐渐形成了中药毒性理论和有效控毒方法；也应用了一些现代毒理学和药品不良反应（ADR）的方法，对有毒方药的安全性进行了研究，对其不良反应进行了监测。但毒理研究较少选用无特定病原体（SPF）动物严格按照人用药品注册技术要求国际协调会（ICH）要求在药品非临床研究质量管理规范（GLP）实验室进行，所获得的急毒和长毒实验数据离散度大，同样的有毒中药、给药途径、炮制品种、实验方法，报道的实验数据颇不一致，三致试验报道很少，毒代动力学研究不足。

中医方药毒理具有毒性成分复杂（生物碱类、苷类、毒蛋白类、萜类、内酯类、重金属等）、毒性表现多样（可见于心血管、呼吸、神经、消化、泌尿、血液、生殖系统等）、毒性可以控制（选用正品药材、依法炮制、对证用药、合理配伍、掌握煎服方法等）的特点。中医方药毒副作用研究动物实验方法自《国语》记载犬验证乌头毒性以来，经过萌芽、探索、成熟三个阶段。日本学者石川武雄于1917年率先用描述急性毒性的专业术语报道了中药鱼藤提取物静脉注射家兔其最小致死量（MLD）为0.9mg/kg，家兔中毒表现先是呼吸中枢和血管运动中枢麻痹，后全身运动及呼吸麻痹而死，其间可发生间歇性痉挛；赵承瑕1927年首次采用毒理学专业术语报道了莽草毒的MLD，金荫昌1949年测定了蛇麻酮的半数致死量（LD_{50}）；1994年卫生部颁发了《中药新药研究指南》，1999年国家药监局出台了《中药新药药理毒理研究的技术要求》，2005年国家食品药品监督管理局发布了《中药、天然药物研究技术指导原则》，逐步形成了中医方药安全性评价的规范。在中医药毒理深入研究过程中，结合中医药特点，彭成2002年提出了"毒性物质基础－毒作用机制－控毒方法体系"的安全性评价模式理论。

因此，方剂安全性的研究思路与方法是在中医药理论指导下，坚持突出中医药特色，选用健康动物、证候动物模型或病证结合动物模型，应用经典、科学、规范、先进的毒理实验方法阐释方剂的毒性作用及毒作用机制，客观、准确、综合评价方剂的安全性，为临床安全应用提供依据。同时，我们应注重中医方药特点，制定适合方药特点的GLP标准，充分结合现代药物安全性评价方法与规范，开展中药方剂的安全性评价。具体的安全性评价实验包括基础毒性、特殊毒性和毒作用机制的研究，前二者的实验内容包括急性毒性、长期毒性、一般药理学、三致、局部毒性、免疫毒性、依赖性等实验，须参照2005年国家食品药品监督管理局最新颁布的系列指导原则，包括《中药、天然药物急性毒性研究技术指导原则》《中药、天然药物长期毒性研究技术指导原则》《中药、天然药物一般药理学研究技术指导原则》《中药、天然药物局部刺激性和溶血性研究技术指导原则》《中药、天然药物免疫毒性（过敏性、光变态反应）研究技术指导原则》；毒作用机制研究一般从以下几方面开展：靶器官毒性机制（心脏毒性、神经系统毒性、消化系统毒性等），细胞毒性机制（心肌细胞毒性、神经细胞毒性、结肠间质细胞毒性机制、生殖细胞毒性机制、肺成纤维细胞毒性机制等），基因组学毒性机制，毒代动力学研究等。

四、方剂组方原理与配伍研究的思路与方法

中医方药配伍包括两方面的内容，即中药配伍和方剂配伍。中药配伍是根据病情、治法和药性，有选择地将两种及两种以上药物配合应用，其内容主要包括"七情"（单行、相须、相使、相畏、相杀、相恶、相反）和用药禁忌。中医方剂配伍是在中医药基本理论的指导下，研究复方配伍的规律及临床运用技巧，其内容不仅包括"七情"，还包括药性（四气、五味、归经、升降浮沉、有毒无毒）、君臣佐使，甚至中药功用的认定环境等。可见，中医方剂配伍是在中药配伍的基础上，运用君臣佐使的组方形式，将配伍"七情"之间的关系有机地整合在一起，借以说明方剂的内在、本质联系。

中药配伍的文字记载最早见于《左传》："鞠芎、麦曲，治河鱼腹疾。"秦朝吕不韦主持编撰的《吕氏春秋》载有："夫草有莘有藟，独食之则杀人，合而食之则益寿。"是最早见应用配伍进行中医方药减毒增效作用研究的记载。成书于秦汉时期的《黄帝内

经》是现今最早提出君、臣、佐、使的医著,《素问·至真要大论》云:"主病之谓君,佐君之为臣,应臣之为使。"东汉《神农本草经》对中医方药配伍规律做了总结,提出"七情"配伍,将中药配伍分为三个方面:一是根据药性的阴阳属性进行配合使用;二是根据药物的不同性质、部位进行配合使用;三是根据临床用药的实际需要进行"七情"配伍应用。历代医家尤其是李时珍在《本草纲目》中对中药七情配伍的阐述最为精炼:"药有七情,独行者,单方不用辅也;相须者,同类不可离也,如人参、甘草、黄柏、知母之类;相使者,我之佐使也;相恶者,夺我之能也;相畏者,受彼之制也;相反者,两不相合也;相杀者,制彼之毒也。"当然配伍不仅局限于中药之间,也有中西药配伍运用,如张锡纯《医学衷中参西录》创立"石膏阿司匹林汤"增强解热作用,延胡索与阿托品合用明显提高止痛效果,甘草(或甘草酸)与链霉素同用能够降低链霉素对第八对脑神经的损害,含钙丰富的中药与洋地黄类药物合用能够增加洋地黄类药物的作用和毒性,含鞣质的中药与含金属离子钙剂、铁剂同服可使中西药药效同时降低。

徐灵胎所言"药有个性之专长,方有合群之妙用"说明了配伍的重要性。配伍是中医临床用药的基本形式,也是中医药的特色和优势,配伍目的不外增效、减毒两方面。中医方药配伍研究始于 20 世纪 70 年代初,有地滋等于 1971 年报道了三黄丸在方中三药等量时其降血脂作用最强,天津市南开医院 1976 年开始对大承气汤治疗急腹症的机制进行实验研究。关于方剂组方原理与配伍规律的研究一直是方剂领域研究的热点,国内外学者提出了许多新理论、新思路、新观点,如黄熙等 1991 年提出"证治动力学"假说,认为病症的状态可以显著改变复方的药动学参数,在 1997 年又将学说进一步提升为"复方效应成分动力学",强调药物配伍对体内效应成分彼此动力学参数有很大影响,该学说的提出有利于阐明方剂配伍的科学内涵,揭示方剂与机体之间的相互作用规律。王阶 2005 年提出针对整体综合调节的方剂配伍理论提出研究新思路。彭成 2012 年提出"一个核心,两个环境,三个性质,四个层次"的中药配伍观点,即以提高临床疗效为核心,注重配伍内环境和外环境的变化,注意配伍的复杂性、相对性和可控性,在药队、饮片、组分、成分四个层面研究中药的相关配伍,提出应从配伍原理、配伍层次、配伍性质等方面进行中药方药配伍规律的研究,为中药配伍的研究提供了新思路。

因此,方剂组方原理与配伍研究的思路与方法是在中医药理论指导下,坚持突出中医药特色,应用现代科学技术方法,研究方剂的组方原理(君臣佐使)、配伍比例、配伍环境、配伍层次、配伍禁忌等,探究方剂配伍规律,揭示中药配伍的科学内涵,对指导中药新药研发和临床高效安全用药具有重要意义。我们可从药学、药理、临床评价三维角度进行方剂配伍规律的整方研究、拆方研究、药队配伍研究、药材配伍研究、有效组分配伍研究、有效成分配伍研究等。在实验设计上遵循随机、对照、重复、均衡的原则,在方法学上主要用正交设计法、均匀设计法、单组比较设计、配对比较设计、随机区组设计、完全随机设计、拉丁方设计、序贯设计、交叉实验设计等。在研究手段上,将中药化学、药物分析及药理研究相结合,共同组成新的学科群体,充分利用现代科学研究的最新成果,实验研究的最新手段如超导二维核磁共振谱、软电离质谱、基质辅助激光解析飞行时间质谱、串联质谱、电子喷雾液质联用色谱等光谱技术、制备型

HPLC、HPCE、SFC 等分离分析技术联合运用的进展，为中药方剂的化学和体内成分分析研究提供简便、快速、高效的技术手段，特别是 HPLC-CEMS-MS 的联用，可同时对十几种至几十种化学成分进行指纹图谱分离鉴别，再选择指纹中几种指标成分（特征成分或有效成分）进行定量，把化学成分、药效和药理作用机制研究相结合。当代系统科学和非线性科学思想、模糊控制论、化学计量学、多维分析信息处理技术，为处理复杂系统的方剂配伍规律提供了多种方法。在结果处理分析上，可借助数学、计算机及统计软件等工具。

五、方剂临床研究的思路与方法

方剂的临床实验研究主要包括方剂的临床有效性和临床安全性研究两方面。"从临床中来，到临床中去"是进行方剂实验研究的出发点和归宿点。因此，方剂临床研究的思路与方法是在中医药理论指导下，以人为研究对象，按照药品临床试验管理规范（GCP）、《中药新药临床研究指导原则》规定的技术要求，采用随机、对照、盲法进行方剂的临床药学、临床药理学、Ⅰ期、Ⅱ期、Ⅲ期、Ⅳ期临床实验及上市后再评价研究，从而全面、科学、客观地评价方剂的临床安全性和有效性。

1. 临床药理学方法 临床药理实验方法是以人为研究对象，阐释方剂效应动力学、代谢动力学、毒副反应及作用机制、药物相互作用规律等。通常是在系统规范的动物实验取得充分资料后，在正常人或患者进行实验，观察方剂对人体的作用效果、不良反应以及药物间的相互作用，或开展复方新药临床评价，研究结果对指导临床合理用药具有十分重要的意义，也是组成方剂药效研究的重要内容。具体实验方法可以参照中药新药Ⅰ期临床试验（健康人或患者初步的临床药理学及人体安全性评价试验）的技术要求。例如，参附汤能够明显升高慢性充血性心力衰竭患者的主动脉血流速度峰值（PV）、主动脉血流加速度（AVR）、主动脉血流收缩期流速积分（SVTI）；保和丸通过改变胃肌电紊乱改善儿童胃动力异常；复方丹参滴丸能够明显降低冠心病患者血清中高敏性C-反应蛋白（Hs-CRP）、巨噬细胞集落刺激因子（M-CSF）和白细胞介素 8（IL-8）的含量，提示复方丹参滴丸具有良好的抑制冠状动脉炎症反应作用，这可能是其治疗冠心病的机理之一。

2. 临床有效性评价方法 中医在长期临床实践中建立了系统的理论体系和独特的诊疗方法，但过去的临床疗效观察不太规范，评价标准多侧重于症状的改善、消失，多见于个案报道或病例的临床治疗总结。随着现代临床研究理论和方法的引入，限于中医药理论的特殊性，目前中医临床疗效评价研究工作中还存在一些问题，如缺乏严谨合理的设计，缺少客观量化评价指标，不够重视临床科研方法学，随机对照试验少，随机质量不高，盲法应用少，缺乏影响生命质量的评价及对远期结局的评价，对不良反应、随访资料的收集不全，没有实行严格的操作规范和质量控制，甚至简单照搬西医的临床疗效评价方法和标准等，从而造成了中医临床疗效评定困难，疗效评价标准不统一，不能充分体现中医个体诊疗和复合干预策略的特色和优势，从而导致中医药的研究成果缺乏说服力。因此，中药方剂的临床有效性评价应该在中医药理论指导下，按照 GCP、《中药新药临床研究指导原则》开展研究，进行证候标准规范化研究，重视生命质量，合理选择结局指标，引入循证医学与临床流行病学等现代临床研究方法，采用随机对照试验设计，加强多学科密切合作，严格质量监控，建立科学、系统的中医临床疗效评价体系，采用大样本、多中心、随机双盲对照的研究方法，规范操作，加强质量监控，由临床、科研、统计、评价等人员密切合作完成，从有效性、安全性、卫生经济学、伦理学等方面综合评价中医药临床疗效。具体实验方法可以参照中药新药Ⅱ、Ⅲ期临床试验的技术要求（Ⅱ期临床试验是对新药应用于患者的有效性及安全性做出初步评价，推荐安全的临床给药剂量；Ⅲ期临床试验是通过扩大的多中心临床试验进一步评价新药的有效性、安全性）。

3. 临床安全性评价方法 过去由于认识水平的限制，药品临床前药理毒理学研究及临床研究的局限性和药品监督管理政策的不尽完善，造成药品在临床应用中出现患者中毒、致残，甚至死亡的现象。自 20 世纪 30 年代的磺胺酏剂事件和 60 年代的沙利度胺（反应停）事件以来，药品安全性引起了人们足够的重视。临床安全性评价贯穿于中医方药应用的整个过程，虽然动物实验安全性评价有一系列实验方法，但由于动物与人的差异，所以临床安全性评价是药品上市前和上市后必须进行的一项重要研究内容。为体现中医药特色，中药方剂还可以围绕证候或病证结合开展临床安全性评价。

作为新药，临床安全性评价分为上市前的临床安全性评价和上市后临床安全性再评价两个方面：①上市前临床安全性评价。安全性评价指标主要是进行心功能、肝功能、肾功能、三大常规（血、尿、便）的实验室检测和临床研究中不良反应（Adverse Drug Reaction，ADR）、不良事件（Adverse Drug Event，ADE）的 ADR/E 监测与评价，具体实验方法可以参照中药新药Ⅰ、Ⅱ、Ⅲ期临床试验的技术要求。②上市后临床安全性再评价。经过Ⅰ~Ⅲ期临床试验后，经过国家药监部门审查批准，新药上市，进入Ⅳ期临床试验阶段（新药上市后在广泛使用条件下考察疗效和不良反应，尤其是罕见不良反应），但在这个期间的药物，人类对其存在的潜在危险仍缺乏足够的了解。药物上市前由于研究技术限制，以至在上市后临床广泛应用中，仍会出现新的、甚至严重的 ADR。新药上市后的前几年是药品不良反应发生最频繁的时期，因此这个时期是药品不良反应最佳观察期。随着药品上市时间的推移，一些迟发的或发生率低的不良反应也会逐渐暴露出来。中药上市后临床安全性再评价的具体实验方法可以参照中药新药Ⅳ期临床试验、上市后不良反应监测（包括上市后头几年内的重点监测和上市后多年的监测）的技术要求。

第三章 方剂的组方原理与配伍研究

方剂是在辨证审因确定治法之后，选择适宜的药物，酌定用量，按照组方结构的要求，妥善配伍而成。其中组方原理和配伍规律是方剂的核心理论，实验方剂学就是要抓住这一核心理论，在继承的基础上，采用多学科的技术方法，进行广泛的实验研究，通过探究方剂的药效物质基础、作用机制和体内过程，揭示方剂组方原理和配伍规律的科学性与合理性，进一步为创制高效新方提供理论依据。

第一节 组方原理研究

一、组方原理研究内容

方剂是中医理、法、方、药的一个组成部分，组方原理研究包括两个方面：一是治法研究。治法是指导遣药组方的原则和依据，方剂是体现和完成治法的主要手段，只有明确治法才能准确而缜密的遣药用方，"方从法出，法随证立"。二是方剂的组方原则。在治法的指导下选药组方不是单纯药物的堆积，而是有一定的原则和规律，这就是方剂的组成原则，用"君、臣、佐、使"四字概括之，用以说明药物之间的配伍关系。

君药是针对病因或主证起主要治疗作用的药物，一般效力较强、药量较大、药味少。

臣药是指方中能够协助和加强君药作用的药物或针对重要的兼病或兼证起主要治疗作用的药物。

佐药有三种含义：①佐助药，即配合君、臣药以加强治疗作用，或直接治疗次要兼证的药物；②佐制药，即用以消除或减弱君、臣药的毒性，或能制约君、臣药峻烈之性的药物；③反佐药，即病重邪甚，可能拒药时，配用与君药性味相反而又能在治疗中起相成作用的药物，以防止拒药。

使药有两种意义：①引经药，即能引领方中诸药至特定病所的药物；②调和药，即具有调和方中诸药作用的药物。

一个疗效确切的方剂必须针对性强，在治法指导下针对病证而设，方证相应，同时应在组方原则指导下组方严谨、方义明确、重点突出、主次兼顾。

二、组方原理实验研究方法

1. 治法研究 辨证论治是中医学的灵魂，临床实践遵循理法方药，有是证用是方，从本质上讲，一种治法实际代表的是一类功效相似的方剂，治法的对象是证，治法的载体就是方药，治法是通过方药的应用而实现其治疗作用。

（1）治法的作用机理研究　主要研究治法对证的动物模型、病证结合的动物模型与疾病的动物模型的作用机制研究，从宏观症状与体征到微观病理形态学、生物化学、分子生物学等多学科、多层次，甚至应用基因组学、蛋白组学、代谢组学、干细胞分化等来研究与阐述治法作用机制。目前在活血化瘀法、清热解毒法、通里攻下法、扶正固本法等研究方面取得了显著成就。如对活血化瘀法的研究发现，其相对应的方药通过改善器官血液供应、改善血液流变学、保护血管内皮细胞、增强免疫机能、抗过氧化损伤等方面发挥作用，研究成果在心脑血管疾病和其他领域得到了广泛的应用，提高了方剂的临床疗效；通里攻下法应用于急腹症非手术治疗，发现其相对应方药的作用机理与保护肠屏障、抑制细菌或/和内毒素异位、减轻肠源性内毒素血症、抗炎性细胞因子、改善局部血液循环等环节有关；扶正固本法可以增强机体免疫机能、抑制肿瘤转移和对放射治疗、化学药物治疗的增敏减毒等，该法配合放化疗治疗肿瘤已成为肿瘤综合疗法中的常用模式，正在被世界主流医学所接受。

（2）同病异治和异病同治研究　由于疾病病机的复杂性与可变性，出现同病异治和异病同治。在治法的研究中开展不同治法比较研究，通过比较同一种疾病哪种治法最有效、不同的疾病为什么同一治法会有效，可以进一步探明疾病发病的新机制和可能干预靶点，也有助于探明方药有效部位和活性成分。近年来开展了不同治法对脑缺血损伤、肝癌、脂肪肝、心肌缺血、肝纤维化、肾纤维化、肺纤维化等疾病的影响，取得了初步成效。比如，动脉粥样硬化（AS）是临床上常见的导致心脑血管疾病的致病因素，与脂质代谢紊乱密切相关，中医临床常见气虚血瘀型和肝胆气郁型，治法有益气活血法和疏肝理气法。基于这一理论，在实验研究中常以高胆固醇－猪油（1∶2）喂饲法制备实验性高脂血症家兔模型来进行"同病异治"的实验研究，即以益气活血方（黄芪20g，太子参15g，延胡索15g，莪术10g，三七粉5g）或疏肝理气方（柴胡15g，郁金15g，茵陈30g，栀子30g，青皮、陈皮、山楂、何首乌、蒲黄各20g）分别给家兔灌胃给药3个月，观察两种治法对家兔动脉粥样硬化的影响，并从胆汁脂质成分、血浆过氧化脂质（LPO）浓度、环核苷酸及血栓素 A2－前列环素（TXA_2－PGI_2）水平、血液流变学等指标探讨其机理，结果发现：①两种治法方药均有降血胆固醇、改善动脉粥样斑块的作用，且前方优于后方；②两种治法方药均能改变胆汁中脂质含量，减少胆石生成，但后方优于前方；③改善动脉粥样硬化的机理与降低血脂、降低 LPO、提高环磷酸腺苷/环磷酸鸟苷（cAMP/cGMP）及改善血栓素 B_2/6－酮－前列腺素 $F_{1\alpha}$（TXB_2/6－keto－$PGF_{1\alpha}$）比值有关。研究结果提示不同方剂可作用于相同发病环节而起到同病异治的作用，揭示了同病异治的科学原理。

2. 组方原理研究　主要是采用拆方研究法，具体方法包括单味研究法、药对研究法、撤药分析法、正交设计法、均匀设计法、析因分析法、基线等比增减法、聚类分析法、数据挖掘法等方法。拆方研究在一定程度上阐明了方剂配伍组方原理的科学性，如麻黄汤、四逆汤、补中益气汤、吴茱萸汤等的君臣佐使配伍关系研究。

（1）不同层次的组方原则研究　　传统的组方原则是在中药饮片配伍层次上，君臣佐使原则规定了方剂中各味药材之间的关系，对中医临床实践具有普遍指导意义。目前，随着研究技术的发展，组方原则研究由饮片层次发展到有效组分和有效成分层次。中药饮片层次上的组方原则研究主要是验证传统配伍理论，为进一步深入研究打下基础，其研究内容主要包括：方剂组方中不同类药物在方中所起作用的药物及它们之间相互作用，各类药物的最佳剂量，各类药物间量的最佳配比关系等。有效组分层次研究、有效化学成分层次研究属方剂药效物质层次上的配伍研究，是对传统配伍理论研究的进一步深化和发展。方剂的功能是由不同类的组方药物发挥综合调节作用所决定的，其物质基础是各类药方药物有效组分（成分）。对方剂有效组分（成分）配伍的研究，将有利于进一步阐明方剂的作用机理及组方原则的科学内涵，为临床和新药研发提供客观依据。比如，研究了四君子汤中人参 – 白术配伍，选取 2∶1、1∶1、1∶2 三个配伍剂量，采用紫外分光光度法、高效液相色谱法对人参 – 白术药对配伍的不同配伍比例后人参总皂苷、人参皂苷 Rg_1、Re、Rb_1 含量进行测定，并对其配伍后不同溶剂极性部位的化学成分进行系统性的高效液相色谱（HPLC）及薄层色谱（TLC）图谱分析，从而对四君子方中药对配伍后相关性成分的变化进行较为系统的探讨，进而从化学角度揭示四君子汤的配伍科学性及合理性，为四君子汤药效学物质基础的研究提供一定的支持。对四君子汤中红参、白术药材及有效部位配伍规律进行了研究，结果表明，红参 – 白术药对、红参、白术、红参皂苷、红参多糖、白术挥发油、白术多糖均能够改善食醋脾虚大鼠的脾虚症状，增加脾虚大鼠的体重、摄食量、自发活动和血清 D– 木糖的含量，而红参去皂苷多糖、白术去挥发油多糖无作用。通过研究，在四君子汤的研究基础之上，形成了参术膏及参术胶囊的深入广泛研究，最终取得了显著的成果。"四君子汤治疗脾虚萎缩性胃炎的药效机制与物质基础研究"获得 1999 年度四川省科技进步一等奖，"病证结合动物模型创制与中药复方有效部位寻找模式研究"获得 2006 年度四川省科技进步一等奖，尤为显著的是成功开发了"参术胶囊"创新药物。

（2）整方和拆方研究　　方剂是依据严谨的组方原则配伍而成，不是简单的单味药相加，方剂的作用也不是各组成药物功用的简单相加。整方研究法是将方剂视为一个整体进行研究，即研究复方整体的药理作用或对复方整体进行药物化学分析，全方研究有助于方剂药效的阐述，为方剂的临床应用提供药理学依据。拆方研究法是在近代还原论方法的影响下形成的，包括单味药研究法、药对研究法、药物组间关系研究法、撤药研究法、正交设计法、聚类分析法、均匀设计法、析因分析法等方法。其研究的思路大致有三个方面：一是以单味药有效成分为指标，对全方制剂进行定性与定量；二是采用化学方法对全方化学成分进行系统提取、分离和鉴定；三是以药效为标准追踪复方活性部位与有效成分。这些研究在一定程度上从现代药理学、药物化学角度阐明了方剂组方原则的科学内涵，为方剂配伍理论发展提供了思路和方法，同时也为进一步改进处方、精简处方、研究开发新药及指导临床科学用药提供了实验依据。

第二节 配伍规律研究

配伍规律研究是方剂学研究的核心问题之一。中医方剂配伍是指在中医药理论指导下，在审机辨证立法的基础上，以药物的性味、归经、功效及七情和合为依据，以君臣佐使为组方原则，将两种或两种以上的中药配伍组合。按中医方剂学君臣佐使的理论，方中的药物有主次之分，这决定了配伍的多层次；方中具有两个或多个功效的药物，与多功效的单味或多味药物同时发生关系，即产生功效的多向性；佐层次的药物与君、臣层次的药物配伍，臣层次的药物与君、佐层次的药物配伍，形成配伍的多交叉；药物相互之间产生相须、相使、相畏、相杀、相恶、相反等多交互作用，这种组合具有配伍多层次、功效的多向性、配伍多交叉及作用多交互的特点。方剂配伍规律是指组成方剂的中药及其用量配比与方剂疗效之间的关系，蕴含着组成方剂的有效成分及其相互作用与疗效之间的规律。正因为方剂配伍的"四多"的特点，药物相互作用、用量配比的不同导致有效成分的变化，进而影响方剂的疗效，所以方剂配伍规律是中医药学研究的难点。但针对证或病的病因病机、按君臣佐使组方原则选择的药物组合决定了方剂的功用，方剂具有稳定的功用与适应证，配伍规律研究的有效载体是药物，当配伍规律研究针对的对象是中医学的证或病时，方剂的配伍规律才能产生客观的必然性与可重复性。

从传统的中医药配伍理论出发，挖掘和整理研究方剂配伍规律的理论，采用现代多学科的技术手段，揭示方剂的生物效应及其作用的物质基础、方剂的药物配伍或药物组分配伍的内在关系，论证方剂配伍的科学性、合理性；在保留方剂功用的同时，筛选增效减毒的最佳药物或组分组合，提高中医临床施治的准确性和疗效，为新药的研制提供质（成分）- 量（用量）- 效（功效）的理论和实验依据，推动中医药现代化与国际化。

一、配伍规律研究的内容

"七情配伍""十八反"和"十九畏"是研究方剂配伍规律的切入点。"方以药成"，在组方选药时，必须首先了解中药的四气五味、升降浮沉、归经等药性理论和"七情和合""十八反"和"十九畏"等配伍知识，使方剂配伍选药有理有据；其次，方剂配伍还应遵循"君臣佐使"的配伍理论，依据"方证对应"的关系，组方配伍用药力求与证候病机丝丝入扣，而在证中又有主证、兼证、次要兼证的不同，故配伍用药要在"君臣佐使"的配伍理论指导下进行，这样既体现出方剂配伍的层次性、有序性，又体现出方剂配伍的关联性、整体性。

配伍规律研究的内容包括：分析治疗病证的方剂、统计治法指导下的用药结构及频率、归纳类方的核心药物与随证和药的关系，揭示方剂配伍一般规律和特殊规律；在确定方剂的药理作用后，寻找方中配伍的有效组分、化学成分或生物活性成分、最佳剂量配比和其内在的关系；体内代谢对配伍的有效组分、化学成分或生物活性成分、最佳剂量配比药效成分的影响；采用病 - 证 - 方 - 药结合的研究模式，从中医辨证论治理论、现代病理生理学、方剂配伍理论、中药性味归经、药理作用、药效物质基础等多方面综合研究，探证方剂配伍规律的科学内涵。

二、配伍规律研究的方法

方剂配伍理论在先秦时期始现雏形，《五十二病方》所记载的方剂中有 43 首是由 2 味以上药物组成的复方，如治伤痉："冶黄芩、甘草相半，即以蔥膏财足以煎之，煎之沸，即以布足（捉）之，予（抒）其汁，傅。"《黄帝内经》记载了君臣佐使、气味与六气淫胜、五脏五味补泻等配伍的理论，如"主病之谓君，佐君之谓臣，应臣之谓使……"（《素问·至真要大论》）"司天之气，风淫所胜，平以辛凉，佐以苦甘，以甘缓之，以酸泻之……"（《素问·脏气法时论》）"肝欲散，急食辛以散之，用辛补之，酸泻之……"《神农本草经》记载了药与药配伍关系的七情理论，如"有单行者，有相须者，有相使者，有相畏者，有相恶者，有相反者，有相杀者。凡此七情，和合当视之"。至两汉时期方剂配伍理论基本形成。梁·陶弘景《辅行诀脏腑用药法要》记载了按照五脏五味补泻法来配伍方剂，如大、小泻肝汤。金·成无己运用《内经》关于"君臣佐使"的组方原则和药性配伍理论，选择仲景 20 首方剂并分析其配伍关系，著成《伤寒明理论·药方论》，开方论之先河，为我国第一部研究方剂配伍理论的专著。在明清医家撰写的《伤寒论》和《金匮要略》注本以及医论、医话、医案中，方剂配伍的理论得到继承和完善。新中国成立以后，主要在方剂配伍的个性及其某些类方比较等方面进行研究，至此已形成了较为系统的方剂配伍理论和方法。

教学、临床和实验研究工作者推动了方剂配伍规律的研究从文献研究、实验研究、临床研究、综合研究四个方面进行。

1. 文献研究 传统的方剂配伍规律文献研究方法依据传统的中医理论，通过对经典著作中方剂的分析、归纳，进一步认识方剂的治法，从而揭示其配伍规律。《伤寒论》《金匮要略》方剂的用药配伍体现表里兼治法、寒热兼治法、虚实兼治法和五味相合法。《金匮要略》所载方剂可归纳为升散潜降、攻补兼施、寒热并用、刚柔相济、善用佐药、一药多用等配伍特点。在《景岳全书》补益方剂中发现补虚善用甘温、甘平为主的药物配伍，甘草、当归和熟地黄使用频率最高。

通过对治疗病证古今方剂组成的分析，进而获得该病证治法及其配伍规律。汉代至清末治疗骨关节炎的方剂，以扶正（培育气血）祛邪（祛除风寒湿邪）为主，佐以解表、活血、化湿、理气、温里等治法，牛膝、肉桂、白芍、附子、防风、川芎、甘草、当归等药物为古代医家治疗骨关节炎的主要配伍药物。治疗淋证的古今方剂中，清热利湿药、清热药占主导地位，治疗热淋、血淋和石淋的核心药物为滑石；治疗气淋和膏淋的核心药物为茯苓；治疗劳淋的核心药物为冬葵子；治疗热淋的最佳配伍为滑石、木通，滑石、木通、瞿麦，滑石、木通、甘草、瞿麦；治疗血淋的最佳配伍为车前子、滑石，车前子、滑石、木通，当归、甘草、生地黄、栀子；治疗石淋的最佳配伍为滑石、木通，冬葵子、滑石、木通，滑石、车前子、石韦、当归；治疗气淋的最佳配伍为茯苓、人参，冬葵子、滑石、石韦，滑石、冬葵子、瞿麦、石韦；治疗膏淋的最佳配伍为甘草、滑石，滑石、甘草、海金沙，车前子、茯苓、萆薢、黄柏；治疗劳淋的最佳配伍为冬葵子、王不留行，冬葵子、滑石、石韦，冬葵子、滑石、石韦、王不留行。

通过药物在方中运用，挖掘方剂配伍结构和配伍规律。自汉代以来的方剂，生地黄最常配伍的药物类别依次是补益药、清热药、解表药、活血化瘀药、利水渗湿药、止血药，当生地黄配伍活血化瘀药时，高频配伍红花、大黄、没药等药物；发挥止血功效常配伍地榆、侧柏叶等药物；发挥明目功效时常配伍车前子、菊花、细辛等药物。历代含细辛的方剂中，细辛常见的配伍结构有细辛配干姜和五味、细辛配防风、细辛配川芎、细辛配白芷、细辛配茯苓、细辛配大黄等药物。通过归类分析同类名方，可发现药物相对固定的配伍规律，如五苓散（茯苓、桂枝、泽泻、猪苓、白术）、肾气丸（茯苓、桂枝、干地黄、山药、山茱萸、泽泻、牡丹皮、附子）、防己茯苓汤（茯苓、桂枝、防己、黄芪、甘草）、茯苓泽泻汤（茯苓、桂枝、泽泻、甘草、白术、生姜）、木防己加茯苓芒硝汤（茯苓、桂枝、木防己、人参、芒硝）、苓桂术甘汤（茯苓、桂枝、白术、甘草）和苓桂草枣汤（茯苓、桂枝、甘草、大枣）中，茯苓与桂枝存在着稳定的配伍关系。

依据脏腑的生理特点，方剂用药配伍亦有一定的规律可循。依据肺主宣发与肃降的生理特点，在治疗"肺气失宣"或"肺失肃降"致肺气上逆之喘咳的方剂中，常使用宣降肺气的药物配伍，如麻黄汤、麻黄杏仁甘草石膏汤、三拗汤中麻黄与杏仁，桑菊饮中桔梗与杏仁，杏苏散中苏叶与杏仁，桑杏汤中桑叶与杏仁，苏子降气汤中苏子与苏叶的配伍。依据肝藏血、主疏泄的生理特点，在治疗肝"用阳"不达，"体阴"不足产生病证的方剂中，常选辛散调气与酸收养血药物配伍，如逍遥散中柴胡与白芍，酸枣仁汤中酸枣仁与川芎，痛泻要方中芍药与防风，固经丸中白芍与香附的配伍。

近年来，随着计算机技术的迅猛发展，推动了中医药信息的电子化进程。传统的方剂配伍规律文献理论研究的方法被突破，海量而复杂的方剂数据可经人工智能、模式识别、模糊数学、数据库、数理统计、计算机软件技术等多种技术处理，从而获取能够反映方剂核心配伍、方剂结构层次、药物－主症－病机－方剂之间关系等资料，如按照数据挖掘的程序、要求和基本方法对1000余首脾胃病方进行处理，挖掘脾胃方的核心药物是甘草、陈皮、白术、人参、茯苓、厚朴、木香；方剂结构是补气药＋理气药，补气药＋温里药，补气药＋理气药＋化痰药（或化湿药）配伍；药物配伍组合是白术与茯苓，人参与生姜，茯苓与木香，陈皮与当归，人参、甘草与陈皮，陈皮、半夏与茯苓；"药物－主症－病机－方剂"对应联系为茯苓白术－泄泻－脾气虚－茯苓汤、四君子汤，白术干姜－呕吐－脾胃虚寒－理中丸，半夏干姜－呕吐－脾胃寒湿－半夏干姜散等。发现治疗病证方剂中存在证－法－方－药的规律，如应用双向聚类方法，从多维角度分析了中风病中医方药间的聚类关系，梳理出中医中风病证－法－方－药关系，外风初中经络证－祛风扶正、活血通络－夺命还真丹、保命延寿烧酒方、大秦艽汤－半夏与陈皮、羌活与防风、苍术与白芷、当归与川芎配伍等；痰热腑实风痰上扰证－清热化痰、息风开窍、急下通腑－龙珠丹、金汞灵丹、安宫牛黄丸－朱砂和麝香与牛黄、僵蚕和全蝎与白附子配伍等；气虚血瘀证－益气活血－再造丸、神效活络丸、大活络丹－大黄与黄连、熟地黄与肉桂等配伍；肝肾亏损，阴虚风动证－滋补肝肾、息风潜阳－独活汤、茯苓菊花浸酒－附子与干姜、远志与石菖蒲、牛膝与杜仲配伍等。挖掘经典著作中方剂药物配伍与病性、病位及病势之间关联的规律。如利用数据挖掘技术研究《伤寒杂病论》中方剂药物配伍规律与中医病性、病位及病势之间的关联，按病性归类，麻黄、桂枝、生姜、大枣等药多用来治疗寒证，茯苓、甘草、附子、白术等药多用来治疗虚证等；按病位归类，治疗脾胃的病证多选干姜、人参、黄芩、半夏，治疗肺的病证多选细辛、五味子、半夏、干姜等；按病势归类，治疗太阳病时一般选用桂枝、生姜、甘草、大枣、大黄，治疗少阴病一般选用川乌、人参、白芍、黄芪，治疗厥阴病则选用阿胶、白芍、川芎等。目前方剂配伍主要规律表现在君臣佐使的结构规律，以"七情和合"为基础的系统功能规律，随机应变的化裁配伍规律，兼容药理的现代配伍规律。

2. 实验研究　实验研究是方剂配伍规律研究的主要方法。方剂配伍规律的实验研究要坚持中医药理论指导，在确立方剂药物配伍及疗效的基础上，利用现代多学科先进技术和研究手段，从药学、药理学等方面研究方药配伍的拆方、配伍比例、配伍环境、配伍关系、配伍层次、配伍体内过程、网络药理学研究等。

（1）拆方研究　是目前应用于方剂配伍规律研究的最为常用的方法，包括撤药研究、析因分析、正交研究、聚类分析等方法，其目的是寻找复方增效减毒作用的最佳组合、确定方中主要药物或活性物质、寻找方中药物的最佳剂量配比关系、精简方剂等。近年来，已经完成了桂枝汤、调胃承气汤、半夏泻心汤、凉膈散、黄芩汤、四逆汤、参附汤、补中益气汤、补阳还五汤、六味地黄汤、血府逐瘀汤、枳实消痞丸、防己黄芪汤等经典方剂的拆方研究，取得明确的成效。

①阐明方剂配伍的科学性、合理性。全方的药效优于所拆药物或药组，药物或药组间具有协同或拮抗相互作用。如六味地黄汤具有降低正常大鼠肌酐、尿酸、血糖的作用，其中"三补"（熟地黄、山茱萸、山药）能够升高"三泻"降低的免疫球蛋白含量，"三泻"（牡丹皮、泽泻、茯苓）能够降低"三补"升高胆固醇的作用，全方整体协调作用优于拆方。四逆汤具有强心升压的作用，配甘草可避免单用附子所产生的异位心律失常。半夏泻心汤中黄连、半夏、大枣、甘草、黄芩与阿托品具有协同作用，党参、干姜与阿托品有拮抗作用，党参与新斯的明具有协同作用，大枣、半夏、黄芩、甘草、干姜、黄连与新斯的明具有拮抗作用。

②确定方中起主要作用的药物或药组及"君臣佐使"的地位。四逆汤中附子能显著增加心输出量，干姜、甘草的药效不明显，全方抗心衰效应明显优于单味药，表明附子在方中起主导作用。在枳实消痞丸拆方各组中，消法组药物（枳实、厚朴、麦芽）促进大鼠胃排空及提高血浆胃动素水平的作用最强，可能在方中起主要作用。半夏泻心汤中甘补组药物（人参、大枣、甘草）在促进溃疡愈合、降低愈合后溃疡复发方面发挥着主要作用。四逆散中柴胡 - 芍药及全方体外抑制刀豆蛋白 A（ConA）活化的小鼠脾细胞分泌基质金属蛋白酶 -2 和 -9（MMP-2、MMP-9）以及黏附 I 型胶原的能力同样显著，而芍药 - 甘草、柴胡 - 枳实的作用较弱，显示了柴胡、芍药在方中"君药"和"臣药"的地位。

③寻找方剂中药物的最佳配伍，精简方剂，加强新药研制。从定喘汤筛选出拆方 1

号（苏子、白果、杏仁）和拆方 2 号（苏子、白果、杏仁、麻黄）的平喘、止咳作用与定喘汤相似，且不良反应都很小；炙甘草、人参、麦冬是炙甘草汤全方抗心律失常作用的主要有效药物。实验表明苏子、白果、杏仁是定喘汤中最佳配伍的药物组合，炙甘草、人参、麦冬是炙甘草汤中最佳有效药物组合。在温开剂苏合香丸的基础上精简药味、改进剂型，研制出冠心苏合丸。

（2）配伍的比例　不同剂量的药物配伍对复方药效的强弱及效应等方面产生影响。通过方剂的量－效关系的研究，为治疗病证方剂的药力强弱和药效偏重不同、临床选择用药量提供客观的依据。芍药甘草汤治疗原发性痛经，当芍药与甘草用量的配比为 3∶1 时镇痛作用最佳。黄连倍于肉桂组成的交泰丸镇静催眠作用强于黄连肉桂等量及肉桂倍于黄连者，交泰丸按原方药量配比即黄连与肉桂 10∶1 时，交泰丸镇静安神作用最好。当归补血汤当归与黄芪用量配比为 1∶5 时提高 cAMP、cGMP 值较强，为 1∶2 时抗缺氧作用最为显著，为 1∶1 时增强红细胞膜流动性显著。白芍－柴胡药对不同比例配伍，芍药苷煎出量均高于单煎白芍，平均提高 12.68%，其中白芍与柴胡 2∶1 配比时芍药苷煎出量最大，说明白芍配伍柴胡有利于芍药苷溶出。黄芩－柴胡药对不同比例配伍，黄芩苷煎出量均高于单煎黄芩，平均提高 15.3%，其中黄芩与柴胡 2∶1 配比时黄芩苷煎出量最大，柴胡有利于黄芩苷溶出。黄连－肉桂配伍后，黄连各生物碱成分明显下降，在不同的配比中肉桂含量越高，黄连各生物碱含量降低越大。在 5 个配比的当归补血汤中，当归与黄芪 1∶5 配比时测得阿魏酸、藁本内酯、黄芪甲苷、芒柄花素、毛蕊异黄酮及总多糖的含量最高，当归补血汤按原方药量当归与黄芪 1∶5 配比时，当归、黄芪相互利于各自的有效成分溶出。

方剂的剂量配比是决定药物配伍后发生药效、药性变化的重要因素，不同的剂量配比，方剂功效方向会发生改变，如小承气汤与厚朴三物汤、四逆汤与通脉四逆汤。黄连与吴茱萸的配伍是寒热药物配对的典型，也是"苦辛通降"（辛开苦泄）的药物配伍，黄连、吴茱萸按 6∶1 的比例配伍，称之左金丸，主治肝火犯胃之胁肋胀痛，呕吐吞酸，嘈杂嗳气，口苦咽干，舌红，脉弦数；按 1∶6 的比例配伍，称之为反左金丸，主治脘痞嘈杂泛酸，又呕吐清水，畏寒，舌苔白滑。其配比不同，则药效物质、药效作用和临床证治迥然不同。药学研究表明，左金丸中小檗碱溶出率下降 29%、反左金丸中下降 79%，左金丸中巴马丁溶出率下降 25、反左金丸中下降 73%；吴茱萸内酯、吴茱萸次碱的含量在两种比例中无明显差别，吴茱萸碱含量明显增加达正常的 6 倍，而左金丸中吴茱萸碱的含量低于吴茱萸次碱的含量，反左金丸中吴茱萸碱的含量高于吴茱萸次碱的含量。药效学研究表明，无论何种配伍比例，黄连和吴茱萸均能增加药物的疗效，抑制胃酸、胃蛋白酶活性，促进胃黏液分泌，增强胃"黏液－碳酸氢盐"屏障作用，减弱攻击因子对胃黏膜的损伤。同时，左金丸与反左金丸在动物模型上体现不同的证治药效，左金丸能明显防治大鼠热型急性胃黏膜损伤，而在胃寒模型中药效作用较差；反左金丸在胃热模型中基本无效，但对胃寒模型具有显著的保护作用。左金丸与反左金丸中黄连和吴茱萸的用量比例颠倒，前者药性偏寒凉，用于肝火犯胃证；后者药性偏温热，主治肝寒犯胃证，临床常用于偏于胃寒甚者。研究结果符合中医理论"寒者热之，热者寒之""有是证用是方",同时也揭示了方剂相反相成配伍的科学性。

（3）配伍的环境 合理的配伍之所以达到增效、减毒、调控、增加新的治疗作用，与配伍环境密切相关。配伍环境是指配伍前后相关作用的因素、条件、空间的总和，分为外环境和内环境。外环境是指中药配伍前影响药效物质基础与作用机制的因素总和，包括中药的品种、产地、炮制、制剂等影响配伍的因素；内环境是指配伍后影响药效物质基础与作用机制的因素总和，包括配伍的不同形式、不同条件、不同的配伍过程发生的物理化学反应的总和。如附子的毒性物质主要为双酯型生物碱（不同产地的含量差异较大），炮制加工后双酯型生物碱含量明显降低，久煎有利于双酯型生物碱水解，水解产物为苯甲酸，煎煮超过 6h 后，苯甲酸含量无显著变化，可认为双酯型生物碱完全水解，毒性基本消失；而在四逆汤中附子配伍甘草后，酸性环境改变了毒性成分氮原子的正电效应和空间结构，有利于双酯型生物碱水解成单酯型生物碱，而甘草皂苷具有对抗附子酯型生物碱的心脏毒性效应，甘草酸铵通过酸性基团结合成盐，改变生物碱的存在形式，发挥协同抑制作用，达到降低双酯型生物碱毒性的目的。复方中化学成分在配伍后发生化学成分转化或产生新的化合物，如单味人参、麦冬、五味子在煎煮前均不含 5- 羟甲基 -2- 糠醛（5-HMF），单味五味子水煎后能产生少量的 5-HMF，人参、麦冬与五味子配伍的水煎液中 5-HMF 的含量显著增高，实验表明 5-HMF 是麦冬与五味子共煎过程中生成的，含量随麦冬的增加而增加，以煎煮 1.5h 为最高。此外，药对配伍及配比量也可影响其有效物质的溶出量，如上述的左金丸与反左金丸的研究表明，二者在药学、药理作用上出现的差异同样与配伍的外环境、内环境密切相关。所以，方剂的配伍外环境、内环境均会对方剂的物质基础、药理作用、体内过程等产生不同程度的影响，从而揭示方剂配伍的合理性、科学性。

（4）配伍的关系 方剂的配伍关系也包含中药七情配伍。主要采用化学分离分析技术和药理学实验方法，研究七种配伍关系中药效物质（有效组分和有效成分）间增效、减毒和调节的内在联系。

单行：如独参汤，对于人参的实验研究是很深入广泛的，如人参治疗剂量具强心作用，大剂量将降低心肌收缩力；人参皂苷具有益气健脾作用，能够提高正常小鼠胃蛋白酶活性，改善食醋脾虚大鼠的脾虚症状、增加胃主细胞内酶原颗粒、保护胃肠细胞、升高脾虚大鼠血清 D- 木糖含量；人参三醇有强心、升压作用，人参二醇具降压作用；人参 Rg_1 具有中枢兴奋作用，人参 Rb_1 呈现中枢抑制作用。

相须：相须指性能功效相类似的药物配合应用，增强其原有疗效。如大黄芒硝相须为用，二者配伍即是刺激性泻药与容积性泻药配伍应用，能够明显增强泻下作用。药理研究表明，生大黄能直接刺激肠壁，增加蠕动；芒硝在肠中不易吸收，易形成高渗盐溶液，使肠道保持大量水分，容积增大，刺激肠黏膜感受器，反射性地引起肠蠕动亢进而致泻。

相使：相使指性能功效相似的药物配合应用，以一种药物为主，另一种药物为辅，辅药能提高主药的疗效。如黄连木香配伍治疗湿热下痢，实验研究表明，木香能使黄连中盐酸小檗碱的达峰时间提前、血药浓度增加，对在体或离体胃肠道运动有抑制作用，对 14 种能够引起感染性腹泻的病原菌有较强的抗菌活性。

相畏、相杀：相畏是指一种药物的毒性反应或副作用能被另一种药物减轻或消除，相杀是指一种药物能减轻或消除另一种药物的毒性或副作用，二者是同一配伍关系的两种提法，如半夏配伍生姜、附子配伍甘草、半夏配伍甘草。半夏、生姜二者性味相同，辛散温燥，均具降逆止呕、和胃化痰之功，半夏为有毒之品，生姜可制其毒，《本草经集注》"半夏有毒，用之必须生姜，此是取其所畏，以相制耳"。采用 Cocktail 探针药物法，通过分析半夏、生姜药物代谢的药动学参数的变化，评价对细胞色素（CY）P450酶的影响，结果表明，半夏甘草组的大鼠 CYP1A2 及 CYP3A4 水平显著升高于对照组，CYP2E1 水平没有显著变化，从 CYP450 酶角度来看，半夏与甘草配伍对 CYP1A2 及 CYP3A4 具有显著的诱导作用，提示作为 CYP1A2 及 CYP3A4 诱导剂的甘草可促进与之配伍的半夏毒性成分的代谢；半夏生姜组对 CYP450 酶 3 种亚型水平均无影响，提示二者配伍应用时既不影响其他药物药效的发挥，也不会产生药物毒性成分的蓄积，间接说明生姜能够制约半夏的毒性。附子与甘草配伍，附子畏甘草，甘草杀附子毒，毒理学研究表明，甘草皂苷、甘草黄酮、甘草多糖均能降低附子酯性生物碱的毒性，附子酯性生物碱 LD_{50} 为 37.69mg/kg，附子酯性生物碱与甘草皂苷、甘草黄酮、甘草多糖 1：2 配伍，毒性明显下降，LD_{50} 分别为 110.58、104.78、83.59mg/kg；甘草总黄酮能延长乌头碱诱发的小鼠心律失常的潜伏期，甘草类黄酮和异甘草素能使乌头碱诱发的动物心律失常持续时间明显减少；甘草酸在体内的水解产物葡萄糖醛酸能与乌头类生物碱的羟基结合，生成低毒或无毒的葡萄糖醛酸络合物而由尿排出，从而降低附子的毒性。

相恶：指两种药物合用，一种药物与另一药物相作用而致原有功效降低，甚至丧失药效。如丁香恶郁金，因郁金能削弱丁香的行气作用，实验研究表明，二者配伍能够抑制动物胃肠的运动，郁金可减弱丁香对小鼠胃排空的促进作用。人参恶莱菔子，因莱菔子能削弱人参的补气作用，现代研究证明，人参与莱菔子以 1：1 比例共煎时，人参皂苷含量明显减少，莱菔子能够减弱人参的抗应激能力，明显缩短小鼠耐缺氧及负重游泳时间。因此，相恶原则上应避免使用，然而并非绝对配伍禁忌，如对于脾虚食积气滞者，若单用人参补气则难消积滞胀满，若单用莱菔子则会加重气虚，而二者配伍能够达到相制相成之良效，诚如《本草新编》："人参得莱菔子，其功更神。"

相反：相反指两种药物合用，能产生毒性反应或副作用。如甘遂、海藻、大戟、芫花与甘草配伍属中药"十八反"，将产生毒副作用，毒理学研究表明，甘遂、海藻、大戟、芫花与甘草配伍，LD_{50} 下降，毒性增强，对大鼠循环、消化、神经系统有不同程度的损害，导致心率加快，谷丙转氨酶（ALT）升高，心肌酶谱各项指标异常变化，心脏、肝脏、肾脏组织充血、出血，小灶性炎细胞浸润，细胞组织浊肿变性及空泡样改变。如附子与贝母配伍也属"十八反"，贝母能使附子毒性成分乌头碱的溶出明显增多，乌头碱在血中的保留时间明显延长，毒性增加，附子强心作用减弱；乌头碱与贝母总碱配伍，明显延长室性心动过速和室颤时间，增加乌头碱的心脏毒性，降低去甲乌药碱提高心肌收缩力的作用；附子能剂量依赖性地增加 LM2 细胞凋亡率，浙贝母也有增加 LM2 细胞凋亡的作用，附子与浙贝母 1：1 配伍，能使 LM2 细胞凋亡率显著降低，表明两药合用对 LM2 肿瘤的抑制作用减弱。然而，同样的附子贝母配伍，在 1∶2 配比时则有抗肿瘤作用，对小鼠 Lewis 肺癌具抑瘤作用。因此，"十八反"药物一般不宜配伍使用，但不可一概而论，还是应该抓住中医"辨证论治"的核心思想，具体问题具体分析。

（5）配伍的层次　传统意义的配伍主要包括药队配伍和饮片配伍，但随着研究的深入，中药组分配伍和成分配伍又成为中药配伍研究的新领域。从配伍层次来看，配伍包括药队配伍、饮片配伍、组分配伍、成分配伍四个方面。

药队配伍：药队作为临床上相对固定的常用药物配伍形式，其组成虽简单，却具备中药配伍的基本特点。但需说明的是，药队配伍并不是指两药配伍，而是指三药以上相对固定的药物配伍形式。因此，要进行方剂配伍规律研究，药队配伍研究是必不可少的环节。如六味地黄丸三补（熟地黄、山茱萸、山药）、三泻（泽泻、牡丹皮、茯苓）的配伍，用于治疗多种疾病，尤其对于生殖内分泌相关疾病、物质代谢方面的疾病具有显著疗效。实验研究表明，六味地黄丸三补三泻药队配伍，对外源性皮质酮所致下丘脑 - 垂体 - 性腺轴功能紊乱的改善与调节作用，明显优于三补药队或三泻药队，纠正单用三补药队或三泻药队的副作用，可产生协同增效；物质代谢方面，三补药队或三泻药队配伍，能降低正常大鼠的肌酐、尿酸和血糖，配伍三泻能降低三补和熟地黄升高的总胆固醇，配伍三补能升高三泻降低的免疫球蛋白，实现三补、三泻药队配伍整体调节平衡作用。

饮片配伍：临床主要是以药材饮片配伍的形式应用，因此，研究中药配伍，必须落实到药材饮片配伍。中药七情配伍的药效物质基础与作用机制是药材饮片配伍研究的主要内容。如四君子汤中的人参茯苓配伍、人参白术配伍、白术茯苓配伍、茯苓甘草配伍，人参茯苓配伍可改善血脂水平，对 2 型糖尿病高尿酸血症患者具有较好的疗效；人参白术配伍能够改善食醋脾虚大鼠的脾虚症状，增加大鼠的体重、摄食量、自发活动和血清 D- 木糖的含量；白术茯苓配伍能够明显调节苦寒泻下法致脾虚大鼠血浆和肠组织中血管活性肠肽（VIP）水平、肠组织 VIPR1、VIPR2 基因表达及肠道免疫功能；茯苓甘草配伍能够明显降低三氯化铝染毒小鼠大脑乙酰胆碱酯酶（AchE）活力，降低血清尿素氮（BUN）水平而升高血红蛋白（Hb）含量。如附子干姜配伍，一则相须为用增强温中散寒、回阳救逆功效，改善急、慢性心力衰竭大鼠血流动力学指标，加快心率、升高左心室内压、提高左心室内压最大上升和下降速率，调控心力衰竭大鼠血浆血管紧张素 Ⅰ（Ang Ⅰ）、Ang Ⅱ、心房肽（ANP）、内皮素（ET）、肿瘤坏死因子（TNF）的水平，抑制慢性心力衰竭模型大鼠心肌重构效应；一则相杀为用，干姜能够降低附子毒性，抑制附子峻烈之性，两者同煎，降低附子双酯型生物碱（乌头碱、中乌头碱、次乌头碱）的含量，降低心脏毒性。小半夏汤中生姜可降低半夏对腹腔刺激性，降低肿胀程度，保护胃黏膜；小柴胡汤中半夏与生姜组促进小肠的推进功能显著，柴胡与黄芩组次之，人参、甘草与大枣组表现出抑制作用。同样是半夏与生姜配伍，但在不同的配伍环境中药效有异，前者降低毒性，保护胃黏膜；后者增强小肠推进，以助止呕。血府逐瘀汤中川芎与赤芍合用可显著降低高脂大鼠血清中丙二醛活性，增加一氧化氮的释放，而分别单用川芎和赤芍则无上述影响，表明川芎与赤芍在抗氧化及保护血管内皮细胞功能方面有协同作用。

组分配伍：随着中医药现代化的发展，组分配伍逐渐成为目前现代中药配伍研究的热点。中药组分配伍是指在基本搞清药队和药材饮片配伍药效物质和作用机理的基础上，以系统科学思想为指导，以药化、药理、药物信息学、计算科学和复杂性科学等多学科技术为手段，从临床出发，遵循传统配伍理论与原则，强化主效应，减轻或避免副效应，形成针对特定病证的组效关系明确的中药组分配伍形式。组分配伍研究主要包括组分的提取、分析、评价和作用机理研究几方面，其核心就是药效物质和作用原理研究。

①组分提取：根据中药的性质与功用，采用溶剂提取、溶剂分配、超临界萃取等技术方法，提取不同极性或不同类别的化学成分提取物，再用大规模工业色谱分离制备技术，对提取物进行纯化，获得组分。

②组分分析：组分样品是典型的复杂体系，包含种类众多、含量变化迥异的化合物，必须采用定性、定量的分析方法，如色谱、光谱、化学指纹图谱等技术手段，分析揭示中药组分的物质基础。

③组分评价：在中医药功效理论指导下，主要选择拟治疗病证相对特异的动物模型或指标，以整体、器官药理水平评价样品组分的活性，必要时结合细胞和分子药理实验，阐明各种组分单独应用和配伍后各层次效应及分子网络调控通路，探索活性组分，揭示组效关系，并根据不同药物组分组合的活性综合评价结果，寻求组分间的最佳配伍配比关系。

④组分作用机理研究：得到药效确切的中药组分后，从临床出发，以药化、药理、药物信息学、计算科学和复杂性科学等多学科技术为手段，进一步深化研究，阐明其治疗病证的药效物质和作用原理。如三棱、莪术相须配伍，具有破血逐瘀消癥、行气消积止痛的作用，用于治疗血滞经闭腹痛、癥瘕积聚、痞块。根据前期研究基础结合临床，提取了三棱总黄酮和莪术挥发油有效组分，评价组分配伍对雌孕激素负荷大鼠子宫肌瘤的影响，实验研究表明，"三棱－莪术"组分配伍对实验性大鼠子宫肌瘤病有明显的防治作用，其作用机理主要是通过改变肌瘤子宫的结构、调节内分泌激素水平、改善病理组织学、降低雌二醇、黄体酮的含量和抑制子宫肌层中 c-myc、wnt5b、β-catenin 基因蛋白产物的表达。如制川乌与白芍是传统的配伍药对，其配伍主要应用于治疗风湿痹证、历节疼痛。根据制川乌与白芍的理化性质与功效应用，在饮片配伍研究基础上，提取分离制川乌和白芍的组分，并结合定性、定量分析方法，纯化获得不低于 50% 的制川乌总碱、制川乌多糖、白芍总苷、白芍多糖组分，选择炎症、痛症和风寒湿证类风湿性关节炎模型，研究其抗炎、镇痛以及治疗类风湿性关节炎的作用。实验研究表明，制川乌和白芍配伍组分中，制川乌总碱与白芍总苷、白芍多糖配伍的镇痛和抗炎作用较为明显，制川乌总碱与白芍总苷或白芍多糖 1 : 2 配伍效果最明显，不仅能够增效，而且配伍后毒性降低。

成分配伍：成分配伍是在饮片配伍、组分配伍研究的基础上，进一步揭示各组分中提取出来的化学成分之间的配伍配比关系，以期较清晰地说明其与组分配伍、药材配伍的内在、本质联系。成分配伍是中药配伍研究中容易与国际接轨的研究方法，也是最能体现质量可控、安全有效、机制清楚的研究目的和方法。如附子大黄是临床典型的配伍，二药相合，寒热并用，温通并行，辛苦通降，相反相成，主治寒积里实证。在附子大黄饮片配伍、组分配伍治疗阳虚便秘动物模型的基础上，采用 KM 乳鼠的结肠 Cajal 间质细胞（结肠 ICC），研究附子大黄成分配伍对结肠 ICC 的作用机制，实验研究表明，附子大黄饮片配伍，对阳虚便秘模型动物的排便疗效优于单用附子或大黄，作用机制与其调节胃肠激素和肠神经递质的分泌有关；附子大黄组分附子总碱与大黄总蒽醌配伍，对阳虚便秘模型大鼠的作用最优，其发挥温阳通便功效的作用机制与调控肠运动相关胃肠肽的分泌有关，主要与调节胃动素（MTL）、生长抑素（SS）、AchE 的水平有关；附子大黄成分乌头碱 – 大黄素 1：2 配伍对结肠 ICC 具有减毒增效作用。

（6）方药配伍的网络药理学研究　是在系统生物学和多向药理学快速发展的基础上提出的药物设计新方法和新策略，其内容涵盖各种组学、系统生物学、基因的连接性和冗余度以及基因的多效性、计算生物学和网络生物学分析等。它在基于"疾病 – 基因 – 靶点 – 药物"相互作用网络的基础上，通过分析基因网络库、蛋白网络库、疾病网络库、药物网络库等现有数据库的信息资料，结合从实验中获得的谱图数据，利用专业网络分析软件及算法，系统、整体地揭示疾病 – 疾病、疾病表型 – 靶点蛋白、靶点蛋白 – 药物、药物 – 药物之间关联奥秘，从网络的层面观察药物对疾病的干预与影响，揭示复杂药物的协同作用，从而找出高效低毒的多靶点新药。中医药从证候到方剂、方到药、药与药、药与组分、组分与化学成分、活性成分与靶位等客观存在着相关、协同与制约的联系，均体现了复杂网络的特质。因此运用网络理论研究方剂药理作用配伍规律成为可能，其方法是依据网络理论，建立中药方剂药理作用配伍网络；采用网络效能及相关性等参数分析预测中药方剂的配伍规律。如对加味生脉散抗心肌缺血再灌注损伤作用的配伍规律研究，结果表明在抗心肌缺血再灌注损伤中延胡索起主要作用，其他依次为麦冬、丹参、人参和五味子；人参 – 丹参作用相似，最先聚为一类，依次为麦冬 – 五味子聚为一类，人参 – 丹参、麦冬 – 五味子再聚为一类；人参 + 丹参 + 延胡索是加味生脉散所有药组中作用最佳的药组。

（7）方剂配伍的体内过程研究　是药代动力学研究的内容之一，通过方剂化学成（组）分的吸收与代谢研究，可以明确吸收进入血液或组织的方剂化学成（组）分及转化物，进而阐明其代谢途径和机制，从而初步确定方剂的药效物质，有助于揭示方剂配伍规律的本质。方剂中不同药性、药效的药物配伍影响着方剂化学成（组）分的吸收及进入血液的成分消除及转化。

对吸收速率的影响：①加快化学成（组）分吸收速率，迅速发挥方剂的功效，提高治疗作用。如复方丹参滴丸和复方丹参片中丹参与冰片配伍后可使丹酚酸 B 的达峰时间由原来的 30min 缩短到 5min，吸收速率明显加快，并且使得丹酚酸 A、B 的生物利用度、半衰期和平均驻留时间增加。当归补血汤中黄芪与当归配伍增强了黄芪中黄芪甲苷的生物活性，使黄芪甲苷发挥功效的时间提前 1 倍，达峰浓度提高 1 倍。②减慢吸收速率，降低药物毒性，减缓药后的不良反应，如附子与甘草配伍后，附子中次乌头碱吸收达峰时间明显迟于单煎液。

对吸收程度的影响：①吸收程度增加，提高血药浓度，增强药效。如与单用芍药、甘草相比，芍药甘草汤能使甘草次酸的达峰时间提前，达峰浓度增加；芍药苷达峰浓度升高，相对生物利用度增加。茵陈蒿汤每种组方药物均起到了促进 6,7- 二甲氧基香豆素和栀子苷吸收、延缓消除、增加生物利用度等。②吸收程度减弱，纠药物的偏性。如与单味药吴茱萸相比，左金丸中黄连碱的达峰时间增加，生物利用度稍有减少。

对消除速率的影响：①加快消除速率，促使方中有毒成分消除，确保安全。如小柴胡汤中黄芩苷和汉黄芩苷的半衰期和峰浓度均小于单味药黄芩提取液，说明小柴胡汤中其他成分抑制了这两种成分的吸收，加快消除。与单味大黄比较，大黄甘草汤中大黄酸清除速率加快。甘草与大黄配伍后，吸收入血的游离蒽醌通过甘草酸诱导 CYP3A 酶，加快其代谢，减轻大黄酸对肝脏的损伤作用。②减慢消除速率，延长药物作用时间，缓和药物作用。与单味黄芩组黄芩苷比较，葛根芩连汤能降低黄芩苷的吸收总量以及减慢黄芩苷在体内的清除速率。双黄连（黄芩、金银花、连翘）复方配伍延长了黄芩素在体内的消除时间并降低了双黄连中黄芩素的生物利用度。另外，方中君药也是影响方剂化学成（组）分吸收、吸收－代谢环节的主要因素。如在药物的肠吸收模型和肝微粒体代谢模型结合起来体外模拟金铃子散的吸收－代谢过程，定量分析金铃子散吸收及吸收－代谢成分。发现金铃子散提取物中 15 个主要组分中的 10 个组分可被小肠吸收经过代谢之后出现一新的组分，川楝子（川楝素）是影响主要组分吸收比和吸收－代谢比的主要因素，延胡索（延胡索乙素、延胡索甲素）次之；川楝子与延胡索的配比为 1∶1 和 4∶3 时主要组分吸收比最大。戊己丸组方中黄连（小檗碱、巴马汀）在各肠段吸收贡献度最大，制吴茱萸（吴茱萸碱、吴茱萸次碱）和土炒白芍（芍药苷）次之，在肠道吸收的最优配比组合为黄连∶制吴茱萸∶土炒白芍为 6∶3∶6。由此可见，君药及用量配比均可影响方剂化学成（组）分吸收、吸收－代谢，且君药影响更大。

3. 临床研究 目前方剂配伍的研究以实验研究为主，方剂配伍的临床研究报道较少，主要因受到临床研究受试者用药安全性及药效评价客观性及评价利益与风险关系等限制。以血府逐瘀汤治疗心绞痛的临床研究为例，经过科学、严谨的临床试验设计，123 例冠心病稳定性心绞痛患者被随机分为血府逐瘀汤组、精制血府逐瘀组、拆方（柴胡、赤芍）组、安慰剂组进行干预治疗，采用西雅图量表进行治疗前后疗效评价。结果血府逐瘀汤组、精制血府逐瘀组、拆方（柴胡、赤芍）组的评分均高于安慰剂组，而血府逐瘀汤组、精制血府逐瘀组、拆方（柴胡、赤芍）组之间的比较未见显著性差异。但从药效学的角度分析，血府逐瘀汤组、精制血府逐瘀组、拆方（柴胡、赤芍）组具有相同的作用物质基础，随着复方配伍的改变，作用程度及作用靶点出现差异。

4. 综合研究 综合研究是将中医的证、西医的病、方剂和药物、证的病因病机、病的病理、方剂的功效、药理作用、药效物质结合研究，有助于丰富与完善中医理论体系与诊疗方法，对证候的客观化、数据化具有重要意义，有利于揭示经典方剂的配伍规律和作用机制的科学内涵。左金丸病－证－方－药等对应关系为肝火犯胃证－西医的浅表性胃炎、轻度萎缩性胃炎、慢性胃炎活动期或溃疡病的活动期 – 左金丸 – 黄连、吴茱萸；肝气郁结 – 自主神经功能紊乱 – 疏肝 – 中枢抑制 – 黄连生物碱；肝郁化火 – 幽门螺杆菌感染、胃内温度升高、胃黏膜充血、炎症 – 泻火 – 抗幽门螺杆菌感染、抗感染、体温调节 – 黄连生物碱、吴茱萸生物碱；胃失和降 – 胃酸分泌过多、胃肠蠕动障碍、胃黏膜溃疡、胆汁反流 – 和胃、止痛 – 抑制胃酸分泌、调节胃肠蠕动、抗溃疡、镇痛 – 黄连生物碱、吴茱萸生物碱、吴茱萸苦味碱。从中医对肝火犯胃证的病因病机认识、现代病理药理的阐释、左金丸的方解及性味归经、药效物质及其药理作用多角度出发，揭示左金丸的配伍规律。

三、配伍规律研究的技术

随着指纹图谱技术、生物信息及计算机技术等的发展，逐步实现了方剂配伍的物质基础及作用机制的研究，使揭示方剂配伍规律及病 – 证 – 方 – 药内在联系成为可能。

指纹图谱技术成为阐明方剂物质基础的重要手段，其技术包括高效液相色谱（HPLC）、超高效液相色谱（UPLC）、高效毛细管电泳法（HPCE）、超临界流体色谱（SFC）、胶束色谱法（MC）及柱切换技术（CS）和各种联用技术，如气相色谱 – 质谱联用（GC–MS）、液相色谱 – 质谱联用（LC–MS）和液相色谱 – 核磁共振谱联用（HPLC–NMR）等。运用该技术于：①方剂化学成分的定性分析，如当归补血汤采用RRLC–DAD–TOFMS、百合知母汤采用HPLC–PDA–ESI–MS等；②方剂化学成分的定量分析，如消风散采用LC/MS/MS、补阳还五汤采用HPLC–TOF/MS等；③方剂的药代动力学研究，如苓桂术甘汤采用HPLC、大承气汤采用LC–MS/MS等；④方剂的代谢成分研究，如茵陈蒿汤采用UPLC/Q–TOF–MS/MS、血府逐瘀汤采用LC/MS等。

数据挖掘和化学计量学技术可以虚拟识别方剂药效成分，系统生物学（包括基因组、转录组、蛋白组、代谢组和后基因组学）技术可以用于研究方剂配伍的作用机制，数据挖掘技术可以用于研究方剂核心配伍、方剂结构层次、病 – 证 – 方 – 药之间关系等。不断涌现的新方法和新技术将会大大加快方剂配伍规律研究的步伐。方剂配伍规律的研究应在中医药理论指导下，要坚持"方证关联、理法方药统一"的研究思路，按照定性判断与定量计算、微观分析与宏观综合、还原论与整体论相结合的原则，以方剂的物质基础为核心，充分利用药理学、药物化学、生物信息学、数理统计学、计算机技术等学科的知识交融渗透，研究方剂配伍、化学成分变化与药理效应改变三者间的内在联系，阐明方剂配伍规律的内涵。

第四章 方剂的物质基础与质量控制研究

方剂药效物质基础是指针对某一病证发挥药效作用的全部活性药效物质总和。与任何一种中药化学成分研究不同，方剂是由单味或多味药物组成，多方面决定其化学成分的复杂性。功效方面，与单味中药相比，方剂更能体现临证的治法，不是中药单味药物功效的简单加成，而是通过酌定用量、用法，妥善配伍之后，拥有一定的组方原则和规律，从而反映特有中医用药。以六味地黄丸为例，其治疗肝肾阴虚证的主方地位得到公认，不仅有三补三泻的组方规律，更发展并衍生了地黄类方群，在单味化学成分研究基础上分析出包括多糖类、萜类化合物、酚类化合物、苷类化合物、微量元素等化学成分，也建立了丹皮酚、熊果酸的分光光度法和薄层色谱法的质量控制标准，但相对其组成中的任一单味药，六味地黄丸的物质基础研究还有待深化和提高。因此方剂的物质基础研究和质量控制方法完全可借用中药化学的研究和方法。

本章从化学、药学、药理学的角度围绕方剂物质基础和质量控制进行具体介绍，重点阐述方剂有效物质基础研究和质量控制研究的具体方法。

第一节 方剂的物质基础研究思路与方法

运用化学提取、分离、纯化、分析等技术手段，采用整方研究法或拆方研究法，结合药效学、药动学或临床药学等阐释方剂作用的物质基础，常见技术方法有血清药理学、血清药物化学、中药组合化学技术、多靶点的高通量筛选或超高通量筛选、谱效关系分析、方剂代谢研究法、系统生物学等方法。

1. 坚持化学研究和药理研究相结合 方剂的药味组成少则几味，多则几十味，化学成分少则几十种，多则几百种、上千种，单味药材的全部成分还不清楚，加上中药方剂临床应用的煎煮过程、给药途径的影响，要说清中药复方中全部化学成分目前尚无可能，也无此必要。要基本讲清中药复方的化学成分，基本讲清中药复方的药效和作用机理，首要的必须坚持化学成分研究和药理研究相结合。离开药理学指导的复方化学成分研究将变成唯成分至上的成分研究，而缺乏化学成分研究的药理学研究也只能是重复性差的低水平研究。要实现二者结合，主要有两个方向，一个是在现有临床药效的指导下，通过方剂活性成分的筛选过程，找出其起药效作用的有效部位、有效成分；另一个是针对固定的方剂开展系统的化学分析研究，结合整体动物实验、组织器官、细胞亚细胞和分子生物学等四个药理水平上的药效和作用机理研究，分别对复杂的药队、饮片、有效组分和有效成分的四个层次进行分离、分析及鉴定研究。无论是化学主导药效，还是药效指导化学，二者不可偏颇，通过化学分离做到对中药复方的化学成分基本说清，结合化学成分研究，从药效和作用机理方面就可说明各有效部位、有效成分所起的有主次的、整合的作用。设计各种组合试验，还能确定各部分之间的协同、拮抗等配伍关系。通过深化组织器官、细胞亚细胞和分子生物学水平的药理实验能说明各部分的药效特别是作用机理。更为重要的是，我们可以通过实验设计突出方剂的化学整体性研究，从而为探明方剂君、臣、佐、使各药味、各有效部位和各有效成分在方剂中的药效、作用机理及其相互间的影响，从而最终阐明方剂的药效物质基础。

2. 拆方研究法和整方研究法 拆方研究法是以方剂君臣佐使的组方原则或功能主治为主要导向，对方剂进行筛选，研究其组成原则和配伍作用，可以采用正交设计法、均匀设计法等数学方法，将方剂拆成单味药或药物组，逐渐缩小研究范围，最终确定必须保留的药物，从中寻找有效成分。如对四君子汤、血府逐瘀汤、六味地黄丸、吴茱萸汤、补阳还五汤等进行了拆方研究，发现了具有代表性的有效成分。随着现代分析、分离、鉴定方法与技术的引入，整方研究法在一定程度上克服了拆方法的局限性，将方剂视为一个整体，研究中运用药物化学方法对煎煮后的药液进行系统分离和鉴定，以获得全方化学信息；还可结合单味药成分，分析整方与单味药的区别，发现煎煮等过程中有无新化合物生成等，如从白头翁汤中获得生物碱、香豆素、皂苷、柠檬苦素四类化学成分等。由于拆方研究法忽视了方药合煎的影响以及成分之间的相互作用，而整方中化学成分更加复杂、工作难度更大，因此将整方研究法与拆方研究法结合运用，有助于中药物质基础的全面阐释。

3. 血清药理学和血清药物化学 临床汤剂是方剂的主要运用形式，主要通过口服给药途径，从胃肠道吸收进入体内，通过原方效应相关的原有成分或血中移行成分而发挥相对确切的疗效。从药效讲，血清靶成分可能是中药复方体内发挥药理作用的主要化学成分，可采用在体实验方法结合药学分离分析技术对方剂吸收进入体内的成分进行定性定量分析；可采用离体实验结合血清药理学方法，应用 HPLC-MS、LC-MS/MS、GC-MS、飞行质谱等技术方法，确定方剂血清成分谱，分析血清成分的结构、数目及其分布的状态。在成分谱内，以原方的某一或某些效应为指标，研究单体与原方效应的关系，确定与原方效应相关的靶成分。

20 世纪 80 年代，日本学者田代真一提出了"血清药理学"与"血清化学"；1997 年王喜军提出"中药血清药物化学"的概念与实施细则，该方法是将方剂入血成分进行体外活性筛选，最终确定有效成分及其代谢产物。如采用 HPLC-DAD/MS 方法研究大鼠灌胃当归补血汤的入血成分，从血清中找到 46 个入血成分，鉴定了其中 10 个原形成分，分辨出 21 个可能代谢组分；M.Homma 等应用该方法对 Saiboku-To 进行研究，HPLC/DAD 检测结果发现给药后的样品中多出 3 个新峰（magnolol，8,9-dihydroxydihydromagnolol 和 liquiritigenin），因此推断此 3 种成分为 Saiboku-To 的药效成分。

4. 多靶点的高通量筛选 方剂疗效是其有效成分多靶点生物效应的综合作用。多靶点的高通量筛选（HTS）技术就是针对中药复方多成分调节作用的多靶点特性，通过配

体 – 受体理论，可以进行药效物质作用靶点分析和有效成分的快速筛选、确定。目前，超高通量筛选（UHTS）正在逐步取代 HTS，每日可筛样品数万个，筛选成本大大降低，这项技术的应用将加快中医药现代化进程。

5. 谱效关系分析 谱效关系是建立在指纹图谱技术之上，应用色谱及其联用技术，最大限度地获取有用的化学信息，将中药指纹图谱中化学成分的变化与中药药效结果联系起来，建立谱效关系。如通过对吴茱萸汤谱效关系分析发现，在吴茱萸汤中能产生 4、9、10 和 12 号峰的化学成分（9 号峰确定为吴茱萸次碱）与给定的两个药理指标（止呕和镇痛）成正相关，提示这些物质是吴茱萸汤的主要药效物质基础。

6. 中药组合化学技术 1998 年杨奎提出的中药复方组合化学研究方法，在中医药理论的指导下建立能反映该方主治病证的病理生理的药理学评价指标，通过部位或单体成分的多靶点组合筛选，找出其活性最强的配伍即确定为方剂的有效物质基础。如采用二元索引库筛选法进行川芎、天麻提取物的复方组合化学研究，经分析比较，找出了活性最强的两组活性构件，即川芎醇提物 + 天麻醇提物是组合复方抗血小板释放 5–HT 作用和阻滞血管内皮细胞钙通道作用的物质基础。

根据方剂组成药味的化学研究成果，按照中药化学成分分离鉴定的方法，将方剂视为一个整体，采用现代提取、分离技术，将其分离成为各个有效部位（如挥发油、生物碱类、黄酮类、香豆精类、蒽醌类、强心苷类、皂苷类、萜类、多糖类等），也可以按照溶媒的极性分离成简单的大类，每个有效部位都为化学性质相近（多数情况下是极性相近）的化合物群。

一个方剂通常可分离出多类化合物群，每一化合物群一般富集了十几种乃至几十种某类性质相近的化学成分，将分离所得的化合物群进行不同药理水平上的药效和作用机理研究，采用现代科学技术，对化合物群进行指纹图谱分析鉴定。

在方剂的提取方面，既要考虑到传统工艺、用法的保留及方剂工艺的可行性，还需借助现代化学工程学技术，采用水提醇沉或醇提水沉、水醇全成分提取方式，然后通过超临界萃取、超滤、逆流色谱、双水相萃取等现代技术，满足药理实验所需大量样品的要求。在组分的分离与分析学科中多维、多模式、高效的系统分离分析新方法、新技术，如各种现代色谱及波谱技术，特别是各类仪器联用技术，如生物质谱、HPLC/CE–MS/MS 及 HPLC–NMR 等，将能对中药复方药效物质基础研究起到关键作用。在方剂组分研究过程方面，需充分考虑方剂化学成分组成、结构、构象、状态、形态等变化过程的影响，借助对照或借助原位、微区、瞬时、活体及单细胞的在线监测，以及时间分辨、分子分辨等时空实时、在线监测技术，包括超微电极电化学法、生物传感器等技术进行研究。

7. 方剂代谢研究法 方药口服经消化道吸收后，绝大部分有效成分以原形或代谢产物的形式进入血液，并产生临床治疗作用。可以通过对尿液、粪便中的化学成分进行分析，确定体内的代谢产物，另外组织器官、胆汁等中的代谢成分均可进行分析研究。方药服用后，被吸收进入体内的成分既可能以原形也可能以代谢物的形式发挥作用，更多证据显示，方药中的化学成分经过生物转化变成代谢产物后才具有生物活性。因此，将原形成分的代谢动力学研究与代谢产物的研究结合起来，才能更好地阐明方剂药效物质基础及其配伍原理和作用机制。方剂的代谢研究可以有效排除大量无效成分的干扰，从而更加快速地发现真正起作用的有效成分，有助于阐释中医药"知其然，知其所以然"，有助于建设符合中医药学科规律的 ADME/Tox 新药筛选平台。代谢研究有两种方法，但在具体试验中通常是两种方法结合应用。方法一是通过给药后对动物血液、尿、胆汁、胃液、肠液、粪便等进行分析，从而发现复方在体内真正发挥药效的物质，进而研究物质基础和作用机理。方法二是通过分析方剂在人工胃液、肠液及肠道菌丛中可吸收的成分及其转化特征，结合药效学的结果分离方剂有效成分。如给大鼠灌胃甘草附子汤后在血中分析出桂皮酸和 6E,12E- 十四碳二烯 -8,10- 二炔 -1,3- 二醇，并由此推断这两个化合物可能是甘草附子汤的活性化合物。

8. 系统生物学　系统生物学利用各种基因组学、蛋白质组学、代谢组学的技术，研究生物种属间分子影响差异，建立数学模式评估 mRNA、蛋白质、代谢水平的变化或差异，阐明整体生物学效应，很大程度上符合了中医的整体理论，为解开方剂黑箱之谜提供了有力的武器。

9. 分子生物色谱技术　随着分子生物学的发展以及分子生物学和药物化学紧密结合，产生了新的分子生物色谱技术，该技术是基于分子特异性识别原理逐渐发展起来的一种以生物大分子为固定相配基的高效液相色谱技术，基于生物大分子的特异性识别来分离和测定活性化合物，在方剂活性成分的分离鉴定中用途广泛。该技术包括固定血清蛋白生物色谱、固定生物膜色谱以及微量渗析 -HPLC 技术。如人血清蛋白键合硅胶为固定相的色谱技术结合反相高效液相和质谱技术对中药复方龙胆泻肝汤中上百种与人血清蛋白相互作用的化合物进行分离分析，判断出了 19 种活性成分的结构。

第二节　方剂的质量控制研究思路与方法

方剂往往由多味中药共同配伍而成，每一味中药就成分复杂性来说，都可看作一个"小复方"，而中药种植、采收、加工各个环节的差异，均会对中药中所含的化学成分及其含量产生影响，进而影响整个方剂的功效，因此，方剂质量的稳定性一直是影响方剂临床广泛运用的重要因素。控制好方剂质量的关键，就是需要建立稳定的、可操作的、专属性强的质量控制标准。

方剂质量控制标准必须在处方固定和原料（净药材、饮片、提取物）质量、制备工艺稳定的前提下进行，质量标准需要确实反映和控制最终复方产品的质量。质量标准的内容一般包括名称、汉语拼音、处方、制法、性状、鉴别、检查、浸出物、含量测定、功能与主治、用法与用量、注意、规格、贮藏、有效期等多个项目。因此，方剂质量控制研究可以从处方、提取分离纯化、定性定量分析、用法用量等方面进行考虑。

1. 固定方剂组成药物　方剂处方药味数并不与其疗效的高低成正比关系。药味过多除了给实验研究带来困难以外，还可能降低有效成分含量、降低疗效。同时，药味多了，成分也就更多，在研究制剂质量标准时也增加了难度。方剂质量保障关键是组成药味的品种、入药部位、产地、加工等因素均要进行固定。

品种通常选择《中国药典》或地方标准的品种，要精选药味，还要保证药材的质量。质量稳定的原料是生产质量稳定的产品的先决条件。中国自 2004 年启动药材种植中药材生产质量管理规范（GAP）认证以来，截至 2014 年，一共颁发了 157 张 GAP 证书，涉及中药材品种 90 多种。目前常用中药材大部分为野生品，野生中药材的质量受产地和环境因素影响更大，如肉苁蓉，不同产地的商品，所含的有效成分松果菊苷和类叶升麻苷含量差异很大。

中药入药部位的不同，与用药安全、疗效关系紧密，必须考究药材入药部位，同一植物的不同部位，其药性、药效相近甚至相反。如止血类的槐花和槐角属同一原植物，两者功用均能凉血止血，而槐角偏于清热兼能润肠，槐花则长于止血；麻黄长于发汗，而麻黄根长于敛汗。

原料入药应当固定产地。发展道地药材是保证药材质量的重要措施，我国有道地药材 310 种，如川药、广药、云药、贵药、怀药、浙药、关药、北药、西药、南药等。道地药材不仅是药材生产的地理概念，更重要的是质量概念、经济概念和文化概念，是中药材"品质性效用"的集中体现，因此道地药材已成为具有特定生产区域、产销用历史悠久、产量大、质量优、临床疗效显著的优质药材的代名词。

酌定药材的合理采收期。不同种类植物的根、茎、叶、花、果实、种子等不同部位所含的有效成分需要积累，各个不同生长阶段所含有效成分不相同，运用化学测试手段监控其有效成分的动态变化，以有效成分含量达到最高且能取得最大产量为最佳采收时机。最佳采收期包括不同生长年限、不同生长季节和时间。对半枝莲不同药用部位总黄酮含量测定的结果表明，其总黄酮含量分布情况为叶＞嫩茎＞根＞老茎＞花，提示其叶的有效成分含量最高，其次是茎。因此采收时既要考虑到产量，又要注意有效成分的含量，以期获得高产优质的药材。

确定药材加工方式。药材的产地加工不同，质量可能有差异，选料应当予以注意。如地龙，《中国药典》一部规定其采收加工方法为：捕捉蚯蚓后，及时剖开腹部，除去内脏及泥沙，洗净，晒干或低温干燥。以纤溶活性、活性效价为评价指标，通过比较实验研究，发现保留其内脏的采收加工方法明显高于《中国药典》法。故方剂中每味药在组方时就应明确规定质量，必须固定处方药物的品种、产地、药用部位、采收季节、产地加工方法。若需炮制的还需要固定炮制方法和标准，方能保证实验研究的稳定可控。

2. 提取纯化工艺筛选　常用提取方法有溶剂提取法（浸渍法、渗漉法、煎煮法、回流提取法及连续回流提取法等）、水蒸气蒸馏法、超临界流体萃取法、升华法等。中药包括植物、动物和矿物药，大部分植物化学成分我们已经有所认识，有的矿物药还认识不够，有的动物药、植物药甚至完全没有认识。因此研究方剂的有效成分首先要通过文献了解该方剂中含有哪些类型的成分，主要包括生物碱、苷类、有机酸、树脂、挥发油、糖类、氨基酸和蛋白质、酶、鞣质、植物色素、油脂和蜡、无机成分和微量元素。按照中药化学成分预实验方式可以初步检识方剂中含有哪些化学成分，根据预实验的结果，再按照所含化学成分的性质，设计有效成分提取、分离的具体路线。用净药材投料是传统的方法，是中药复方的特色，也是几千年临床实践证明的简便而行之有效的方法。要保持方剂的稳定性，一般可以采用单独提取混合法或合煎法，相比较前者更容易实现控制，后者更容易遵循古法或临床实际。每个方剂的提取工艺研究应采用化学与药理相结合的方法综合评价，许多处方的药物不论分煎或合煎其临床疗效基本一致，如银黄口服液；但有的中药复方（如白虎汤）分煎剂的疗效明显不如合煎剂，因此必须对每个方剂具体问题具体分析。

按照化学成分的组成，一般可把方剂中化学成分分为有机化学成分和无机化学成分，有机化学成分主要包括生物碱、苷类、有机酸、树脂、挥发油、糖类、氨基酸和蛋白质、酶、鞣质、植物色素、油脂和蜡；无机成分主要包括矿物质和微量元素。

按照化学成分的溶解性，可以分为水溶性成分和脂溶性成分。按照中药汤剂的水提方式，可提取出糖、多糖、有机酸、皂苷、苷类、酚类、鞣质、氨基酸、蛋白质、生物碱等成分；其他亲脂性成分与提取溶剂的极性相关，例如石油醚提取液常用于萜类、甾体、脂肪的检查；乙醇是方剂或现代中药制剂中经常使用的溶媒，大部分亲脂性成分可以通过不同浓度的乙醇提取，常将95%的乙醇用于提取酚类、鞣质和有机酸的预实验，70%的乙醇用于黄酮类、蒽醌、酚类、苷类、有机酸、香豆素、萜类等的提取分离。

按照化学成分的有效性，可以分为有效成分和无效成分。有效成分的划分是相对的，例如，过去通常认为是无效成分的，如一些糖、蛋白质和油脂，现在已发现了新的活性，如黄芪多糖、人参多糖均具有增强免疫力的作用，昆布中的昆布素可用于治疗动脉粥样硬化。

3. 方剂有效成分分离鉴定 常用分离方法有溶剂分离法、两相溶剂萃取法（萃取法、逆流连续萃取法、逆流分配法、液滴逆流分配法）、沉淀法（铅盐沉淀法、试剂沉淀法）、盐析法、透析法、色谱分离法（纸色谱法、柱色谱法、TLC法、HPLC法等）、结晶法（结晶、重结晶、分步结晶法）及其他分离方法等。常用的鉴定方法主要有显微鉴定、理化鉴定（呈色反应、沉淀反应、泡沫反应、微量升华、荧光分析、显微化学反应）、色谱法［纸色谱法、柱色谱法、TLC法、气相色谱（GC）法、HPLC法等］、光谱法（紫外分光光度法、可见分光光度法、红外分光光度法、原子吸收分光光度法）、色谱-光谱联仪分析法（GC-MS、IR-MS、HPLC-MS、MS-MS）等。

对方剂化学成分的分离鉴定，目前主要是对有机成分进行分离鉴定，如为阐明清代名医王清任补气活血代表方补阳还五汤临床用于治疗缺血性中风后遗症的疗效和活性成分，从该方水煎液的乙酸乙酯萃取部位分离得到4个异黄酮化合物和1个紫檀烷类化合物。新药研究中采用组分研究比较可行，通过对银翘散抗流感病毒有效部位群中黄酮类化合物的分离鉴定，并对分得的成分与各单味药相比较，归属了各成分的来源，提示黄酮类成分可能是银翘散抗流感病毒作用的主要物质基础之一。

除有机成分外，尚有无机成分以及有机成分和无机成分的配合物，迄今已有200余首复方无机成分研究的报道，涉及复方中无机成分存在状态以及无机成分与有机成分配位化学的研究，如当归补血汤中无机成分存在状态与生物活性的研究、麻杏石甘汤中无机成分与有机成分间络合作用的研究等，对阐释中药复方药效作用的物质基础提供新思路。

4. 方剂质量的定性定量分析 主要采用物理、化学、药学等研究技术方法（如物理化学反应、色谱、光谱、质谱、指纹图谱等技术手段）对方剂的鉴别、检查、含量测定等进行定性定量分析，形成科学、合理、可行的质量控制体系。定性定量分析手段很多，不外乎是物理化学方法、光谱法、色谱法等多种方法。

（1）以单一有效成分或有效部位作为方剂质控指标 方剂质量控制标准的确定主要借鉴中药质量标准的研究方式。在《中药新药质量标准研究的技术要求》中"中药制剂质量标准"中明确指出，含量测定"应首选处方中君药（主药）、贵重药、毒性药制定含量测定项目"。将君药作为含量测定项目，是由君药在方剂药效中的主导地位决定的。君药是方剂中针对主病或主证起主要治疗作用的药物，从理论上讲，君药中所含的主要药效成分对方剂的整体功效应具有决定性影响。因此，在早期质量控制研究中，首选君药中含量较高且便于检测的有效成分作为含量测定项目。

（2）"有效成分组"在方剂质量控制研究中的应用 方剂的复杂性和整体性越来越被人们重视，在方剂的药效物质基础的分离与追踪研究中发现，方剂的整体药效在不断细化、纯化的有效成分分离中存在衰减或消失的现象，说明方剂的功效不仅仅是方中所含各药的有效成分功效的简单累加，而是方中多种有效成分或有效部位等相互作用的共同结果，是多层次、多靶点共同作用的综合体现；其药效强度不仅与有效成分或有效部位的量有关，还与相互作用的成分种类、结构和比例等有密切的联系，是一种主次有序的有机结合。由此，结合方剂的主要药效学指标，筛选多个与药效密切相关的有效成分作为方剂质量控制指标，综合反映方剂的内在质量。

（3）指纹图谱在方剂质量控制研究中的应用 指纹图谱最早是国外植物化学研究采用的分析技术，多用于单味天然植物药提取物的质量控制，随后应用于中药物质基础研究。中药指纹图谱是指某些中药材或中药制剂经适当处理后，采用一定的分析手段，得到的能够标示其化学特征的色谱图或光谱图，主要反映中药及其制剂的整体化学特征，是对其化学成分稳定性进行监控的一种常用方法，近年来被越来越多地应用于方剂的质量控制研究。

目前对方剂的指纹图谱研究主要有以下几种：①方剂的全成分化学指纹图谱。这种方法是以方剂为整体，药效组分和其他化学成分被同等对待。目前，指纹图谱强调了药效成分的重要性，要求各有效组分中的化学特征信息都能在图谱中有所体现，因此对分离分析技术的要求非常严格。由于方剂的成分过于复杂，这种分析方法实际操作非常困难。②建立方剂各组成药物的有效组分指纹图谱，构建方剂多元指纹图谱。这种方法是在方剂中各药味有效组分明确的基础上，分别对各药的有效部位指纹图谱进行分析，能够更全面地反映各味组成中药有效部位中不同化学成分的整体信息，避免人为主观选择的有效成分与实际药效成分间可能存在的误差，但本方法难以显示药物配伍后可能引起的成分变化。③方剂有效部位提取物的指纹图谱。本方法是以方剂整体为研究对象，结合药效活性分析，对方剂有效部位进行指纹图谱分析，通过比对找出对复方指纹谱有贡献的有效成分峰。这种方法能够较好地反映方中各药物相互作用后的整体化学特性，对配伍后新生有效成分峰的发现具有优势，但多种药物的混合提取物增加了分析的难度。

（4）血清药物化学在方剂质量控制中的应用　一般认为，口服药物中的化学成分只有被吸收入血后才能发挥真正的治疗作用（胃肠道直接刺激除外）。尽管中药方剂的化学成分复杂，但经口服后，多数成分不能被机体吸收，只有少量能够进入血液，被称为血清中的"移行成分"。移行成分中一部分为中药的固有成分，一部分为药物成分经菌群、酶等作用后的代谢产物。运用血清药物化学的方法，对血清中的成分进行分析，可从大量的方剂化学成分中快速筛选出可能在体内的直接发挥作用的化学组分，并结合血清药理学的方法，对其药效进行追踪分析，将能够快速、准确地筛选出方剂的药效物质基础。目前，血清活性组分分析已成为方剂质量控制评价指标的选择方法之一。

方剂质量控制研究是目前方剂现代研究的重要领域之一。近年来，随着新技术、新方法的出现和方剂现代研究进程的不断加快，为多学科的交叉协作、推动方剂质量控制从简单的药物成分研究向更深层次迈进，提供了新的思路和前景。

第五章 方剂的有效性研究

方剂的有效性是其首要价值体现。方剂的有效性研究应包括方剂非临床的有效性研究和方剂临床实验的有效性研究。本章主要是论述采用整体动物评价或离体实验研究方剂的非临床有效性，包括方剂药效作用及作用机制研究。方剂药效作用研究应遵循方证相应的原则，针对方剂功能主治，应用药理学实验方法、中医药动物实验方法研究方剂对机体的作用，用现代医药学理论阐明方剂的功效；作用机制研究应针对药效作用，采用现代科学技术方法如药理学、分子生物学、信息学、影像学等，从整体、组织器官、细胞、分子、基因等层次，研究药效作用过程，阐释作用原理。

方剂的药理研究是实验方剂研究的主要内容之一，对阐释复方有效性、配伍理论的科学内涵以及新药创制都有重要作用。影响方剂药理作用的因素有诸多方面，药物因素有药材、制剂、剂量和配伍等，机体因素包括生理因素、病理因素以及环境因素等，在方剂的药理中应充分考虑到这些可能的影响因素。同时，方剂组方药物药效成分是方剂发挥药效作用的物质基础，方剂的药理研究应以药效为导向结合化学成分研究，即药理研究与化学研究相结合。没有药效学指导的化学成分研究将使方剂的研究成为唯成分论的纯化学研究，失去中医特色；而缺少化学成分研究的药理研究终将是不知其因的低水平研究。只有将药理研究与化学研究相结合，才能较好地阐明方剂的药理药效。

第一节 动物模型研究

方剂是理、法、方、药中重要的环节，其临床应用是辨证论治、方证相应整体观治疗疾病的集中体现。开展方剂的实验研究，应遵循方证相应原则，选择与方剂相适应的动物模型。

一、动物模型造模方法

1. 模拟病因 模拟病因（以下简称病因）造模方法主要是指模拟中医传统病因而建立模型的方法，要求做到既符合多因素又符合自然致病原则。如复制脾虚证动物模型可采用饥饱无度法、饮食失节法、过食肥甘法、五味偏食法、耗气破气法、苦寒致虚法和伤湿法等中医传统病因，以及利舍平法、秋水仙碱法和新斯的明法等一些能引起与脾虚证临床症状和实验指标相近的西医致病因素；复制肾阳虚证动物模型可采用恐伤肾法、皮质激素法、甲减法（包括药物和手术）、羟基脲法、腺嘌呤法、去势法、环磷酰胺法等病因。

2. 模拟症状　模拟症状（以下简称症状），是指在动物身上出现的与人类疾病相近似的症状和体征。临床上病人的自觉症状主要靠问诊获得，但动物属哑科，其主观感受很难获取，因此目前对动物症状的模拟，主要是通过实验动物所反映出的外在表现来体现的。对动物症状的诊断，应参考中医界公认的统一的证候诊断标准，并结合动物的生理、病理特征，尽量客观、准确。如大鼠出现食欲不振（食量减少）、消瘦（体重下降）、大便溏泄（排便次数增多，便形溏稀，肛门污秽）、倦怠乏力（悬空拉尾抵抗力减弱）、毛发不荣、萎靡嗜睡、眯眼等症状体征，可以作为大鼠脾气虚证的主要诊断因素。

3. 客观指标　客观指标（以下简称指标），是指在中医理论指导下建立的与证相关的各项实验室检查指标。在动物实验中，能否科学、准确地用微观的、量化的客观指标来表示证候，是模型成立与否的关键之一。我们在选择指标时，应选择与中医病证相关性较高且特异性较强的客观指标。如脾虚证动物模型中，临床发现唾液淀粉酶活动测定、小肠木糖吸收试验等是比较有意义的指标；血瘀证动物模型中常观察微循环障碍、血液流变性异常、凝血功能亢进、血小板聚集、瘀血性病理形态学改变等指标。

4. 药物反证　药物反证（以下简称反证），又称以药测证，当建立稳定的动物模型后，再用该模型相对应的基本方药进行观察治疗，如果治疗能改善或消除模型的症状和某些检测指标，则佐证了此模型成立；否则，不成立。由于造模是试验性工作，对模型的可靠性把握不大，中医的症状诊断应用于动物又受到很大限制，所以治疗的反证成为衡量模型是否成功的一个必要的、普遍的标准。测证药物的选择均属自定，或单味中药或复方，可以自拟，也可取经典方。如脾虚证动物模型可用四君子汤、补中益气汤等健脾益气方药反证；肾阳虚证动物模型可用右归丸、金匮肾气丸等温补肾阳方药反证。

上述内容作为建立中医动物模型的基本要求，它们之间既相互联系又相对独立，其作用均无法互相取代，因此，在复制模型时应有机地将它们综合运用，才能使动物证的模型更理想、更可靠。

二、中医证候动物模型的研究思路与方法

自唐代陈藏器《本草拾遗》记载猫、犬脚气病动物模型以来至今，先后应用 300 多种方法创制了 60 多类中医证候动物模型，已基本建立了中医证候动物模型研究的方法体系，但广泛地应用于中医药研究始于 1995 年，李连达《中药新药研制与申报》中明确提出，中药新药药效学研究选择实验方法时，"首选符合中医理论，具有中药特点的试验方法及动物模型"，并为中药新药研究推荐了 62 种中医证候动物模型，从而促进了中医证候动物模型在中药创新药物开发、中医证候本质研究、中药复方物质基础和作用原理揭示、中医药重大疾病防治机制等中医药领域中广泛应用。

制备中医证候动物模型对中医理论研究和方剂药效作用研究具有重要意义。我们较为全面地收集整理了中医证候动物模型实验方法（彭成.中医药动物实验方法学.北京：人民卫生出版社，2008），包括中医心脏、脾脏、肝脏、肺脏、肾脏证候、六腑病证、脏腑兼证、伤寒证候、温病证候、血瘀证、血虚证候动物模型的复制方法。比如，血虚证候动物模型复制方法有失血性贫血法、综合放血法、喂饲缺铁饲料法、药物损伤法、

放射线损伤法、免疫介导法；肾阳虚证动物模型的复制方法有房事不节劳倦过度法、生理衰老法、氢化可的松肌肉注射法、腺嘌呤法、苯甲酸雌二醇法、羟基脲法、氨鲁米特法、锁阳灌胃法等。

1. 中医动物模型必须充分体现中医的基本特点　依据中医辨证论治理论、整体观念，以中医病因病机理论为准则，采用多种方法复制动物模型，用药物反证法检验"证"的模型。建立证候动物模型的思路是使用一些能引起与该证临床症状和实验指标相近的致病因素，使动物产生类似该证的症状及病理改变，复制中医证候模型必须始终以中医理论为指导，充分发挥中医特色。复制中医动物模型应以整体观念为主导，从脏腑病变着手，如脾虚证模型既有消化系统的病变如腹胀、便溏、纳呆，又有神经、内分泌系统、血液系统及物质代谢系统的症状如神疲乏力、肌肉消瘦、软弱无力、倦怠嗜卧、体温下降等。

2. 中医证候动物模型的研究技术　得到全世界公认的中医动物模型并不多见，其原因主要是中医动物模型的可重现性和指标的客观灵敏性受到了一定的制约。有鉴于此，中医证候动物模型的研究应该遵循标准操作程序（SOP）的原则。下面详细介绍中医证候动物模型的研究技术。

（1）造模方法的选择及其定量　首先，应在中医理论指导下，选择符合中医病因学的造模方法，如苦寒泻下脾虚动物模型、房劳过度肾虚模型等；其次，应使造模因素如物理、化学、生物因素科学化、定量化，应根据不同的方法、不同的动物采用相应的指标定量。

（2）动物模型的稳定及其控制　确保动物模型稳定性的方法，主要为一个选择、一个摸索、两个控制。

实验动物的选择：遵循以下几个原则：①选择与人的结构、功能代谢及疾病特点相似的实验动物；②选择解剖特点、生理特点符合实验目的要求的实验动物；③选择某些品种品系对实验出现特殊性反应的实验动物；④选择人兽共患病实验动物或人类疾病模型的动物；⑤选择遗传稳定、背景明确、标准化的实验动物；⑥注意动物的个体差异，选择性别、体重、生理状态适宜的动物。

造模时间的探索：确定造模因素并定量后，应在造模因素持续作用下，探索模型成功所需的最佳时间以及模型成功后持续多长时间会自然恢复或模型成功后反证治疗时间。如食醋脾虚模型，造模时间为10天，自然恢复时间为7～10天，反证治疗时间为5～7天。

环境条件的控制：温度一般在20～26℃，相对湿度在40%～70%，噪声小于60dB，工作照度一般在150～300lx，氨浓度控制在14ppm以下，以及气流速度、梯度压差、空气洁净度、昼夜明暗交替时间，饮水、垫料、排泄物均应符合标准。

（3）模型指标的选择及其建立　①宏观指标的选择与建立：应该参考中医药界公认的统一证候诊断标准，结合动物的生理病理特征，尽量客观、准确，建立宏观指标体系。如脾虚动物模型选择体重、摄食量、大便性状作为主要的宏观指标，使其定量化；竖毛、拱背等外观状态可作为次要宏观指标。②微观指标的选择与建立：按照中医的特点，结合临床实践，选择与该证密切相关的微观指标，发现有意义的阳性指标，应反复验证，排除其他证候的阳性反应，使其成为特异性、敏感性指标，从而建立微观指标体系。

（4）动物模型的复健及其佐证　选择造模方法、稳定动物模型、建立模型指标是中医证候动物模型研究的基本技术，复健治疗是进一步论证动物模型是否成立的技术。当建立稳定的动物模型后，用该模型对应的基础方治疗，如复健治疗方能纠正模型的病变，则佐证了模型成立；否则，不成立。如肾阳虚动物模型用金匮肾气丸复健治疗，肝郁动物模型用四逆散复健治疗等。

三、常见中医证候动物模型

截至目前，中医证候动物模型种类达到 60 多类，包括八纲辨证、脏腑辨证、气血津液辨证、六经辨证、卫气营血辨证等不同证候模型。其中，按脏腑辨证模型有肾脏证候动物模型（肾气虚、肾阴虚、肾阳虚证等）、脾脏证候动物模型（脾气虚证、脾阴虚证、脾阳虚证、脾不统血证等）、肝脏证候动物模型（肝郁证、肝阳上亢证、肝阴虚证、肝血虚证、肝火上炎证等）、心脏证候动物模型（心气虚证、心阳虚证、心血虚证等）、肺脏证候动物模型（肺气虚证、肺阴虚证、肺阳虚证、风寒犯肺证、寒饮蕴肺证、肺虚痰阻证等）、六腑病证动物模型、脏腑兼证动物模型等；按照气血津液辨证，包括有气虚证动物模型、血虚证动物模型、血瘀证、痰浊阻滞证动物模型等；按照八纲辨证，包括有寒证、热证动物模型；按照卫气营血辨证，包括温病动物模型。另外还有伤寒病动物模型、痹证动物模型、厥脱证动物模型等。各种模型中以脾虚、肾虚、血瘀、肝郁证等运用最广泛。

1. 肾虚模型　包括药物干预模型和模拟中医病因病机模型。药物干预模型主要是通过药物干预使体内激素水平升高或反馈抑制靶腺轴，常用的药物有肾上腺皮质激素、甲状腺素、性激素及中药等。如根据肾上腺皮质激素应用方法的不同，可分别制造出肾阴虚和肾阳虚模型；利用甲状腺素可提高动物的基础代谢率，引起与肾阴虚相似的表现；利用雌二醇或睾酮，模拟老年后体内性激素的改变趋势，可复制肾阳虚型性功能障碍模型；某些中药及其提取物如雷公藤能损伤生殖系统功能也可造出肾虚模型。模拟中医病因病机模型是根据中医的房劳、形劳、神劳等原理，采用雄鼠与动情期雌鼠同笼的方法，使其房劳过度，或强迫小鼠游泳至无力即将下沉时捞出，以诱导其劳倦过度等，均可产生肾阳虚表现。也有学者利用几种因素共同作用造模，如房劳加惊恐的复合伤肾法制造肾精亏虚模型，肾气虚证采用恐伤肾法、慢性悬吊应激法，肾阴虚证采用甲状腺素加利舍平法、促肾上腺皮质激素造模，肾阳虚证采用生理衰老法、氢化可的松肌肉注射法、房事不节劳倦过度法、羟基脲法、腺嘌呤法、氨基导眠能法、苯甲酸雌二醇法、锁阳灌胃法等。

2. 脾虚模型　脾虚模型从证型上分有脾气虚模型、脾阳虚模型、脾阴虚模型，其中，以脾气虚模型为主。造模的方法可分为三类：一是以中医脾虚病因为依据复制病因模型，本类模型复制是以经典中医理论为出发点，对大鼠施加外部因素进行生理干扰，如劳倦伤脾法、饥饱失常法、饮食偏嗜法等。其具体模型复制多以苦寒药大黄、番泻叶等煎剂灌胃或药化饲料喂养为手段，利用单一药物因素复制，或是利用复合因素模型复制，如耗气破气加饮食失节法、过劳加饮食失节法、苦寒泻下加劳倦法等。二是利用现代医学手段，通过西药产生的副作用复制病理模型，如秋水仙碱片大鼠模型、利舍平动物模型、免疫人体结肠组织抗原大鼠模型等。三是病证结合模型复制，如功能性消化不良脾虚证动物模型、功能性腹泻脾虚证动物模型等。

3. 血瘀证模型 血瘀证的动物模型有三类：一类是采用物理、化学、自然衰老等方法，模拟中医认识的血瘀证的致病因素，如外伤、寒凝、气滞、气虚、阴虚、阳虚、离经之血及衰老等，制成的血瘀证动物模型，此类属病因模型；二类是多采用手术方法，模拟西医学的血管病理，如血管阻塞、内皮损伤、微循环障碍和血液病理生理如血液流变学和血流动力学障碍等，制成的血瘀证动物模型，此类属病理或病理生理模型；三类是采用物理、化学、手术等方法，模拟中医血瘀证临床表现，此类属生物表征模型。血瘀证动物模型包括气滞血瘀证、寒凝血瘀证（大鼠、小鼠、家兔冷冻法）、热毒血瘀证、痰浊血瘀证、外伤血瘀证、气虚血瘀证、血虚血瘀证（股动脉放血法、放血加冷冻法）、阴虚血瘀证（肾上腺皮质激素加高盐饮食法、地塞米松法、肾上腺素加肾上腺皮质激素法）、阳虚血瘀证、肾虚血瘀证、衰老型血瘀证、血凝块腹腔埋置血瘀证、药物注射致血瘀证（兔脑粉注射法、10%高分子右旋糖酐注射法、兔脑粉加高分子葡聚糖注射法、胎儿羊水静脉注射法）动物模型等。

4. 肝郁证模型 肝郁证模型早期主要是采用药物干预如艾叶和肾上腺素等药物造模，动物大多选用大鼠，近年也采用猕猴作为模型动物。目前多采用慢性应激或慢性束缚的情志刺激造模法。慢性应激方法包括断食、断水、冰水游泳、夹尾刺激、明暗颠倒等刺激方法；束缚法是采用细条或是模具束缚四肢，限制活动。

5. 寒证热证模型 主要以药物和环境干预，通过客观指标、药物反证为依据复制动物寒热证模型。一是采用具有寒热偏性的方药制作寒证热证动物模型，如采用附子、干姜、肉桂热性中药喂养大鼠制成热证模型，采用黄连、黄芩、黄柏等寒性药物造成大鼠寒证模型。二是诱导发热性疾病，如给大鼠尾静脉注射醋酸铅、5-HT后，立即经胃内灌注脂多糖，进行肠源性内毒素肠热证造模；用免疫注射与湿热证造模的方法相结合，造成豚鼠多发性肌炎湿热证模型；采用内毒素静脉注射的方法制作温病气分热证动物模型。三是复合方法，采用气虚模型（过度疲劳＋饮食失节法）复加冻伤模型（低温乙醇和水混合浸泡法）制备大鼠气虚冻伤模型等。

第二节 方剂的药效及作用机理研究

方剂药效学是以中医药理论为指导，针对方剂的功能主治，应用现代科学技术方法研究方剂对机体的药理作用及作用机制，阐明方剂防治疾病原理，有助于阐明中医药理论、促进新药研制、指导临床合理用药。可以按照"方证、药证、有效部位与证、有效成分与证"的药物发现模式进行系统深入的方剂药效学研究。方证对应是中医辨证论治的核心内容，强调方剂与证相互作用中的对应关系，即方剂的主治病证范畴及该方组方之理法与病人所表现出来的主要病证或病机相符合。基于方证对应理论，方剂的药效学研究应强调药物与机体相互作用中各自动态变化的相互对应关系。药效学研究药物对机体的作用，药动学研究机体对药物的作用，二者在治疗疾病的过程中得到了完美的统一，方剂药效学研究应注重药效与药动学相应结合。

一、方剂药效学研究内容

药效学研究主要采用整体动物评价或结合离体实验研究，包括方剂药效作用及作用机制研究。方剂药效作用研究应遵循方证相应的原则，针对方剂功能主治，应用药理学实验方法、中医药动物实验方法研究方剂对机体的作用，用现代医药学理论阐明方剂的功效；作用机制研究应针对药效作用，采用现代科学技术方法如药理学、分子生物学、信息学、影像学等，从整体、组织器官、细胞、分子、基因等层次，研究药效作用过程，阐释作用原理。

1. 方证相应研究　方证相应指一个方剂的功效和方剂内的药味及其配伍关系与其针对的病证、病机及病理环节之间具有高度相关性和针对性。筛选和建立与临床相吻合的动物模型制备方法，在相应方剂治疗下机体所发生的物质变化视为该证候的物质基础，通过方剂对所建立的证候动物模型的治疗，观察方剂对模型的影响，检测模型宏观指标和微观指标的变化，这些变化即为模型的生物学基础，亦是方剂的作用机制，从而为方证相应理论的进一步研究提供客观依据。

2. 方剂有效部位研究　即使是单味药材，其含有的化学成分也有几十种甚至上百种，而方剂由多味药物组成，则药效化学成分更加复杂，包括有蛋白质、肽类、氨基酸、脂类、糖类、苷类、生物碱、维生素以及微量元素等多种成分。为了能定性、定量分析研究全方的药效物质基础，目前多采用有效部位即药效成分群的概念，也就是整个方剂中具有相近化学性质的一大类化合物，如挥发油类、生物碱类、黄酮类、皂苷类等，有目的地将分离所得各有效部位进行整体动物实验、组织器官、细胞和分子不同药理水平上的药效研究，从而确定出方中不同类药物如君、臣、佐、使发挥作用的物质基础及它们之间的组方配伍规律。

3. 方剂体内化学成分及药动学研究　方剂成分虽然复杂，但进入体内的化学成分是有限的，体内来自方剂的化学成分更能代表该方的整体药效，体内方剂有效成分动力学过程和药效存在更紧密的相关性。随着现代检测技术的发展，能够更加方便快捷地检测方剂通过口服后进入体内的成分。方剂体内化学成分及药动学研究也成为方剂药理研究的一个重内容。

二、方剂的药效及作用机理研究方法

1. 采用药理学研究方法　如采用实验药理学方法、实验治疗学方法、临床药理学方法等。

（1）实验药理学方法　包括整体实验和离体实验，两者相互补充，从不同角度和层次揭示方剂的药理作用。

①整体实验法。可以选择健康正常的清醒动物或健康麻醉动物进行，实验动物常用小鼠、大鼠、豚鼠、家兔、犬、猴等，也可选用鱼类或禽类等动物。整体实验结果与临床相关性密切，是方剂药效研究的重要方面。如四君子汤补气健脾功效在消化系统研究方面的结果表明，四君子汤可显著提高正常 ICR 小鼠的胃蛋白酶活性；对大黄致肠道菌群失调小鼠，能明显增加肠道双歧杆菌和乳酸杆菌的含量；四君子汤能显著增强食醋所致脾虚小鼠的胃肠蠕动功能、升高血清中 D- 木糖含量、增加胃主细胞内酶原颗粒含量、促进肠上皮细胞微绒毛的生长；四君子汤可明显抑制消化功能紊乱小鼠的体重下降、自主活动能力和小肠糖吸收能力低下、肝微粒体呼吸控制率和肝细胞能荷值降低；四君子汤具有升高主动免疫＋氨水＋饥饱失常致脾虚萎缩性胃炎大鼠血清胃泌素的作用趋势，对胃黏膜萎缩、胃组织充血水肿、胃腺体囊性扩张均有改善作用，能纠正胃肠细胞和亚细胞结构的损害；对利舍平致脾虚大鼠胃黏膜糜烂溃破有保护作用；四君子汤可显著提高利舍平所致脾虚大鼠血浆中胃动素（MOT）和胃泌素（Gas）含量；明显抑制血浆、胃液、肠液、胃窦、十二指肠、下丘脑组织中 Gas 含量降低，显著抑制血浆、肠液、空肠、下丘脑组织中 MOT 含量降低和生长抑素（SS）含量升高；显著改善胃、肠电－机械活动异常，并证实胃、肠电－机械活动异常与 SS 和胆囊收缩素（CCK）变化密切相关。

②离体实验法。采用动物组织、器官、细胞等在人工环境中进行实验。离体实验有较好的重现性，可以按照要求严格控制实验条件，符合实验动物的 3R 原则（Reduction 减少，Refinement 优化，Replacement 替代），实验结果分析较为容易，但也应考虑到样品溶液的理化性质对实验产生的干扰作用。例如，在 Langendorff 心脏灌流模型上观察四逆汤对缺血心肌功能的保护作用时，发现四逆汤可提高缺血心肌的电兴奋程度，减少心律失常的发生率，加强缺血心肌的收缩，扩张冠状动脉，增加冠状动脉血流量。参附汤给药后，离体兔心的冠脉流量即刻明显增加，心率略有减少，心肌收缩幅度增加；参附汤明显抑制大鼠心肌细胞膜 ATP 酶活性，且强度随浓度的增加而加强。具体研究方法如体外细胞培养法，可采用外周血单个核细胞、血小板、巨噬细胞，或是体细胞（如成纤维细胞、肾小球系膜细胞等）、肿瘤细胞。与含有一定浓度中药（或含药血清）的培养液培养一定时间后，检测自然杀伤（NK）细胞活性、淋巴因子激活的杀伤细胞（LAK）活性、上清液中各种细胞因子浓度以及对细胞增殖的抑制率、细胞表面标志物的表达等指标。

（2）实验治疗学方法 观察药理作用不能仅是在正常动物身上观察疗效，还应观察方剂对疾病动物模型或病证结合动物模型的影响，以阐释方剂防治疾病的作用。采用模型动物整体进行药效研究，辅以模型动物组织、器官、细胞等方法进行药效学研究。动物模型包括自发性和诱发性两大类，自发性动物模型如 SHR 大鼠、肥胖 Zucker 大鼠、2 型糖尿病小鼠、自发性子宫肌瘤 Eker 大鼠、裸鼠等；诱发性动物模型是通过物理、化学、生物等因素，单用或联合制备动物模型，如 5/6 肾切除所致大鼠肾脏纤维化模型、雌孕激素负荷大鼠子宫肌瘤模型、STZ 所致糖尿病模型、内毒素致家兔发热模型等。

如参附汤能改善阿霉素致心衰大鼠血流动力学相关指标，抑制心肌细胞自噬和凋亡，可保护缺氧复氧的心肌细胞；参附汤可通过纠正急性失血性休克模型大鼠血浆皮质酮及肝胞液、胸腺细胞糖皮质激素受体（GR）的减少而发挥其救治休克、回阳固脱的作用。

（3）临床药理学方法　临床药理实验方法以人为研究对象，阐释方剂效应动力学、代谢动力学、毒副反应及作用机制、药物相互作用规律等。通常是在系统规范的动物取得充分资料后，在正常的或患者身上进行实验，观察方剂尤其是中药新药对人体的作用效果、不良反应、药物相互作用及新药临床评价，对指导合理用药具有十分重要的意义，也是方剂药效研究的重要方法之一。例如，参附汤能够明显升高慢性充血性心力衰竭患者的主动脉血流速度峰值（PV）、主动脉血流加速度（AVR）、主动脉血流收缩期流速积分（SVTI）；保和丸通过改变胃肌电紊乱改善儿童胃动力异常；复方丹参滴丸能够明显减低冠心病患者血清中高敏性 C- 反应蛋白（Hs-CRP）、巨噬细胞集落刺激因子（M–CSF）和 IL–8 的含量，提示复方丹参滴丸具有良好的抑制冠状动脉炎症反应作用，这可能是其治疗冠心病的机理之一。

2. 创制新方的药效学研究方法　创制新方、新药研发的有效性评价主要是针对功能主治进行主要药效学研究，其评价方法与技术是非常丰富的，应该具体问题具体分析。

（1）针对功能主治的主要药效学研究　对于临床上有确切疗效的方剂在进行深入研究或二次开发时，实验设计应在中医药理论指导下，针对功能主治，首先选择相应的药效实验方法，开展与功能直接相关的主要药效学研究，其次还应开展与疗效相关的药效实验研究。如解表剂具有发汗、解肌、透疹作用，药理作用主要为发汗、解热、镇痛、抗炎、抗菌抗病毒，其他作用还有利尿、镇静、止咳祛痰平喘、抗过敏和免疫调节等，目前，进行解表剂药理作用研究主要用小鼠、大鼠、豚鼠、家兔等动物。泻下剂具有通便、泻热、逐水、攻积作用，药理作用主要为泻下、利尿，其他作用还有抗病原微生物、保肝利胆、抗炎、抗肿瘤、免疫调节、镇静、祛痰、平喘等作用，进行泻下剂药理作用研究主要用小鼠、大鼠等动物。

（2）基于拆方的整体药效筛选　拆方研究是根据中医药理论中方剂组成原则，对复方中的所有药物进行逐步筛选，精简方剂、寻找最佳药物组合，确定主要药物，有助于阐明复方的作用机制及配伍规律。药味、药量的变化对方剂的药效有影响，通过对原有方剂进行拆方及其方中不同药物配伍、不同剂量配伍前后药效的增减研究，可以客观阐释方剂构成的合理性，并获得"最优"复方。可以采用撤药研究、析因分析、正交研究、聚类分析等方法。

拆方研究有助于寻找方中发挥主要作用的药物和最佳组方。目前，主要是运用药物化学与药理学结合的方法，以药效指标为导向评价指标的拆方研究，有助于解析方剂的组方原理、实质与内涵，指导临床用药。近年来，已经完成了桂枝汤、补中益气汤、补阳还五汤、六味地黄汤及防己黄芪汤等大量经典方剂的拆方研究，在寻找复方的最佳组合、确定方中主要药物、寻找方中药物的最佳剂量配比关系、精简方剂等方面取得确实的成效。如六味地黄汤具有降低正常大鼠肌酐、尿酸、血糖的作用，其中三补（熟地黄、山茱萸、山药）能够升高"三泻"降低免疫球蛋白含量，三泻（牡丹皮、泽泻、茯苓）能够降低"三补"升高胆固醇的作用，全方整体协调作用优于拆方。

（3）基于量效－时效关系的整体药效筛选　在研究方剂的药理作用强度时，应将受试方剂设置 3 个以上剂量组，以药物效应为纵坐标、药物剂量或浓度为横坐标绘制量效曲线，来评价药效作用强度，比如小柴胡汤能抑制肥大细胞的脱颗粒作用，在光学显微镜和电镜下观察小柴胡汤各单味药的抑制脱颗粒作用，抑制作用由强到弱依次为柴胡、大枣、生姜、半夏、黄芩、人参和甘草，不同剂量（50、30、5mg/mL）的小柴胡汤冷冻干燥提取物抑制脱颗粒作用有显著的量效关系。以抗心肌脂质过氧化为指标，根据用药天数将四逆汤给药组分为 1、2、3、5、7 天 5 个用药组，四逆汤给药量为 0.1mL/（20g·d），最后一次用药后 24h 复制心肌缺血模型并测定丙二醛（MDA）含量。结果表明：用药 1 天没有显示出显著的抗 LPO 作用，从第 2 天起才显示出作用，第 5 天达到高峰，从第 2 天至第 7 天这种作用都是显著的，提示 SD 抗缺血心肌 LPO 的作用在一定剂量条件下需要有一个时间的累积，这可能是药物在体内代谢积聚、发挥效应需要一定的时间。但四逆汤抗 LPO 作用也不是用药时间越长越好，从实验结果来看，第 7 天的作用已开始减弱，与第 5 天相比已有显著差异，提示用药时间延长，药物在体内蓄积增多，可能有一些负性作用的成分开始起作用而抵消了四逆汤的正面效应。

（4）基于网络药理学的方剂药效研究　近年来，国内外在创新药物发现过程中虽然随着现代科学技术的快速发展而引入了许多新技术、新方法，但新药获批的数量反而呈现下降趋势，究其原因可能不是技术、环境、科学、投入的问题，而是我们的线性思维问题。网络药理学的药物多靶点作用及其相互作用、同病异治和异病同治的原则与方剂复合成分产生作用的内涵基本一致，方剂的药效作用是有效成分组与疾病相关多个靶点的相互作用、相互调节的结果，多种具有不同药效作用的有效成分的相互作用，形成有效成分－有效成分关联网络的有机组合，协同调节疾病相关主要靶点、次要靶点和协同靶点形成的疾病网络，使病理条件下机体的多个非平衡状态调节到新的平衡状态，最终达到防治疾病的目的。比如，采用网络药理学方法研究复方丹参片的多成分－多靶点－多疾病相关性，网络分析表明，方中丹参素、丹酚酸 B、丹参酮 II_A、隐丹参酮、原儿茶醛、人参皂苷 Rg_1、Rb_1、三七皂苷 R_1、龙脑 9 个活性成分，可调控 ACE、PPARG、ABCC8、KCNQ1 等 42 个心血管相关疾病基因表达，涉及糖尿病高胰岛素型低血糖症等 30 种疾病。

（5）基于高通量筛选的方剂药效研究　高通量药物筛选与传统的药理学实验方法筛选技术比较而言，具有反应体积小、检测快速灵敏、过程自动化、高特异性等优点，可以大规模地对方剂有效成分进行活性筛选，日筛选量可达到数千甚至数万样品，能够在分子水平和细胞水平阐明方剂的作用及其机制，是新药发现技术和方法的一大进步。比如，观察小续命汤 240 个连续组分的抗氧化、抗谷氨酸损伤、抗过氧化氢损伤活性及对神经细胞内钙离子的影响，结果表明连续组分 L1–L40 和 A100–A120 的综合作用效果较好，说明可将两部分的连续组分重新组合作为小续命汤抗脑缺血的有效组分。

（6）基于细胞膜色谱的方剂药效研究　细胞膜色谱技术是将活性组织细胞膜制备成细胞膜固定相，用液相色谱法的方法研究受试物与固定相上细胞膜及膜受体的相互作用，将 HPLC、受体药理学与细胞生物学相结合的新型色谱技术，将活性成分的筛选和分离结合在一起。比如建立了心脑血管细胞膜色谱（CMC）模型，对"四物汤"方剂进行了筛选，发现当归脂溶性部分中含有明显扩张血管作用的有效成分，并结合了GC–MS 联用法分离鉴定了当归中的有效成分，结果表明当归、川芎挥发油部位、白芍醋酸乙酯部位和熟地黄水溶性部位是作用于血管、心肌和小脑靶细胞的有效部位，藁本内酯是有效成分。

（7）基于现代新技术的方剂药效作用机制研究　新技术包括了细胞生物学技术、分子生物学技术以及三大组学技术。

①细胞培养技术。细胞培养技术是体外实验中应用最为广泛的一门技术，也是许多体外实验技术应用的前提和基础，分为原代培养和传代培养。目前，在中医药研究领域主要有心血管细胞、呼吸系统细胞、消化系统细胞、肾细胞、生殖系统细胞、骨与软骨组织细胞、免疫系统细胞、神经细胞、肿瘤细胞培养技术等细胞培养技术。广泛应用于对中药单体成分、单味药及复方作用机理的研究，其中，单体成分和单味药研究主要为体外直接加药，其目的多为进行药物的筛选，希望找到发挥药效的主要成分或者进行药物毒性研究。而方剂的研究一般都应用血清药理学、脑脊液药理学的方法。血清药理学方法，是指在动物经口投药后的一定时间采血分离血清，用此血清进行体外实验的一种实验方法，避免中药复方制剂直接体外给药的诸多干扰因素，其特点为不但能反映中药母体药物及其可能的代谢产物的药理作用，而且还能反映有可能由药物诱导机体内源性成分所产生的作用。脑脊液药理学：由于中枢神经系统血脑屏障的存在，使得神经胶质细胞和神经元的微观生存环境和屏障以外的其他体细胞对一些药物的反应有很大区别，利用体外细胞培养的方法，用含药脑脊液进行中药对中枢神经系统的药效观察。

②细胞形态结构观察技术。主要包括光学显微镜技术、扫描电镜技术、投射电镜技术、激光共聚焦扫描显微镜技术与扫描隧道电子显微镜技术。

③细胞器分离技术。在中医药领域的应用，重点集中在药物的治疗和作用机理的研究中，比如线粒体分离技术、溶酶体分离技术，如大承气汤能够稳定溶酶体膜，抑制肠源性内毒素血症发生时溶酶体酶的合成及溢出。

④细胞化学技术。包括一般细胞化学技术和免疫细胞化学技术。一般细胞化学技术是应用已知的化学反应在细胞的原位上显示细胞结构、成分和功能的方法，包括考马斯亮蓝染色法、Feulgen 染色法和 PAS 反应；免疫细胞化学技术是一种利用抗体和抗原的特异性结合而在细胞原位研究抗原的技术，主要包括免疫荧光细胞化学技术、酶免疫细胞化学技术、亲和免疫细胞化学技术和免疫金银及铁标记技术。

⑤细胞的活力与增殖检测技术。包括活细胞染色法、^{3}H–TdR 掺入的液体闪烁技术、MTT 比色法以及测定细胞周期技术等，其中测定细胞周期的技术有放射自显影技术、液闪计数法、二次标记法、流式细胞术等技术。应用这些方法，可以检测细胞的存活以及增殖的情况。

⑥离子通道检测技术。目前大多采用膜片钳技术，是一种以记录通过离子通道的离子电流来反映细胞膜上单一（或多数）的离子通道分子活动的技术，主要包括钠通道、

钾通道、L- 型钙通道、氯离子通道电流的记录法膜片钳技术。

⑦细胞信号传导检测技术。包括亲和免疫细胞化学技术、放射免疫分析技术、竞争性蛋白结合分析法、放射配基受体结合分析法、同位素酶解测定法、Fluo-3 探针技术、免疫印迹技术。

⑧细胞凋亡检测技术。该技术是根据细胞凋亡时形态特征的改变、膜结构的改变、细胞器功能改变、DNA 链的断裂与丢失等细胞凋亡的特异性改变而发展起来的多种检测技术的总称。检测细胞凋亡的方法很多，如普通光镜技术、荧光显微镜技术、电镜技术、琼脂糖凝胶电泳、流式细胞仪技术等。

⑨干细胞技术。包括造血干细胞、骨髓间充质干细胞、神经干细胞、肝干细胞、肠上皮干细胞技术。

⑩核酸杂交技术。包括原位杂交、斑点杂交、Southern 印迹杂交、northern 印迹杂交技术。

⑪聚合酶链反应技术。主要包括 RT-PCR、实时荧光定量 PCR、巢式 PCR 技术。

⑫基因组学技术。主要包括基因芯片技术、mRNA 差异显示技术、基因表达系列分析技术、抑制消减杂交技术。

⑬蛋白组学技术。主要包括蛋白芯片技术、蛋白双向凝胶电泳技术、蛋白质谱技术、蛋白基体辅助激光解吸电离飞行时间质谱技术、蛋白生物信息学技术等。

⑭代谢组学技术。它是继基因组学和蛋白质组学之后发展起来的一种系统研究方法，通过观察生物体系受环境刺激或基因修饰所产生的所有代谢产物的变化，并通过分析体液代谢物组成来确定生物体系的系统生化谱和功能调控规律。疾病是人体受外源性刺激或基因变异所致的病理变化过程，该过程使人体代谢网络产生缺陷，这种缺陷体现在小分子代谢产物集合轮廓的改变。通过方剂干预后人体内会出现原形成分、代谢产物以及与机体作用形成的新成分，三者通过多靶点、多系统协调干预人体内源性代谢物组，弥补或纠正代谢网络中缺陷，发挥治疗疾病的作用。因此，通过对生物体尿液、血液的代谢组学特征分析，经模式识别处理，可以了解代谢网络结构在方剂干预下的动态变化过程，亦即方剂在代谢调控中的多靶点多层次整合作用特点、发挥作用的"关联成分（群）"等，从而揭示方剂药效物质基础及作用机理。主要包括代谢组学硅胶层析技术、代谢组学高效液相 - 电化学技术、代谢组学质谱技术、代谢组学核磁共振技术等。

⑮肠内菌代谢技术。通过观察方剂对肠内菌代谢的影响，揭示方剂的有效成分。例如大黄及番泻叶的主要成分番泻苷静注时无作用，口服后则产生作用，其原因是番泻苷经番泻苷代谢菌水解为番泻苷元，又被肠内链球菌代谢酶 NADH- 黄素还原酶还原为有活性的大黄酸蒽酮。

第三节 方剂体内过程研究

方剂体内过程研究是药代动力学的延伸和发展，研究对象是中药复方制剂，是在中医药理论的指导下，利用药物动力学的原理与数学处理方法，定量地描述中药的有效成分、有效部位、单味中药及其复方通过各种给药途径进入机体后的吸收、分布、代谢和排泄等过程的动态变化规律，即研究给药后药物在体内的分布位置、数量、疗效与时间之间的关系，并建立解释这些数据所需的数学关系式，为药物的初步筛选、剂型设计、质量评价及给药方案的制订提供依据。

药物代谢动力学（简称药代学或药动学）研究主要是研究药物进入体内后在血、尿、粪便或其他组织、脏器当中的浓度变化，根据不同时间药物浓度所做的药时曲线计算药动学参数。药动学的研究始于20世纪初，1913年，Michaelis和Menten提出了动力学方程；1924年，widmark和tandberg提出开放式单室动力学模型；1937年，teorell提出房室药物动力学模型的假说。我国中药代谢的研究始于20世纪60年代，如1963年陈琼华教授对大黄的研究；郝梅生、李耐三1985年提出毒理效应法与药理效应法研究中药药物动力学；1991年陈可冀、黄熙提出"证治药动学"假说，随后又提出"脾主药动学"假说；1996年薛燕提出复方霰弹理论；1998年杨奎等提出"中药胃肠药动学"新概念。

中药代谢动力学研究起步较晚，其发展大致经历了3个阶段：①主要进行活性成分的体内过程研究（1949～1970年），但并未应用现代药动学理论对实验数据作动力学分析；②中药的药代学迅速发展，高灵敏的现代分析仪器和测定方法的应用，以及新的动力学模型理论普遍建立（1970—1990年）；③20世纪90年代以来，各种最先进的分析仪器如GC–MS、LC–MS、HPCE–MS等在中药复方药动学研究中的应用越来越广泛，分析仪器的飞速发展使得中药复方药动学研究广度和深度大大拓宽。

方剂药动学（方剂药物代谢动力学）是借助动力学原理，研究方剂体内吸收、分布、代谢和排泄的动态变化规律及其体内时量–时效关系，并用数学函数加以定量描述的一门边缘学科，能够阐明和完善方剂组方原理及其作用机制。药动学（PK）融合药效学（PD）方法（PK–PD结合模型）通过定时测定血液、尿液等中的药物及其代谢物或相互作用后综合效应物的浓度，拟定浓度–时间–效应数据模型，得到PK–PD参数，可以了解方剂中各主要活性成分在体内的动态变化及药效消长，对活性药物体内过程进行评价。获取方剂药动学参数，为提高中医复方制剂质量和优化给药方案提供科学依据，同时也为在研究中发现新活性代谢产物而创新中药新药奠定科学基础。

方剂药动学的研究对象包括：粗提物，根据药物性质与功能主治提取的物质；组分（混合提取的部位；单一部位的混合物）；成分复方提取物，一部分由复方组成的中成药和中西药复方制剂及中西药联合应用等。研究对象不同，就决定研究思路和研究方法不同。总体来看，中医复方药动学的研究方法与中药药动学的研究方法相似，主要有体液浓度法和生物效应法。

对于主要有效成分明确的方剂，可选一个最具代表性的指标成分采用体液浓度法利用经典的药动学研究方法来进行研究。对于有效成分清楚但无法判定最具代表性成分的方剂，如果有效成分数量较少，可对各有效成分分别采用血药浓度法研究，然后综合评价；有效成分数量较多，可对其中的几个主要成分采用体液浓度法，并同时用生物效应法对药理作用及毒理效应法进行研究，然后综合评价。对于有效成分不清楚的方剂，则采用生物效应法对药理效应及毒理效应分别进行研究。中医复方与其他药物联合使用时，可测定非中医复方成分，来研究中医复方对联合用药的药动学影响。

一、体内过程研究方法

1. 吸收（Absorption）研究方法 主要包括在体肠灌流法、在体肠回流法、肠襻法、外翻肠囊法、分离肠黏膜法、Caco-2 细胞模型法等。

2. 分布（Distribution）研究方法 阐明方剂的分布规律，了解方剂在体内的主要分布组织、浓集组织、蓄积时间长的组织器官及在药效或毒性靶器官的分布情况。

3. 代谢（Metabolism）研究方法 包括体内代谢法和体外代谢法，前者是对整体动物的血、尿、粪或胆汁等先用 HPLC 分析，再用紫外、红外、质谱、核磁共振等方法进行代谢物分析，阐明代谢物结构、推断可能的代谢途径；后者主要包括肝微粒体体外温孵法、肝细胞体外温孵法、离体肝灌流法、肝切片法、重组 P450 酶体外温孵法。

4. 排泄（Elimination）研究方法 主要包括尿和粪的排泄、胆汁排泄等。

二、血药浓度研究方法

主要包括直接血药浓度法、效应成分血药浓度法、群体血药浓度法、毒代动力学血药浓度法。1985 年以后，日本学者用现代分析手段建立了动物经口给药后一定时间采血，分离血清，用含药物的血清测定方剂给药后体内有效成分浓度的方法，该法选定复方中所含一种或数种已知化学成分，采集动物服药后的血样进行预处理后，采用高效液相色谱法、气相色谱法、液质联用法、气质联用法、毛细管电色谱法、薄层扫描法、分光光度法、原子吸收光谱法等方法，测定血清中有效成分的浓度，使用药物动力学模型进行数据处理，确定药物动力学模型、计算其参数拟合药时曲线。

血浆药物浓度法通过研究中药复方中已知有效成分的药物动力学，以其为代表研究中药复方的药物动力学规律，该方法简便、快速、灵敏度高、专属性强、重现性好、回收率高。大量实验表明含药血清可以较好地反映中药复方的疗效，因为该血清所含的药物成分通常是经过体内吸收、生物转化后发挥药效的有效成分，而且血清的理化性质与细胞所处的内环境相同，更具备科学的理论依据。以血清中有效成分为指标进行中药药代动力学研究，能更直接、更客观地反映中药药代动力学的特点。血清药理学能较客观、真实地阐述中药复方的药效及作用机制，通过有效成分与药效的相互关系，更好地反映中药复方的配伍原则和药物的量效关系，并能在一定程度上揭示中药复方在胃肠内处置过程中活性成分的转化和改变。该学说为中药复方药动学研究开辟了一条新思路，它的提出与应用为中药复方药动学 – 药效学（PK–PD）研究提供了可靠的基础。但是，中药复方是作为一个整体发挥作用的，其效应具有多重性，中药方剂内含的不同成分通常具有不同的药理活性，其中的某一成分是不可能完全反映复方整体的药物动力学特征，并且血清应当来源于正常动物还是疾病动物、如何解决含药血清"等浓度"、含药血清采集时间以及含药血清是否灭活和预处理等问题难以把握。

具体的测定技术主要有：光谱分析法（比色法、紫外分光光度法、荧光分光光度法和原子吸收分光光度法等）、色谱法（纸色谱法、薄层色谱法、柱色谱法）、毛细管电泳法、免疫分析法（放射免疫法、酶联免疫法）和微生物法等。1997 年任平等研究四君子汤对脾虚大鼠川芎嗪的药物动力学特征的影响时发现川芎嗪在脾虚证、正常和四君子汤治疗大鼠的房室模型均为开放性二室模型，大鼠的脾虚状态明显影响磷酸川芎嗪在体内的吸收、分布、代谢和排泄。

三、生物效应研究方法

主要包括药理效应（效量半衰期法、效应作用期法等）、毒理效应（急性累计死亡率法、LD_{50} 补量法）和微生物指标法及其他生物测定法。如卢贺起等以药效法来测定四物汤药动学参数。

1. 药理效应法 以中药的药理效应为指标，先分别求出该中药的量 – 效（D-E）关系和时 – 效（T-E）关系，再根据 D-E 关系将 T-E 中的 E 转化成与效应相关的量，从而求出时 – 量（T-D）关系，即可按一般的药动学方法绘制 T-D 曲线，进行模型分析和计算药动学参数或根据公式直接计算参数。

2. 毒理效应法（急性累计死亡率法） 本法采用动物累计死亡率测定药物蓄积性的方法与药动学中多点动态检测的原则相结合以估测药动学参数，实际也是将体存量、时间和毒效进行三维转换而求测 T-D 关系，以急性累计死亡率为指标，适用于各种能使小鼠致死的中药及方剂。

3. 微生物法和其他生物检定法 在中药体内过程研究中此类方法仍有广泛应用，一般步骤是：①机体给予中药制剂后，按药动学要求不同时间多点采血，适当处理后备用；②选择对中药药效易起反应的受试对象或生物标本，如微生物、原虫、离体组织、培养细胞以及正常或病理整体动物；③将处理过的血样施加于受试对象或生物标本上，观察效应；④与"标准品"对照，换算出各血样中中药的有效浓度，取得 T-C 关系；⑤分析模型求测药动学参数。

四、PK-PD 结合研究方法

药效动力学（pharmaco dynamics，PD）和药代动力学（pharmaco kinetics，PK）是按时间同步进行的两个密切相关的动力学过程，前者描述方剂对机体的作用（效应随时间和浓度而变化的动力学过程），后者描述机体对方剂的影响（体内的 ADME 及其经时过程）。由于方剂多成分、多靶点、多途径、多效应的作用特点，使得其物质基础、体内过程、生物效应及相互关系相当复杂。在中医药理论指导下，开展中药多组分 PK-PD 结合模型应用研究，对阐明方剂本质及其规律具有重要意义。建立中药多成分网络靶点 PK-PD 结合模型，首先应该选择合适的药效物质基础，建立合理的网络靶点效应指标体系，综合运用智能计算方法、代谢组学、系统生物学等现代生物技术和方法，揭示方剂的作用机制和科学内涵，设计及优选给药方案，促进新药开发和药物再评价。如有研究选取黄芩苷、小檗碱和蛇床子素作为复方中黄芩、黄连、独活的代表性成分，利用 PK-PD 结合模型分析三者代谢过程与发热大鼠体温变化的关系，结果表明，体温下降与黄芩苷的血药浓度变化呈正相关，故认为黄芩苷可作为该复方解热作用的指标性成分，将其药代动力学过程与降体温效应的动力学过程联合分析可以反映复方的PK–PD 特征。因此，建立与中药多组分特点相适应的活性成分群与网络靶点药效学之间的 ΣPK–ΣPD 结合模型，即"系统 – 系统"的研究方法才能较好地把握中药多组分作用的整体特征。

五、药物浓度法 – 生物效应法联合研究方法

吸收进入血液的药物，分布到达作用部位后产生效应，效应的强弱与作用部位的浓度有关，而作用部位的浓度与血液中浓度存在一定的关系，因此，药物效应的经时变化与血药浓度的经时变化相关。即使中药复方的成分非常复杂，中药复方的药效也必然与血液中有效成分的变化相关，因此可以通过体内有效成分浓度的分析和效应的同步研究，分析中药复方有效成分浓度与效应两者间的关系，探明中药复方作用的物质基础，阐明作用原理和复方药动学规律。

由于中药及其复方组成的复杂性，目前中药药代动力学特别是多成分的药代动力学研究仍处于探索阶段，停留在对中药方剂单个有效成分指标的研究，即通过阐明单体成分在体内的量变规律来反映多成分体系的动态关系。其原因主要是中药所含成分的复杂性及有效成分的不确定性影响了药代动力学研究中目标物的选择；因其所含成分的微量性，使得分离测定的难度增加；因其配伍后成分的改变、体内代谢过程的改变以及之间的复杂相互作用等，使其研究方法的难度增加。

第六章　方剂的安全性评价研究

　　药品的安全性、有效性和质量可控性是药品属性的三个最基本要素。在以往较长的一段时期内，人们更在意药物尤其是中药及中药方剂的有效性，而对其安全性缺乏足够的认识。

　　中药及其方剂与化学药相比通常被认为具有使用安全、不引起中毒反应的优点，并且近年来由于中药及其方剂的资源优势、疗效优势和预防保健优势越来越被国内外所认可。但是与此同时，随着中药及其方剂的广泛应用，所引起的不良反应事件也在不断增多，如日本的小柴胡汤事件、欧洲的马兜铃酸事件，国内发生的鱼腥草事件、刺五加事件、双黄连事件等，因此中药及中药方剂的不良反应和有毒中药引起国内外越来越广泛的关注。目前，世人并不怀疑中药方剂的药效，但怀疑中药方剂安全性的观点已渐成共识，其原因是由于基础研究的薄弱而造成中药方剂及其制剂的安全性受到质疑，因此开展有关中药安全性评价研究和建立系统的中药不良反应监测的工作尤为重要。

　　方药安全性评价属于中药毒理学范畴，其研究内容包括描述毒理学、机制毒理学、管理毒理学。毒性分为大毒（川乌、草乌、马钱子、巴豆、天仙子、斑蝥、闹羊花等）、有毒（如附子、白附子、天南星、半夏、甘遂、芫花、京大戟、干漆、蜈蚣、全蝎、蟾蜍、朱砂、雄黄等）、小毒（丁公藤、川楝子、土鳖子、苦杏仁、重楼、蛇床子、艾叶、吴茱萸、草乌叶等）三级，毒性类型包括毒性反应（急性毒性、慢性毒性、特殊毒性）、副作用、过敏反应、后遗效应、特异质反应、依赖性。

　　进行方剂安全性评价的研究目的在于：①量化临床安全用药的剂量和时程，其中包括中毒剂量与其有效剂量的比值、安全剂量范围、服药周期等；②阐明毒性反应的表现和特点（急性毒性反应、长期毒性反应可逆与否等、毒性靶器官及作用机制，中医方药毒理学具有毒性成分复杂、毒性表现多样、毒性可以控制三个特点）；③明确毒性成分的体内过程或进行毒代动力学研究；④开展毒理方法学研究，包括建立早期的、灵敏的检测药物毒性反应的方法等，为毒性反应的预防和治疗提供信息。

　　方剂安全性的研究应在中医药理论指导下，坚持突出中医药特色，选用健康动物、证候动物模型或病证结合动物模型，应用经典、科学、规范、先进的毒理实验方法阐释方剂的毒性作用及毒性作用机制，客观、准确、综合评价方剂的安全性，为临床安全应用提供依据。当然，我们可以根据中医方药特点，制定出适合方药特点的 GLP 标准，充分结合现代药物安全性评价方法与规范，进行现代安全性评价。具体的安全性评价实验包括基础毒性、特殊毒性及毒作用机制的研究，前二者的实验方法包括急性毒性、长期毒性、一般药理学、三致、局部毒性、免疫毒性、依赖性等实验；毒作用机制可以从以下几个方面进行：靶器官毒性机制（心脏毒性、神经系统毒性、消化系统毒性等）、细胞毒性机制（心肌细胞毒性、神经细胞毒性、结肠间质细胞毒性机制、生殖细胞毒性机制、肺成纤维细胞毒性机制）、基因组学毒性机制、毒代动力学研究等。

第一节 基础毒性试验研究

基础毒性试验除急性毒性、长期毒性试验外，还包括依赖性试验、过敏性试验、局部刺激性试验、免疫毒性试验、光敏试验、眼毒试验、耳毒试验等。内容和要求应该参照国家食品药品监督管理局颁布的《中药、天然药物急性毒性研究技术指导原则》《中药、天然药物长期毒性研究技术指导原则》《中药、天然药物一般药理学研究技术指导原则》《中药、天然药物局部刺激性和溶血性研究技术指导原则》《中药、天然药物免疫毒性（过敏性、光变态反应）研究技术指导原则》等。

一、急性毒性试验研究

急性毒性是指动物一次或 24 小时内多次接受一定剂量的受试物，在短期内出现的毒性反应。试验方法主要包括 LD_{50} 测定法、最大耐受量测定法、最大可给药量测定法。

多数中药、方剂作用温和，中药复方制剂通过合理的配伍，也可能使毒性减轻，并有一定的临床应用基础。但由于现代中药、方剂及药物制剂运用了大量的新技术甚至新的理论，与传统中药相比，物质基础和给药方式可能有明显改变，而有些改变带来的结果又是未知的，特别是当某些成分的含量明显提高后，其药理作用可能会明显增强，毒性反应也可能明显增大。

急性毒性试验的基本内容如下：

1. 受试物 应首先对急性毒性研究的受试物进行制备工艺研究并建立质量标准，采用制备工艺稳定、符合质量标准规定的样品，符合同一来源、批号、含量（或规格）、保存条件及配制方法等要求。如果由于给药容量或给药方法限制，可采用提取物（如浸膏、有效部位等）进行试验。试验中所用溶媒和（或）辅料等，也应符合同批号、规格、生产厂家等要求。

2. 实验动物 一般应采用哺乳动物，雌雄各半。如临床为单性别用药，则可采用相对应的单一性别的动物。大、小鼠为常用的实验动物，其他动物也可使用。当采用非啮齿类动物更适合进行研究时，尽可能采用非啮齿类动物。啮齿类动物应符合国家实验动物标准Ⅱ级及其以上等级要求，非啮齿类动物应符合国家实验动物标准Ⅰ级及其以上等级要求。

通常采用健康成年动物进行试验。如果受试物拟用于儿童，建议考虑采用幼年动物。动物初始剂量不应超过或低于平均体重的 20%。

3. 急毒试验的一般研究方法 主要包括致死量法、最大耐受量、最大给药量等实验方法。

（1）致死量法 药物毒性的大小可用动物的致死量（lethal dose）来表示，因为动物生与死的生理指标较其他指标明显、客观、容易掌握。在测定致死量的同时，还应仔细观察动物死亡前的中毒反应情况。致死量的测定主要包括最小致死量（LD_5）、半数致死量（LD_{50}）和最大致死量（LD_{95}）。由于 LD_{50} 的测定较简便，故致死量的测定一般采用 LD_{50}。

（2）最大耐受量试验　最大耐受量（Maximal Tolerance Dose，MTD）是指动物能够耐受的而不引起动物死亡的最高剂量。从获取安全性信息的角度考虑，有时对实验动物的异常反应和病理过程的观察、分析，比"死亡"观察指标更有毒理学意义。

（3）最大给药量试验　最大给药量指单次或 24 小时内多次（2~3 次）给药所采用的最大给药剂量。最大给药量试验是在合理的给药浓度及合理的给药容量的条件下，以允许的最大剂量给予实验动物，观察动物出现的反应。有许多中药、天然药物毒性较低，如单次给药量远远 > 药效学试验等效剂量时，可不必进行更大剂量的观察。

4. 试验分组　除设受试物合适的剂量组外，还应设空白（和 / 或阴性）对照组。

5. 给药途径　给药途径不同，受试物的吸收率、吸收速度和暴露量会有所不同，为了尽可能观察到动物的急性毒性反应，可采用多种给药途径进行急性毒性试验研究。给药途径一般采用两种给药途径，其中一种应与拟临床给药途径一致，灌胃给药时应空腹。

6. 给药容量　灌胃给药，大鼠给药容积每次一般不超 20mL/kg，小鼠每次一般不超过 40mL/kg；其他动物及给药途径的给药容量可参考相关文献及根据实际情况决定。

7. 观察期限　一般为 14 天，如果毒性反应出现较慢应适当延长观察时间。一般应详细观察给药后 4 小时内动物的反应情况，然后每天上、下午各观察一次。

8. 观察指标　包括动物体重变化、饮食、外观、行为、分泌物、排泄物等。记录所有动物的死亡情况、中毒症状及中毒反应的起始时间、严重程度、持续时间、是否可逆等。对濒死及死亡动物应及时进行大体解剖，其他动物在观察期结束后进行大体解剖，当发现器官出现体积、颜色、质地等改变时，则对改变的器官进行组织病理学检查。

9. 结果及分析　根据所观察到的各种反应出现的时间、严重程度、持续时间等，分析各种反应在不同剂量时的发生率、严重程度。根据观察结果归纳分析，判断每种反应的量效关系及随时间的变化，判断出现的各种反应可能涉及的器官、组织或系统等。根据大体解剖中肉眼可见的病变和组织病理学检查的结果，初步判断可能的毒性靶器官。

根据不同剂量组各种反应的发生率、动物死亡情况等，判断动物对受试物的耐受性、最大无反应剂量、最小毒性反应剂量、最大耐受剂量、最小致死剂量等，初步判断药物的安全范围。

二、长期毒性试验研究

长期毒性试验（chronic toxicity testing）是反复多次给药的毒性试验的总称，它描述动物重复给予受试物后的毒性特征。常用动物是大鼠、犬、家兔、豚鼠，特殊时也可用猴，长期毒性试验一般采用两种动物进行（啮齿类、非啮齿类），但皮肤外用方剂的长期毒性试验常用家兔和豚鼠。

　　长期毒性试验的主要目的应包括以下几个方面：①发现受试物可能引起的临床不良反应，包括不良反应的性质、程度、剂量－毒性和时间－毒性关系、可逆性等；②推测受试物重复给药的临床毒性靶器官或靶组织；③在新药研究中预测临床试验的起始剂量和重复用药的安全范围，尽量找出未出现毒性反应的最大耐受量和出现毒性反应的最小剂量；④提示临床试验中需重点监测的安全性指标；⑤对毒性作用强、毒性症状发生迅速、安全范围小的受试物，长期毒性研究还可以为临床试验中的解毒或解救措施提供参考信息。

　　长期毒性试验的基本内容如下：

　　1. 试验设计　方剂长期毒性试验应该与药效学、药代动力学和其他毒理学研究相结合，试验设计应充分考虑其他药理毒理研究的试验设计和研究结果。试验设计应符合随机、对照、重复的原则。

　　2. 受试物　同急性毒性试验。

　　3. 试验动物　目前通常采用两种动物来完成一个受试物的长期毒性试验，获得尽可能多的毒性反应信息。长期毒性试验常用的两种动物，一种为啮齿类，常用大鼠；另一种为非啮齿类，常用 Beagle 犬或猴。长期毒性试验一般选择健康、体重均一的动物，雌性应未孕，必要时也可选用疾病模型动物进行长期毒性试验。原则上动物应雌雄各半，当临床拟用于单性别时，可采用相应性别的动物。应根据研究期限的长短和受试物的使用人群范围确定动物的年龄，一般情况下，大鼠为 6～9 周龄，Beagle 犬为 6～12 月龄。体重差异不超过平均体重的 20%。

　　大鼠每笼不宜超过 5 只，雌雄分开饲养；犬宜单独饲养。试验动物应在特定的饲养环境下至少适应性观察 1 周后再开始试验，每周定时称量体重及进食量。

　　4. 试验方法　主要包括给药剂量与分组、给药方法等。

　　（1）给药剂量与分组　一般情况下至少应设 3 个剂量组和溶媒或赋形剂对照组，必要时还需设立空白对照组和（或）阳性对照组，低剂量组原则上高于动物药效学实验的等效剂量或临床治疗剂量的等效剂量，高剂量组原则上应使动物产生明显的毒性反应，甚至可引起少量动物死亡（对于毒性较小的中药，可尽量采用最大给药量），在高、低剂量之间至少应再设 1 个中剂量组。

　　每组动物的数量应能够满足试验结果的分析和评价的需要。一般大鼠可为雌、雄各 10～30 只，犬或者猴可为雌、雄各 3～6 只。为保证实验结果统计学的有效性，推荐给药 3 个月以内的试验，大鼠每组不少于 20 只（雌、雄各 10 只），犬或者猴每组不少于 6 只（雌、雄各 3 只）；给药 3 个月及以上的试验，大鼠每组不少于 40 只（雌、雄各 20 只），犬或者猴每组不少于 8 只（雌、雄各 4 只）；犬给药周期在 9 个月时，应保证每组的动物数不少于 12 只（雌、雄各 6 只）。

　　（2）给药方法　①给药途径：原则上应与临床用药途径相同。②给药容量：一般以不等浓度等容积给药。经口给药，大鼠给药容量一般每次不超过 20mL/kg；iv、ip、sc 小鼠为 0.1～0.2mL/10g；iv、ip、sc 大鼠为 0.5～1mL/100g，其他动物及给药途径的给药容量可参考相关文献及根据实际情况确定。③给药频率：原则上应每天给药，且每天给药时间相同。试验周期长（3 个月或以上）者，也可采取每周给药 6 天。特殊类型的受试物由于其毒性特点和临床给药方案等原因，应根据具体药物的特点设计给药频率。

5. 给药期限 长期毒性试验给药期限的长短，通常与拟定的临床疗程长短、临床适应证、用药人群相关，应充分考虑预期临床的实际疗程。临床单次用药的药物，一般给药期限为 2 周；临床疗程不超过 2 周的药物，一般给药期限为 1 个月；当受试物预期会长期使用，或用于反复发作性疾病等而需经常反复给药时，应进行最长试验期限的长期毒性试验，即观察大鼠给药 6 个月、犬给药 9 个月的长期毒性试验。

6. 观察指标 主要包括一般状况观察、血液学、血液生化学、系统尸解和脏器系数、组织病理学检查等。

（1）一般状况观察 在试验期间，应观察动物外观体征、行为活动、腺体分泌、呼吸、粪便、摄食量、体重、给药局部反应。

（2）血液学指标 一般血液学检测指标至少应观察红细胞计数、血红蛋白、白细胞计数及其分类、血小板、网织红细胞计数、凝血酶原时间等。当受试物可能对造血系统有影响时，应进一步进行骨髓的检查。

（3）血液生化学指标 一般血液生化学检测指标。

（4）其他检查 非啮齿类动物还应进行体温、眼科检查、尿液检查、心电图检查等。

（5）系统尸解和脏器系数 ①系统尸解：应对所有动物进行尸解，尸解应全面细致，为组织病理学检查提供参考；②脏器系数：应对脏器进行称重，并计算脏器系数。

（6）组织病理学检查 当所用动物为非啮齿类动物时，因动物数较少，应对所有剂量组、所有动物的器官和组织进行组织病理学检查。当所用动物为啮齿类动物时，应对高剂量组和对照组的器官和组织进行组织病理学检查，如果高剂量组出现组织病理学变化时，更低剂量组也应进行组织病理学检查以确定剂量 – 反应关系。若在尸检时发现器官和组织有肉眼可见的病理变化时，应对此脏器或组织进行详细的组织病理学检查。

7. 观察指标的时间和次数 应根据试验期限的长短和受试物的特点而确定试验期间观察指标的时间和次数，原则上应尽早、及时发现出现的毒性反应。

试验期间一般状况和症状的观察，应每天观察 1 次，饲料消耗和体重应每周记录 1 次。大鼠体重应雌雄分开进行计算。试验结束时应进行 1 次全面的检测。当给药期限较长时，应根据受试物的特点选择合适的时间进行中期阶段性的检测。

长期毒性试验应在给药结束时留存部分动物进行恢复期观察，以了解毒性反应的可逆程度和可能出现的延迟性毒性反应。应根据受试物的代谢动力学特点、靶器官或靶组织的毒性反应和恢复情况确定恢复期的长短。恢复期观察期间除不给受试物外，其他观察内容与给药期间相同。

在试验期间，对濒死或死亡动物应及时检查并分析原因。

8. 结果及分析 方剂长期毒性试验的最终目的在于预测人体可能出现的毒性反应。只有通过对研究结果的科学分析和评价才能够清楚描述动物的毒性反应，并推测其与人体的相关性，分析长期毒性试验结果的目的是判断动物是否发生毒性反应，描述毒性反应的性质、程度（包括毒性起始时间、程度、持续时间以及可逆性等）和靶器官，确定安全范围，并探讨可能的毒性作用机制。

重视对动物中毒或死亡原因的分析，注意观察毒性反应出现的时间和恢复的时间及动物的死亡时间。根据长期毒性试验结果，分析讨论需在临床、质量可控性研究中注意的问题。长期毒性试验结果还应结合其他相关安全性试验及药／毒代动力学的结果进行分析。

9. 综合评价

（1）结合其他安全性试验的毒性反应情况，判断毒性反应是否存在种属差异，是否需进行进一步的研究。

（2）结合非临床药效学试验结果和拟临床适应证，判断有效性与毒性反应的关系，判断药物对正常动物和模型动物的生理生化指标的改变是否相同或相似，并注意提示临床研究应注意的问题。

对受试物引起的严重毒性反应，应尽可能查找产生毒性的原因，根据相关文献资料或试验资料，推测可能的毒性成分，提出是否需对处方工艺及处方中的某些药材或某些成分进行特别控制等。

结合某些其他安全性试验项目，如方剂一般药理学研究中的心血管系统等指标的观察、免疫毒理研究、有依赖倾向受试物的依赖性观察、毒代动力学研究等均可结合长期毒性试验同时进行。在所进行的试验中，尽量获取更多的和所需要的信息。因有些中药方剂已有一定的临床应用经验，对受试物的长期毒性试验可结合以往的临床应用、文献情况及其他试验结果进行综合评价。

三、一般药理学研究

广义的一般药理学研究是指主要药效学作用以外广泛的药理学研究。通过一般药理学研究，可为方剂临床应用、临床研究和安全用药提供信息，也可为长期毒性试验设计和开发方剂新的适应证提供参考。

1. 研究目的　方剂一般药理学研究目的包括：确定受试物可能关系到人的安全性的非期望出现的药物效应；评价受试物在毒理学和（或）临床应用中观察到的药物不良反应和（或）病理生理作用；研究所观察到的和（或）推测的药物不良反应机制。

2. 试验设计　方剂一般药理学研究主要完成对循环系统、呼吸系统和中枢神经系统的一般观察。当该方剂其他非临床试验及临床应用中观察或推测到对实验动物或人可能产生某些不良反应时，应进一步对前述重要系统进行深入研究或追加对其他器官系统的研究。方剂一般药理学试验设计应符合随机、对照、重复的基本原则。

3. 基本内容

（1）受试物　应首先对受试物进行制备工艺研究及建立质量标准，采用制备工艺稳定、符合质量标准规定的样品，受试物符合同一来源、批号、含量（或规格）、保存条件及配制方法等要求。如果由于给药容量或给药方法限制，可采用提取物（如浸膏、有效部位等）进行试验。试验中所用溶媒和（或）辅料等，也应符合同批号、规格、生产厂家等要求。

（2）生物材料　为了获得科学有效的方剂一般药理学信息，应选择最适合的动物或其他生物材料。选择生物材料需考虑的因素包括生物材料的敏感性、可重复性、实验动物的种属、品系、性别、年龄、受试物的背景资料等。①常用的实验动物：实验动物常用小鼠、大鼠、犬等。一般用清醒动物进行试验，如果使用麻醉动物，应注意麻醉药物的选择和麻醉深度的控制。所用动物应符合国家有关药物非临床安全性研究的要求。②常用的体外生物材料：体外生物材料可用于支持性研究（如研究受试物的活性特点、研究体内试验观察到的药理作用的发生机制等）。常用体外生物材料主要包括离体器官和组织、细胞、亚细胞器、受体、离子通道和酶等。

（3）样本数和对照　为了对试验数据进行科学和有意义的解释，一般药理学研究动物数和体外试验样本数应十分充分。每组小鼠和大鼠数一般不少于 10 只，犬一般不少于 6 只。原则上动物应雌雄各半，当方剂临床应用于单性别时，可采用相应性别的动物。试验设计应采用合理的空白、阴性对照，必要时还应设阳性对照。

（4）给药途径　原则上应与临床用药途径一致。

（5）剂量或浓度　①体内研究：应尽量确定不良反应的量效关系和时效关系（如不良反应的发生和持续时间），至少应设 3 个剂量组。低剂量应相当于主要药效学的有效剂量，高剂量以不产生严重毒性反应为限。②体外研究：应尽量确定受试物的剂量–反应关系。受试物的上限浓度应尽可能不影响生物材料的理化性质和其他影响评价的特殊因素。

（6）给药次数和检测时间　一般应采用单次给药。如果受试物的药效作用在给药一段时间后才出现，或者重复给药的非临床研究结果或临床人用结果出现安全性问题时，应根据这些作用或问题合理设计给药次数。应根据受试物的药效学和药代动力学特性，选择检测一般药理学参数的时间点。

（7）观察指标　根据器官系统与生命功能的重要性，可选用相关器官系统进行一般药理学研究。心血管系统、呼吸系统和中枢神经系统是维持生命的重要系统，一般药理学试验必须完成对这些系统的一般观察。当其他非临床试验及临床应用中观察到或推测对人和动物可能产生某些不良反应时，应进一步追加对前面重要系统的深入研究或补充对其他器官系统的研究。

（8）对重要生命功能系统的安全药理学研究　根据对生命功能的重要性，观察受试物对中枢神经系统、心血管系统和呼吸系统的影响。①中枢神经系统：直接观察给药后动物的一般行为表现、姿势、步态，有无流涎、肌颤及瞳孔变化等；定性和定量评价给药后动物的自发活动、机体协调能力及与镇静药物的协同/拮抗作用。如出现明显的中枢兴奋、抑制或其他中枢系统反应时，应进行相应的体内或体外试验的进一步研究。②心血管系统：测定并记录给药前后血压（包括收缩压、舒张压和平均动脉压）、心电图（包括 QT 间期、PR 间期、ST 段和 QRS 波等）和心率等的变化。治疗剂量出现明显血压或心电图改变时，应进行相应的体内或体外试验的进一步研究。③呼吸系统：测定并记录给药前后的呼吸频率、节律和呼吸深度等。治疗剂量出现明显的呼吸兴奋或抑制时，应进行相应的体内或体外试验的进一步研究。

（9）追加或补充的安全药理学研究　根据对中枢神经系统、心血管系统和呼吸系统的一般观察及临床研究、体内和体外试验或文献等，预测受试物可能产生某些不良反应时，应适当选择追加和（或）补充安全药理学研究内容，以进一步阐明产生这些不良反应的可能原因。

4. 结果及分析　应根据详细的试验记录，选用合适的统计方法，对结果进行定性和定量的统计分析，同时应注意对个体试验结果的评价。根据统计结果，分析受试物的一般药理作用，结合其他安全性试验、有效性试验及质量可控性试验结果，进行综合评价。

四、依赖性研究

药物依赖性是指药物与机体相互作用引起的身体和心理改变，为追求用药引起的欣快感以及避免停药导致的戒断症状，从而长期、反复、持续地自我给药的特性。依赖性分为躯体依赖性（physical dependence）和精神依赖性（psychic dependence）。躯体依赖性主要是机体对长期使用依赖性药物所产生的一种适应状态，包括耐受性和停药后的戒断症状。精神依赖性是药物对中枢神经系统作用所产生的一种特殊的精神效应，表现为对药物的强烈渴求和强迫性觅药行为。依赖性的评价包括躯体依赖性和精神依赖性评价两部分，技术要求参照《药物依赖性研究技术指导原则》。

如有以下情况则要进行依赖性研究：所含中药成分与已知具有潜在依赖性化合物结构相似；含有作用于中枢神经系统，产生明显的镇痛、镇静、催眠及兴奋作用的中药；直接或间接作用于中枢阿片受体、大麻受体、多巴胺受体、去甲肾上腺素受体、5-HT受体、N-胆碱受体、γ-氨基丁酸受体、苯二氮䓬受体等受体的中药；已知代谢物中有依赖性成分的中药；拟用于戒毒的中药；原认为不具依赖性，而在临床研究或临床应用中发现有依赖或依赖性倾向的中药。

1. 试验目的　依赖性研究是药物非临床安全性研究的一部分，目的是通过依赖性动物试验，为临床提供药物依赖性倾向的信息，指导临床研究和合理用药。依赖性研究应结合该受试物的药学、药动学、药效学、一般药理学及毒理学试验结果综合分析与评价。

2. 试验方法　主要包括躯体依赖性试验、精神依赖试验方法。

（1）躯体依赖性试验　常用试验方法：自然戒断试验，催促戒断试验，替代试验。

（2）精神依赖试验　常用试验方法：自身给药试验，药物辨别试验，条件性位置偏爱试验和行为敏化试验。

五、免疫毒性（过敏性、光敏性）试验研究

免疫毒理学的目的是探讨外源性化合物对机体（人和实验动物）免疫系统产生的不良影响及机理。过敏反应又称变态反应，是指机体受同一抗原再次刺激后产生的一种异常或病理性免疫反应。按抗原与抗体或细胞反应的方式和补体是否参加等，将变态反应

分为Ⅰ、Ⅱ、Ⅲ、Ⅳ四型。其中Ⅰ型变态反应是了解得最多的一种变态反应，目前采用的过敏试验方法多数是根据Ⅰ型变态反应发病机制的不同环节而设计建立的。光敏反应包括光毒反应和光过敏反应（光变态反应）两类，光过敏反应为Ⅳ型变态反应的特殊类型，是局部给药和全身给药后，分布在皮肤中的药物中所含的感光物质与光线产生复合作用使得用药后皮肤对光线产生的不良反应。方剂包含多种不同药物，混在一起制成煎剂、注射剂、丸剂及外用制剂等。各种药物成分在体外就有可能发生相互作用，进入体内后在消化、吸收及体内转化过程中，也会有互相作用发生，这无疑也会成为发生不良反应的原因。鉴于此，中药免疫毒性特别是变态反应的研究是不可忽视的临床前安全性评价的重要内容之一。

免疫毒性研究过程必须执行《药品非临床研究质量管理规范》（GLP）。在进行试验设计中，应在遵循安全性评价普遍规律的基础上，运用具体问题具体分析的方法，遵循随机、对照、重复的原则，结合受试物的自身特点，充分考虑和结合药学、药效学、其他毒理学（长毒、急毒）及拟临床应用情况等信息，体现整体性、综合性的原则，在阐明其研究方法或手段科学、合理的前提下进行规范性试验，对试验结果应进行全面分析和综合评价，以达到免疫毒性研究的目的。

免疫毒性试验中应考虑的问题包括：受试物应与拟用临床途径一致；动物常用啮齿类；建议设置3个剂量；每日给药，连续1个月或与长毒试验周期一致。

用于检测受试物引起动物免疫毒性的指标应包括以下两级：①第一级：血液学（如白细胞计数等）、重量（如体重、脾重、胸腺重、肾脏重和肝重等）、脾细胞数和骨髓细胞数、淋巴器官组织学观察、免疫球蛋白M（IgM）抗体形成空斑细胞（PFCS）、T淋巴细胞转化、混合淋巴细胞反应、B淋巴细胞转化和NK细胞活性；②第二级：B淋巴细胞、T淋巴细胞表面标志、IgG抗体形成空斑细胞计数、T淋巴细胞的细胞毒效应、抗体依赖性细胞介导的细胞毒作用（ADCC）、Ⅰ型超敏反应（全身或局部）、迟发性超敏反应及宿主对实验性感染或肿瘤移植的抵抗作用等。

免疫功能的检测方法包括：①体液免疫功能：包括皮肤被动过敏试验、皮肤主动过敏试验、全身主动过敏试验及抗体滴度测定等；②细胞免疫功能：包括淋巴细胞增殖反应，K细胞、NK细胞、巨噬细胞、抗原递呈细胞功能，以及宿主抵抗力试验（对抗原的抵抗试验及肿瘤细胞攻击试验）等。

1. 超敏反应试验　可根据药物自身特点、临床适应证和给药方式确定进行何种变态反应研究。通常局部给药发挥全身作用的药物（如注射剂和透皮吸收剂等）需考察Ⅰ型变态反应，如注射剂需进行全身主动过敏试验和皮肤被动过敏试验，透皮吸收剂需进行皮肤主动过敏试验等。Ⅱ和Ⅲ型变态反应可在进行长期毒性试验中选择相关指标进行观察，如观察动物的体征、一般表现及免疫系统损伤的评价指标等。经皮给药制剂（包括经皮给药发挥全身作用或局部作用的药物）应进行Ⅳ型变态反应试验。具体试验方法的选择应根据给药途径、过敏反应发生机制、影响因素和临床意义等为基础进行选择，如皮肤主动过敏试验、全身主动过敏试验、皮肤被动过敏试验、小鼠耳郭肿胀试验（MEST）、啮齿类局部淋巴结实验（LLNA）、Buehler分析法、豚鼠最大值法（GPMT）

等，也可采用其他的检测方法，但需阐明其合理性并说明具体方法及操作流程。过敏试验均应设立阳性对照和阴性对照。可选择多个剂量进行试验，尽可能找出无过敏反应的剂量，以提示临床进行脱敏处理的起始剂量；也可避免因剂量过低而出现假阴性结果；另外，可帮助判断阳性结果是否因强刺激反应而引起。

（1）Ⅰ型超敏反应试验 又称速发型过敏反应，药物分子本身为变应原，进入机体刺激免疫系统产生相应的 IgE 抗体，IgE 抗体附着在肥大细胞及嗜碱性细胞上使之致敏，当同一变应原再次进入机体后，即与肥大细胞及嗜碱性细胞表面的 IgE 抗体发生抗原抗体反应，导致肥大细胞及嗜碱性细胞脱颗粒并释放生物活性介质，作用于不同的组织和器官，产生不同的病理生理反应。临床表现为过敏性休克、支气管哮喘、变应原鼻炎、胃肠道与皮肤过敏反应等。

Ⅰ型超敏反应通常用主动皮肤过敏试验、主动全身过敏试验和被动皮肤过敏试验等考察，对于吸入途径药物常采用呼吸道敏感性检测。①主动皮肤过敏试验（Active Cutaneous Anaphylaxis，ACA）。皮肤过敏是一种受试物产生免疫学传递的皮肤反应。当动物初始接触受试物后至少 1 周，再进行受试物的激发接触，有可能导致过敏状态。试验方法如下：受试物应采用制备工艺稳定的样品，与用于人体的制剂一致，在受试物的致敏接触阶段，应充分保证其在皮肤上的停留时间和接触皮肤的范围；选用豚鼠，应设置阳性对照药组和阴性或赋形剂对照组，进行致敏观察，按皮肤过敏反应评分标准进行评分，并根据"皮肤致敏性评价标准"计算致敏发生率。②主动全身超敏试验（Active Systemic Anaphylaxis，ASA）。当药物作为抗原或半抗原初次进入体内，刺激机体产生相应的抗体（IgE）。当同样药物再次进入机体，抗原与抗体结合形成的抗原抗体复合物，刺激肥大细胞及嗜碱性细胞释放活性介质，从而引起局部水肿、抓鼻、竖毛、呼吸困难、窒息、痉挛，甚至休克死亡。试验方法如下：受试物作为致敏液，致敏时常选择皮下、腹腔或肌肉注射等方法；选用豚鼠，应设立阳性对照药组、赋形剂对照组，受试物通常设置两个剂量组，攻击后观察过敏反应症状判断过敏反应强弱。③被动皮肤过敏试验（Passive Cutaneous Anaphylaxis，PCA）。被动皮肤过敏试验是一种较敏感的测试特异抗体滴度的方法。将受试物致敏动物的血清（含丰富的 IgE 抗体）给正常动物皮内注射，IgE 的 Fc 端与皮肤的肥大细胞表面的特异受体结合，形成 IgE 的复合物，使肥大细胞致敏。当抗原攻击时，抗原与肥大细胞表面上 IgE 的 Fab 端结合，导致 IgE 分子结构的改变，引起肥大细胞脱颗粒，释放过敏介质如组胺、慢反应物质等，使皮肤局部血管的通透性增加，使静脉注射抗原的同时注入的伊文思蓝染料在该皮肤处渗出着色。根据局部皮肤蓝染范围或程度，可判定血管通透性变化的大小，继而判定皮肤过敏反应的程度。试验方法如下：常用大鼠，亦用小鼠，有时可用豚鼠，可采用大鼠同种被动皮肤过敏试验、小鼠被动皮肤过敏试验或小鼠耳异种皮肤过敏试验方法；应设立阴性、阳性对照组和受试物 2 个剂量组。选择合适致敏途径及方式，激发后可采用直接测定法或比色测定法测定蓝色反应斑大小。

（2）Ⅱ型和Ⅲ型超敏反应 Ⅱ型变态反应又称细胞毒或溶细胞型。药物分子进入机体后附着在细胞膜（通常是血细胞）上，并刺激免疫系统产生相应抗体，参与的抗体主要是 IgG 和 IgM，特点是由抗体直接与靶细胞膜上的抗原结合而导致细胞溶解。临床可表现为药物性溶血性贫血、粒细胞减少和血小板减少性紫癜等。Ⅲ型变态反应又称免疫复合物型或血管炎型。药物分子进入机体刺激免疫系统产生相应抗体（IgG，IgM），当抗原抗体两者呈一定比例时形成免疫复合物，沉积于组织的血管基底膜上，导致血管壁的损伤及炎症反应。常见反应如血清病、变应性肾小球肾炎、全身性红斑狼疮样反应等。上述两种反应尚无标准的临床前试验进行预测。当药理学和毒理学试验结果提示有潜在的Ⅱ和Ⅲ型超敏反应时，建议可进行进一步的相关试验研究。Ⅲ型超敏反应的试验方法：引起Ⅲ型超敏反应的抗原需持续存在，以利于与相应抗体结合形成免疫复合物。可采用家兔（最易形成 Arthus 反应）或大鼠 Arthus 反应试验进行评价局部皮肤红肿的最大直径与反应程度，求平均值。反应程度按分级进行分析、判断。

（3）Ⅳ型变态反应试验　又称迟发型。药物直接作用于 T 淋巴细胞使之致敏，当同一药物再次接触已致敏的淋巴细胞，则激发致敏淋巴细胞释放介质而导致组织损伤。此类反应无抗体参与，发生较慢，一般在再次接触相同抗原 48～72h 后才出现临床表现。主要表现为药疹、接触性皮炎、剥脱性皮炎等。① Buehler 分析和豚鼠最大值法（GPMT）：试验动物皮内或涂皮给予诱导剂量，经过 10～14 天的诱导期，此时免疫反应发生，然后给予激发剂量，以观察是否出现了过敏反应。在诱导期和攻击期的皮肤反应及其程度均应进行对比，并与伪处理组进行比较。试验方法如下：首选豚鼠，Buehler 试验试验组不少于 20 只、对照组不少于 10 只，GPMT 试验试验组不少于 10 只、对照组不少于 5 只；应设立溶剂对照组、阳性对照组（常用阳性对照物为巯基苯并噻唑、苯佐卡因、二硝基氯苯、331 环氧树脂等）；选择合适的给药剂量进行致敏与激发，记录红斑和水肿的分级资料和异常反应，评价过敏程度（轻、中、重）与过敏率。②啮齿类局部淋巴结试验（LLNA）：产生皮肤过敏的受试物可刺激所管辖的淋巴结内的淋巴细胞增生，在合适的条件下，这种增生与剂量成比例。该项试验可客观、定量地对受试物引起的过敏反应进行评价。试验方法如下：常用 CBA/Ca or CBA/J 系雌性小鼠；固体受试物使用前应用合适的溶剂或赋形剂溶解和稀释，液体受试物可直接进行试验和稀释以后使用；设立阳性、阴性对照组，受试物组应至少设立 3 个剂量；观察局部的刺激性和全身毒性作用等，淋巴结细胞的增生反应用每分钟放射性元素蜕变率和 SI 表示，从而提供全面评价。

2. 光敏试验　皮肤光敏试验主要用于预测皮肤外用中药对人类的光敏性危险发生率。光敏反应（photosensitivity reactions）是用药后皮肤对光线产生的不良反应，包括光毒反应（phototoxic reactions）和光变态反应或光过敏反应（photoallergic reactions）两类，均由受试物所含的感光物质引起，但两者机制不同，实验方法、临床表现及意义亦不同，应分别进行检测。因此，原则上所有给药途径的药物，只要有皮肤分布，则均应进行光敏检测。若受试物的化学结构或某些组成（包括药物和赋形剂）文献报道有光敏作用者，或其化学结构与已知光敏剂相似者，曾有报道具有光敏作用的中药制剂，以及用于皮肤暴露部位的外用制剂，建议作光敏试验。皮肤光敏试验需要药物、免疫系统和光三种条件具备才会发生。

皮肤光变态反应试验：光变态反应系药物吸收光能后成激活状态，并以半抗原形式与皮肤中的蛋白结合成为药物－蛋白质结合物（全抗原），经表皮的朗罕氏细胞（Langerhans）传递给免疫活性细胞，引起过敏反应的作用。光变态反应属Ⅳ型（迟发型）变态反应，是与结构相关的交叉反应。其发生时间相对较长，且有一定的潜伏期。通常 5~10 天的连续用药和光照射可诱导免疫系统产生光过敏反应。再次给药时，药物和日照作用 24~48 小时之内即会有光过敏性反应发生。

①光变态试验中应考虑的问题：受试物选用临床用药浓度（或等效剂量），光变态反应激发浓度可用适当稀释的浓度；动物首选白色豚鼠或家兔；通过预试验，对照射剂量、光强度和照射时间及照距等进行确定；选择合适的照射光源及波长；给药时间，光照前应尽量保证受试物及对照物有足够的时间穿透皮肤角质层，以与表皮细胞发生作用；给药象限的选择，若为系统给药，则给药象限及不给药象限，以及阳性对照物象限都应在不同动物组中分别进行。光敏试验结果主要以照片记录，采用完善的光敏反应评价系统进行评价（合理的评价系统应依据药物的光敏反应机制，由体外光化学模型、体外生物学模型及实验动物模型共同组成）。

②皮肤光变态反应试验方法：确定最小红斑量（MED），通过致敏、照射、激发，观察照射后的皮肤反应。凡与受试物多次接触并在紫外线照射后出现皮肤炎症甚至全身反应者，均可认为是该受试物引起光变态反应的光感物质。

六、刺激性和溶血性试验研究

刺激性是指中药、天然药物制剂（包括活性成分和赋形剂）经皮肤、黏膜、腔道、肌肉、血管等非口服途径给药，经局部吸收或注射后对给药部位以及全身产生的毒性作用，包括血管、肌肉、黏膜等刺激性。溶血性是指中药、天然药物制剂（包括活性成分和赋形剂）产生的溶血或红细胞凝聚等反应。它是临床前安全性评价的组成部分。

1. 刺激性试验方法　主要包括血管刺激性、肌肉刺激性、皮肤刺激性、黏膜刺激试验等实验方法。

（1）血管刺激性试验　该法是评价中医方药注射剂对血管刺激作用的常用方法，实验动物首选家兔，给药部位可选用耳缘静脉；应设生理盐水或溶媒对照，可采用同体左右侧自身对比法；受试物按临床用药方案，给药容积和速率、给药期限应根据动物及拟用于临床应用情况进行相应调整；在单次给药刺激性试验和（或）多次给药刺激性试验肉眼观察结束时应对部分动物进行给药部位组织病理学检查，并提供病理照片；结果评价根据肉眼观察和组织病理学检查的结果进行综合判断。

（2）肌肉刺激性试验　该法是评价中医方药肌内注射剂对肌肉刺激作用的常用方法，动物首选家兔，也可选用大鼠；应设置生理盐水或溶媒阴性对照；观察给药后不同时间注射局部肌肉反应情况，观察注射部位肌肉的刺激反应，按"肌肉刺激反应分级标准"计算相应的反应级，并进行局部组织病理学检查，提供病理照片。

（3）皮肤刺激性试验　包括完整皮肤和破损皮肤的刺激性试验，动物首选家兔，也可用小型猪或豚鼠；应设赋形剂或溶媒对照，采用同体左右侧自身对比法。按照《中药、天然药物局部刺激性和溶血性研究技术指导原则》进行给药和观察。按"皮肤刺激反应评分标准"对皮肤红斑和水肿进行评分，对出现中度及中度以上皮肤刺激性的动物应在观察期结束时对给药局部进行组织病理学检查，并提供病理照片。

（4）黏膜刺激试验 ①眼刺激性试验：该法主要用于评价滴眼剂、头面部皮肤外用药、头部杀虫或清洁消毒洗剂等对眼的影响，动物首选家兔，应设置生理盐水对照组，可采用同体左右侧自身对比法；按照《中药、天然药物局部刺激性和溶血性研究技术指导原则》进行给药、观察和评价。需要注意的是合格家兔的筛选，应在试验前24小时内对每只动物的双眼进行检查（包括使用荧光素钠检查），有眼睛刺激症状、角膜缺陷和结膜损伤的动物不能用于试验。②直肠刺激性试验：动物常选兔或狗；给药容积可参考拟订的人体治疗容积或不同动物种属最大的可给药量；给药频率根据临床应用情况而定；观察肛门区域和肛门括约肌给药后临床表现（如疼痛症状）和粪便（如血、黏液），给药后动物的死亡和尸检情况，局部组织有无充血、水肿等现象，并进行肛周黏膜的病理组织学检查等。③阴道刺激性试验：动物常选大鼠、兔或狗；给药容积与频率根据情况而定；观察内容包括阴道部位、临床表现（如疼痛症状）和阴道分泌物（如血、黏液）等，给药后动物死亡和尸检情况，局部组织有无充血、水肿等现象，并进行阴道和生殖系统病理组织学检查等。④滴鼻剂和吸入剂刺激性试验：动物可选家兔、豚鼠或大鼠，给药后观察动物全身状况（如呼吸、循环、中枢神经系统）及局部刺激症状（如哮喘、咳嗽、呕吐、窒息等症状）等变化；处死动物，观察呼吸道局部（鼻、喉、气管、支气管）黏膜组织有无充血、红肿等现象，并进行病理组织学检查。⑤口腔用药、滴耳剂等刺激性试验：参照上述试验，给药途径改为口腔给药或外耳道给药，观察对口腔和喉黏膜，以及对外耳道和鼓膜等的影响。口腔用药建议用金黄仓鼠，观察受试物对颊黏膜的刺激性。

2. 光毒性（光刺激性）试验方法 光毒性较光敏性发生率高，常在第一次接触受试物后数小时内发生，其严重程度与剂量有关；动物常用白色豚鼠，也可选用小鼠、大鼠或家兔等；应设阴性、阳性对照组和受试物不同剂量组；按照技术指导原则的规范方法进行操作和评价。

3. 溶血试验方法 该法用于观察受试物是否引起溶血和红细胞凝集的反应，体外溶血性试验是评价有无溶血作用的常用方法，但体外实验结果易致假阳性，实验结果仅供参考。

（1）常规体外试管法（肉眼观察法） 取兔血（或羊血）数毫升，进行血细胞悬液的配制；受试物的制备除另有规定外，临床用于非血管内途径给药的注射剂，以各受试物临床使用浓度，用0.9%氯化钠溶液1∶3稀释后作为供试品溶液；用于血管内给药的注射剂以受试物临床使用浓度作为供试品溶液；按照《中药、天然药物局部刺激性和溶血性研究技术指导原则》进行规范操作、结果观察与评价，当阴性对照管无溶血和凝聚发生，阳性对照管有溶血发生时，若受试物管中的溶液在3小时内不发生溶血和凝聚，则受试物可以注射使用；若受试物管中的溶液在3小时内发生溶血和（或）凝聚，则受试物不宜注射使用。

（2）改进的体外溶血性试验法（分光光度法） 根据红细胞破裂释放出来的血红素在可见光波长段具有最大吸收的原理，采用分光光度法测定中药注射剂的溶血程度，具有操作简便、稳定性好、能消除常规试管观察法带来的主观误差等缺点，对临床安全用药有重要指导意义。试验方法同上述体外试管法试验；测定不同时间点的光密度（OD）值，以各试验管的溶血率%进行结果评价。

（3）体外红细胞计数法 采用显微镜直接计数红细胞的量，计算溶血百分率。重复2~3次，求其均值。溶血率（%）=［（空白对照管红细胞数 - 受试物管红细胞数）/ 空白对照管红细胞数］×100%。

（4）体内溶血试验法（红细胞计数法） 必要时，可用动物做体内试验或结合长期毒性试验进行。采用显微镜直接计数给药前和给药后红细胞的数量变化，计算出中药注射剂的溶血百分率。该方法能够较精确测定出任何浓度下溶解红细胞的具体数值。

第二节 特殊毒性试验研究

特殊毒性是指以观察和测定中药方剂能否引起某种或某些特定的毒性反应为目的而设计的毒性试验，即此类毒性试验观测的毒性指标是明确的。特殊毒性主要是指遗传毒性、生殖毒性和致癌性，即一般常说的"三致"试验。

一、遗传毒性研究

遗传毒性试验是指用于检测通过不同机制直接或间接诱导遗传学损伤的受试物的体外和体内试验，这些试验能检出 DNA 损伤及其损伤的固定。中药遗传毒性试验是通过直接检测原发性遗传学终点或检测导致某一终点的 DNA 损伤过程伴随的现象，来确定中药产生遗传物质损伤并导致遗传性改变的能力。技术要求参照《药物遗传毒性研究技术指导原则》。

1. 试验目的 在中药新药研发过程中，遗传毒性试验的目的是通过一系列试验来预测受试物是否有遗传毒性，在降低方剂临床试验受试者和药品上市后使用人群的用药风险方面发挥重要作用。遗传毒性试验可以达到以下目的：①判断在每种试验系统中诱发了突变的中药对人可能造成的遗传损伤；②预测中药对哺乳动物的潜在致癌性；③评价中药的遗传毒性。

2. 试验方法 遗传毒性试验方法有多种，但没有任何单一试验方法能检测出所有的遗传毒性物质，因此，通常采用体外和体内遗传毒性试验组合的方法。应避免选用单一的遗传学终点进行试验。首先要做一系列的体外试验。在一组试验中，至少包括三项试验，其中至少两项试验应采用哺乳动物细胞为靶细胞。试验应尽量从对 DNA 的影响、基因突变和染色体畸变三种水平反映出对遗传毒性的影响。

对于一种中药应当先用原核细胞或体细胞的体外试验按遗传学终点合理配套进行充分试验，并对有阳性反应的终点验证其在体内的真实性，再选用生殖细胞诱变试验进行遗传危害评价，以减少遗传毒性物质的假阴性结果。这些试验相互补充，对结果的判断应综合考虑。

二、生殖毒性研究

因有害因素造成对亲代的生殖功能及对子代发育过程的有害影响的作用称为生殖毒性和发育毒性。两者关系密切，多数研究者主张对生殖毒性和发育毒性应有所区分。技术要求参照《药物生殖毒性研究技术指导原则》。

1. 试验目的 在中药新药研发的过程中，生殖毒性研究的目的是通过动物试验反映受试物对哺乳动物生殖功能和发育过程的影响，预测其可能产生的对生殖细胞、受孕、妊娠、分娩、哺乳等亲代生殖功能的不良影响，以及对子代胚胎-胎儿发育、出生后发育的不良影响。通过生殖毒性试验可以客观评价中药对实验动物生殖功能、胚胎生长发育（致畸性）、出生前及出生初期生长发育等潜在的影响。

2. 试验方法 生殖毒性试验方法数以百计，宏观上可分为人群调查和实验研究两大类。实验研究包括对雄性及雌性的生殖毒性研究方法，根据具体情况选择适当方法，参考同类药物的药理、毒理和药代动力学资料，特别是生殖毒性方面的信息进行试验设计，对结果进行综合评价。

三、致癌研究

中药新药研发过程中，如果有以下情况则需进行致癌试验，中药所含成分结构与已知致癌物质有关、代谢产物与已知致癌物质相似；在长期毒性试验中发现有细胞毒作用或对某些脏器、组织细胞生长有异常显著促进作用；致突变试验结果为阳性；对某些抗肿瘤药必须做致癌试验等。技术要求参照《药物致癌试验必要性的技术指导原则》。

1. 试验目的 致癌试验目的是将中药接触试验动物整个的生命周期，以检测其潜在的致癌作用。

2. 试验方法 关于致癌这类试验方法很多，可根据中药的特点、类型等选做适当的试验。

第三节 毒作用机制研究

在中药学中有关"毒"的含义，包括两层含义，其一指药物对人体的伤害，其二指药物的偏性。中医药学认为药物之所以治疗疾病，就在于它具有某种或某些特定的、有别于其他药物的偏性，中药治病正是取其偏性，以祛除病邪、调节脏腑的功能、纠正阴阳之盛衰、调整气血之紊乱，最终达到治疗目的，所以中药及其方剂的毒性是一个相对的概念，且中药的成分复杂，尤其是由多味药组成的方剂的毒性。目前的中药毒性研究中主要指标的选择主要集中在组织形态学的改变及生化指标的检测上，中药及其复方的成分复杂，对于成分进入体内后的作用过程还不完全清楚，简单地从某一个或几个已知成分的含量来判断中药的效用或者毒性可能与实际情况并不相符。

中药方剂的毒性研究多为化学层面的研究，特别是配伍前后方剂化学成分的变化研究为方剂毒性研究提供了一定物质基础方面的证据，但这种研究思路仅能够反映方剂毒性的一个层面，只是单纯考虑了药物自身之间组合对彼此毒性成分的影响或变化，而忽视了药物在治疗疾病过程中机体对毒性成分产生的影响，因此存在片面性。所以应该更多地从机体以及药证相关性的角度去研究毒作用机制。

药物多具有两面性，即效、毒的属性，用之得当可以调偏扶正产生治疗作用，用之不当则产生不良反应甚至毒性，所以中药及其方剂有毒无毒以及毒性强弱都是相对的，要通过中药毒理学系统研究发现致毒的靶器官，同时也要研究随着用药剂量的改变是否发生了效、毒之间的转换，以及在不同炮制、配伍、疾病症候特征、药证相关性等多个层面，进行效、毒发生改变的机制研究。要认识到中医与西医有关药物毒性内涵的不同，来确定中药毒性研究的定位，不能完全套用西药毒性概念界定中药方剂毒性研究，或简单引入西药的毒性研究思路研究中药及其方剂毒性。因此，中药及其方剂的毒性机制研究应当在中医药理论指导下，紧密结合现代科学技术，在方法学上应重视整体作用上的毒性机制研究，建立非线性复杂适应系统的研究思路是必要的。毒作用机制研究可以从以下几个方面进行：靶器官毒性机制（心脏毒性、神经系统毒性、消化系统毒性等）、细胞毒性机制（心肌细胞毒性、神经细胞毒性、结肠间质细胞毒性机制、生殖细胞毒性机制、肺成纤维细胞毒性机制等）、基因组学毒性机制、毒代动力学研究等。

第七章　方剂的临床评价研究

目前，方剂的临床研究尚缺少突破性的成果，且存在不少问题，如有些临床报道研究方法不规范、疾病诊断标准和疗效标准不统一、未体现中医药特点、方剂的临床研究质量不高等。

随着循证医学的兴起、普及和迅猛发展，系统综述的方法越来越受到临床医学界的重视，其在临床研究干预措施的疗效评价中的应用日益广泛。在循证医学的证据体系中，随机对照试验（randomized clinical trial，RCT）的系统综述属于最高级别的证据，是指导临床决策的重要依据。从目前国内期刊上发表的系统综述结论来看，无论是现代医学领域，还是中医药领域，最常见的 Meta 分析结论大部分都是被评价的治疗措施较对照措施安全有效，但鉴于纳入文献的总体质量偏低，仍需要通过多中心、大样本和双盲的 RCT 研究，提供更高级别的证据。因此，在中医药基本理论的指导下，从中医复方的临床优势和特点出发，应用包括临床流行病学、循证医学及信息技术在内的方法和技术，能够充分反映中医复方的临床疗效优势。应用循证医学的理念，系统、科学地开展中医复方临床评价体系的研究，促进中医药学的发展，推动中医药走向世界。

第一节　方剂的临床有效性评价

方剂是中医临床用药的主要形式，为中医药学理、法、方、药的一个重要组成部分，是在辨证论治的基础上选药配伍而成。古有"神农尝百草，一日而遇七十毒"，说明中医众多的药物、治疗方法、方剂的产生及疗效的证实，都来源于人体和反复应用的直接观察和经验总结。在人体临床实践中产生理论，反过来用理论指导临床实践，进一步检验理论、发展理论。直接观察、经验总结对科学的发展固然重要，但不是真正意义的科学试验。依此进行归纳、演绎、推理产生的结论难免有一定的片面性、局限性，甚至发生一些错误。传统中医药学研究表明，影响方剂临床疗效的因素尚包括：中药材质量对方剂临床疗效的影响；中药方剂给药途径与剂型的合理选择对临床疗效的影响；方剂间配伍应用对临床疗效的影响。

随着人们健康意识的不断增强，使得方剂的应用及其临床疗效成为人们的关注点，而如何从直接观察、经验积累发展为严格的科学试验，是对传统临床疗效研究方法的突破，是方剂临床有效性评价形成的关键。

一、方剂临床有效性评价的重要性

中药新药开发以方剂为源头，方剂疗效成为中药新药开发能否成功的关键步骤。虽然方剂的疗效已为几千年临床所证实，有大量的人体试验为依据，但尚需大量临床研究数据。

传统方剂或中成药的二次开发，科学验证方剂的临床疗效是其关键环节，临床有效、适应证明确的方剂才有可能成功开发出符合时代需要的中药新药。因此需要从整体上、在临床环境中对待开发方剂的临床疗效进行科学、规范、客观的评价，作为后续临床与基础研究的导向。

方剂的临床研究也是评价方剂安全性的重要环节。

二、方剂临床有效性评价目前存在的问题

方剂临床有效性评价目前存在的问题：①以经验为主对方剂的疗效评价研究。②完全借鉴西药的疗效评价指标。注重各种率（有效率、好转率、痊愈率）的变化。③疗效评价研究的方法欠缺。现阶段的方剂疗效评价大多不够重视临床科研方法学，缺乏严谨合理的设计，随机对照实验组较少，随机质量不能让人满意，盲法应用少，对不良反应、随访资料的收集欠缺，统计方法比较落后。

三、方剂临床有效性评价的建立

方剂临床有效性评价应立足于中医药理论与临床治疗学的基本特点和优势，建立关于干预措施有效性的科学假说，在合理应用西药疗效评价标准的同时，能反映中医药方剂"整体调节"优势的多维结局指标评价体系。所以把握中医药理论与临床治疗的基本特点和优势是建立方剂有效性科学假说的前提。现代临床研究科学方法学是检验方剂有效性科学假说的重要途径。在建立科学临床疗效体系时应注意以下问题：①病证结合，以增加适应证的确定性，如以某方治疗血虚证，可能会无所适从，如果对其方证做出限制，用于治疗恶性肿瘤的心血虚证，则方便于临床病例选择，客观评价疗效；②选用验证力度强的临床试验方案，遵循随机、盲法、对照等临床试验设计三原则，并符合伦理要求；③评价指标应客观可靠，既有整体指标又有局部指标，选择恰当的事件或终点指标，能更好地反映方剂的疗效，切忌盲目求新求奇；④采用与传统相似或相同的给药途径与剂型。

四、方剂临床有效性评价的方法

1. 临床有效性评价的基本程序

（1）文献调研与病例回顾调研，二者均可采用流行病学调查的方法。

（2）筛选疗效评价指标，初步形成中医临床有效性评价指标体系。

（3）研究中医临床有效性评价方法和质量监控手段。

（4）分析评价结果，制定评价标准。

2. 临床有效性评价的基本方法

（1）把握中医理论与临床治疗的基本特点和优势，确立中医证候的标准化与规范化，选择生命质量评价指标、结局指标，构建并完善中医临床有效性评价的指标体系。其中生命质量评价指标需要在中医理论指导下，借鉴西方心理测试和生命质量量表研制的方法学，应用现代数理统计分析方法和技术，按照严格的程序进行测量。结局指标根据世界卫生组织（WHO）对疾病状态的分类分为病理、损害、能力减退、残障 4 个水平，其中病理水平相对客观、稳定、易于测量，是临床医生关心最多的问题；和病人直接相关、病人最关心的指标依次是残障、能力减退和损害水平。主要结局指标如主要日常生活活动能力（Activities of Daily Living，ADL）等功能评价及生命质量（Quality of Life，QOL），次要结局指标包括实验室理化检测和体征发现。

（2）采用现代临床研究科学方法学。临床流行病学和循证医学是中医临床有效性评价的科学的方法学。

流行病学是一门从群体角度，研究疾病的分布特点、流行因素以及消长规律，从而探讨疾病在人群中发生和流行的原因的方法学。临床流行病学（clinical epidemiology）对中医临床有效性评价方面具有重要的意义：提出临床试验必须遵守随机、对照、重复、盲法的原则；能够正确选择临床试验设计方案；应用诊断性试验的评价原则和方法建立中医证候标准的研究；研究结局评价的一系列方法，包括研究结局指标的选择、评价标准的确定与测量等；应用软指标的衡量与评价体系的原则和方法，用于证候标准和生命质量评定的研究；统计分析的应用，临床意义与统计学意义在结论推导中的作用等。

循证医学（evidence-based medicine，EBM）是指循证实践的医学过程，是一门源于临床流行病学的新兴学科。具体而言，循证医学的应用需要大量可供文献二次评价的材料，搜集、整理上述材料并进行系统评价，产生临床实践中最可靠的证据，再根据新的证据指导临床实践，对现行临床诊疗方法进行调整。循证医学所循的是证据，其中医学文献的二次评价即荟萃分析（meta 分析）是最可靠的证据，其后的证据可靠程度依次为设计良好的随机对照试验、对照试验、队列研究、系列病例观察及专家的经验等。

随机对照研究（randomized controlled trial，RCT）是评价干预措施有效性的"金标准"，临床流行病学和循证医学十分强调多中心、大规模、前瞻性的临床研究原则；RCT 强调临床试验必须遵循对照、随机、重复及无偏倚观察与判断原则，尽可能地避免和消除一些人为的、已知的或未知的偏倚因素的影响，使对干预措施的临床评价获得真实、可靠、客观的结论。WHO 指出一项设计良好的 RCT 至少应包括以下 8 个方面：纳入标准应明确、具体，具有一定的代表性，样本例数应足够；符合纳入标准的受试对象应真正随机分配至试验组与对照组，随机分配应隐蔽（concealed randomization）；受试因素应稳定、可控，对照措施应合理，能有效地控制沾染（contamination）、干扰（co-intervention）；应尽可能地实施盲法；结局指标的选择要合理、全面并明确，避免出现用次要结局指标代替主要结局指标的现象，报告所有的相关结局事件，包括不良事件（adverse events）；数据的收集应该准确、可靠，统计分析方法应合理，结合研究的临床意义和统计学意义进行结论的推导；应随访全部受试对象，研究结论应来自纳入研究的所有受试对象；应以 GCP 为依据，在保障受试者权益和安全的同时，强化管理，加强临床试验质量控制和质量保证。

（3）建立中医药治疗性研究文献的系统性分析信息库，充分利用国际性的合作研究网络。

（4）组建专业机构和培养专业研究人员，临床有效性评价是一个涵盖面甚广而又十分复杂的课题，涉及理论层面、思维方式，也与方法学和实际操作密切相关，需要由临床、科研、统计、评价人员等协同完成。

（5）建立中医临床系统评价体系的操作规范，除了保证对"病""证"的诊断和临床有效性评价标准的权威性、客观性之外，还有赖于评价过程中的规范操作。

五、方剂的 GCP 研究

临床试验是新药开发不可缺少的环节。药品临床试验是在人体上研究药品的作用，药品的吸收、分布、代谢和排泄，药品的不良反应，目的是确定药品的安全性与有效性。为了保证临床试验的可靠性、科学性，保证临床试验的质量，防止偏倚，GCP 规范详细规定了临床试验方案的设计、实施、各级人员的职责、记录与报告、数据管理、统计分析、药品管理、多中心试验、质量保证监督与稽查、不良反应报告等一系列严格的措施。GCP 是 "good clinical practice" 的缩写，即《药物临床试验质量管理规范》。其目的在于保证临床试验过程的规范，保护受试者的权益并保障其安全。

1. GCP 在中国的发展简述 20 世纪 70 年代，GCP 的概念在国际上产生。中国的 GCP 于 1999 年 7 月 23 日由国家药品监督管理局发布及全面实施，称为《药品临床试验管理规范》，标志着我国药品临床试验实施 GCP 规范管理的开始。2003 年 6 月 6 日经修订后改名为《药物临床试验质量管理规范》，由国家食品药品监督管理局发布施行。这是保证药物临床试验过程规范、结果科学可靠、保护受试者权益的有效手段，同时也标志着我国药品临床研究机构的建设步入了一个新的发展阶段。

2. GCP 的基本原则 GCP 是新药研究开发中所推行的一系列标准化规范之一，是被国际公认的药品临床试验标准。GCP 的宗旨是为了使药物临床试验过程规范、结果可靠、保证受试者的权益并保障其安全，是药物临床试验全过程的标准规定。GCP 指引的原理是精心的设计，良好的质控和可重复性是可靠的临床试验的基础，以人体为对象的临床研究均以此标准进行，以确保它们在科学与伦理道德两方面都合格。基本原则包括以下方面：①实施临床试验需符合源于赫尔辛基宣言中的伦理原则，与药品临床试验质量管理规范和当地的法规相符合。②在进行临床试验以前，需权衡可预见的危险、不便及其给受试者和社会可能带来的益处；只有在可预期的益处超过危险时才可开始和继续临床试验。③受试者的权利、安全和健康将是最主要的考虑因素，它们应置于社会和科学的利益之上。④已有的试验用药品的临床前与临床资料须足以支持拟进行的临床试验。⑤临床试验须具备科学性并在试验方案中详细明确描述。⑥临床试验的实施需遵照试验方案进行，试验方案须已获得了伦理委员会（IRB/EC）的批准或支持的意见。

⑦为受试对象提供医疗服务及为其作出医疗决策总是有资格的医师或牙医的责任。⑧每个参与临床试验的人员都应具备一定资格，如接受过相关的教育、培训和有以往工作的经历。⑨在参加临床试验前应获得每个受试者的出于自愿的知情同意。⑩所有的临床试验信息应以某种方式记录、处置和保存，以便可以准确地报告、解释和核实。⑪按照有关保护隐私和保密的规定，可以辨别受试者身份的记录应妥善保密。⑫临床试验用药品的制备、处置和保存应与适用的药品生产质量管理规范（GMP）相符合；其使用应与被批准的试验方案一致。⑬确保临床试验各方面质量的系统和程序应得到贯彻一致。

3. GCP 在中医临床中的运用　精心的设计、良好的质控和可重复性是可靠的临床试验基础。GCP 原则是为保证病人的安全和临床试验的可靠性而制定的。在 1996 年的国际协调会议（international conference of harmonization，ICH）中，欧盟国家、日本、美国均接受 GCP 作为他们管理当局的标准指引。虽然 GCP 原本是为传统的西药制订的，但它的宗旨和原则也同样适用于中医药的临床试验。

GCP 规范在中医临床中的运用，包括：①临床研究前的准备与必要条件；②中医临床研究中受试者的权益保障；③中医临床研究方案的内容；④中医临床研究的研究者职责；⑤中医临床研究中的监查与监查员职责；⑥中医临床研究的记录与报告；⑦中医临床研究中的数据管理与统计分析；⑧中医临床研究用药品的管理；⑨中医临床研究的质量保证；⑩中医临床研究中的多中心临床研究；⑪中医临床研究试验文件的保存。

4. GCP 研究的方法　研究综合、系统评价和 Meta 分析作为科学规范地从海量同类信息中筛选、整合最佳信息的方法与手段，已经在众多行业领域发挥着越来越大的作用。

（1）研究综合　即对相关研究的汇总与合并，其概念十分宽泛，既包含传统意义上的文献综述，也包含现代意义上的系统评价。其定义为：针对某一具体重大理论与现实问题，系统全面地收集相关研究信息，在严格评价的基础上，对异质进行描述，对同质进行合并分析，从而为决策者提供依据或为研究者提示新的研究方向。1907 年，美国国立卫生研究院 Goldberger 发表了 1 篇有关伤寒热菌尿的统计学分析，提出了进行研究综合的四个步骤：①复习文献确定相关研究。首先确定了 44 个相关研究，并提供全面的参考文献目录；②用具体标准选择供分析的研究。用新发明的血清凝集试验从不可靠的研究中筛选出可靠研究；③从纳入研究中提取数据。把从 26 个纳入研究中提取的原始数据列成表格；④对提取数据进行统计学分析。由集合数据计算出平均菌尿率。这可以算是研究综合制作过程的雏形。此后随着研究综合方法学的不断发展和完善，其制作步骤也更系统和明确。1982 年，社会学家 Cooper 明确提出综合研究的 5 个阶段：①提出问题；②收集资料；③评价资料；④分析和解释结果；⑤发表。这成为规范系统评价制作的方法学雏形。

（2）Meta 分析　Meta 分析是一种对独立研究的结果进行统计分析的方法，该法通过检查研究结果间差异的原因，当结果具有足够的相似性时，可对结果进行定量合成。Meta-analysis 中文翻译有荟萃分析、元分析、梅塔分析等多种，多数学者推荐用 Meta 分析。Meta 分析的步骤类似于研究综合与系统评价，在此不再赘述。值得一提的是，早期的 Meta 分析并未要求全面系统地搜集所有相关文献，而更突出其统计学特点。

（3）系统评价 第 5 版《流行病学词典》中对系统评价做出了准确、恰当的定义：系统评价是指运用减少偏倚的策略，严格评价和综合针对某一具体问题的所有相关研究。Meta 分析可能但不一定是这个过程的一部分。系统评价的步骤大同小异，但 2008 年第 5 版 Cochrane 系统评价手册提出的步骤更为细致和全面。即①提出要评价的问题；②制定纳入研究的标准；③检索研究；④筛选研究和收集数据；⑤评估纳入研究的偏倚风险；⑥分析数据并在可能的情况下进行 Meta 分析；⑦解决报告偏倚；⑧陈述结果与制作结果摘要表格；⑨解释结果与得出结论；⑩完善和更新系统评价。

（4）随机对照试验 随机对照试验是指采用随机对照的方法，将合格的研究对象分配到试验组和对照组，然后接受相应的试验措施，在一致的条件下或环境中，同步进行研究和观测试验的效应，并用客观的效应指标对试验结果进行科学的测量和评价。随机对照试验的应用目的主要有两方面，一是新药物、新疗法的临床有效性评价；二是比较几种疗法的优劣。

选择研究对象：①统一诊断标准。②规定纳入标准：尽可能选择对干预措施有反应的病例作为研究对象，以便较容易取得阳性结果；要使研究对象具有代表性，样本应具有总体的某些基本特征，如性别、年龄、疾病类型、病情轻重比例等。③明确排除标准：当病人患有另一种影响疗效的疾病时；研究对象不宜患有研究疾病以外的其他严重疾病；对研究药物有不良反应者；孕妇。

对照组的设立：①标准对照：是以常规或现行的最好疗法作为对照。②安慰剂对照：常用没有任何药理作用的淀粉、乳糖、生理盐水等作为对照。③空白对照：即对照组不施加处理措施，仅用在某些病情较轻或长期稳定无任何危险的疾病。④相互对照：若同时研究几种药物或治疗方法时，可以不设专门的对照，分析结果时分组之间互为对照，从中选出疗效最好的药物或疗法。⑤自身对照：即用同一病人，按治疗前后进行疗效的比较。⑥配对对照：为了消除某些混杂因素对临床试验结果的干扰，可选择与试验组的研究对象某些特征相似的患者作为对照组，如年龄、性别和病情的相互配对。⑦实验对照：对照组不施加研究因素，但施用研究因素相关的实验措施。

（5）样本含量的估计 决定样本量大小的因素：①某些指标在人群中发生的频率，如治愈率、有效率、缓解率等；②实验组和对照组要比较的数值差异大小；③检验的显著性水平；④检验效能；⑤单侧检验还是双侧检验；⑥观察指标的变异程度。

样本含量的计算：与样本含量估计有关的几个统计学参数：①规定有专业意义的差值 δ，即所比较的两总体参数值相差多大以上才有专业意义；②确定作统计推断时允许犯 Ⅰ 类错误（"弃真"的错误）的概率 α，即当对比的双方总体参数值没有差到 δ；③提出所期望的检验效能 power，用 $1-\beta$ 表示。β 为允许犯 Ⅱ 类错误（"取伪"的错误）的概率；④给出总体标准差 σ 或总体率 π 的估计值。它们分别反映计量数据和计数数据的变异程度。

常用的估计样本含量的方法：①两样本均数比较时，两样本例数要求相等，可按下列公式估算每组需观察的例数 n：

$$n=2\times\left(\frac{(t_\alpha+t_\beta)\times\sigma}{\delta}\right)^2$$

例1 某医师研究一种降低高血脂患者胆固醇药物的临床疗效，以安慰剂作对照。事前规定试验组与对照组相比较，平均多降低 0.5mmol/L 以上才有推广应用价值。由有关文献中查到高血脂患者胆固醇值的标准差为 0.8mmol/L，若要求犯 Ⅰ 类错误的概率不超过 5%，犯 Ⅱ 类错误的概率不超过 10%，且要两组例数相等，则每组各需要观察多少例患者。

答：本例中 $\delta=0.5$mmol/L，$\sigma=0.8$mmol/L，$\alpha=0.05$，$\beta=0.10$，查 t 界值表自由度为 ∞ 一行得单侧 $t_{0.05}=1.645$，$t_{0.10}=1.282$，代入公式得出：

$$n=2\times\left[\frac{(1.645+1.282)\times0.8}{0.5}\right]^2=44$$

故要达到上述要求，两组至少各需要观察 44 例患者。

②两样本均数比较时，两样本例数要求呈一定比例（$n_2/n_1=c$），可按下列公式求出 n_1，再按比例求出 $n_2=c\times n_1$。$n_1=\left(\frac{(t_\alpha+t_\beta)\times\sigma}{\delta}\right)^2\times\frac{1+c}{c}$

例2 对例1资料如一切要求都维持不变，但要求试验组与对照组的例数呈 2∶1 比例（即 $c=2$），则各组需要观察多少病例？

答：$n_1=\left[\frac{(1.645+1.282)\times0.8}{0.5}\right]^2\times\frac{1+2}{2}=33$（对照组所需例数）

$n_2=2\times33=66$（试验组所需例数）。两组共需观察 99 例，对于两组例数相等而达到同样要求时两组所需观察的总例数 $2\times44=88$ 例。

③配对设计包括异体配对、自身配对、自身前后配对及交叉设计的自身对照，配对设计计量资料样本含量（对子数）均可按下列公式进行样本含量估计：

$$n=\left(\frac{(t_\alpha+t_\beta)\times\sigma d}{\delta}\right)^2$$

此公式中 δ、α、β 的含义同前，σd 为每对差值的总体标准差或其估计值 Sd。

例3 某医院采用自身前后配对设计方案研究某治疗矽肺药物能否有效地增加矽肺患者的尿矽排出量。事前规定服药后尿矽排出量平均增加 35.6mmol/L 以上方能认为有效，根据预试验得到矽肺患者服药后尿矽排出量增加值的标准差 $Sd=89.0$mmol/L，现在要求推断时犯 Ⅰ 类错误的概率控制在 0.05 以下（单侧），犯 Ⅱ 类错误的概率控制在 0.10 以下，则需要观察多少例矽肺患者？

答：本例中 $\delta=35.6$mmol/L，sd$=89.0$mmol/L，$\alpha=0.05$，$\beta=0.10$，单侧 $t_{0.05}=1.645$，$t_{0.10}=1.282$，代入公式得出：$n=\left[\frac{(1.645+1.282)\times89}{35.6}\right]^2=54$

故可认为如该药确实能达到平均增加尿矽排出量在 35.6mmol/L 以上，则只需观察 54 例患者就能有 90% 的把握，按照 $\alpha=0.05$ 的检验水准得出该药有增加矽肺患者尿矽作用的正确结论。

④样本均数与总体均数比较时样本含量估计方法，可按下式估算所需样本含量 n：

$$n = \left(\frac{(t_\alpha + t_\beta) \times \sigma}{\delta} \right)^2$$

例4 已知血吸虫病人血红蛋白平均含量为90g/L，标准差为25g/L，现欲观察呋喃丙胺治疗后能否使血红蛋白增加，事先规定血红蛋白增加10g/L以上才能认为有效，推断结论犯 I 类错误的概率 α（双侧）不得超过0.05，犯 II 类错误的概率 β 不得超过0.10，则需要观察多少病人？

答：本例中 $\delta = 10$ g/L，$\sigma = 25$ g/L，$t_{0.05} = 1.96$（双侧），$t_{0.10} = 1.282$，代入公式得出：

$$n = \left[\frac{(1.960 + 1.282) \times 25}{10} \right]^2 = 66 \text{（例）}$$

故如果呋喃丙胺确实能使血吸虫病人血红蛋白平均含量增加10g/L以上，则只需观察66例就可以有90%的把握在 $\alpha = 0.05$ 检验水准上得出有增加血吸虫病人血红蛋白平均含量的结论。

（6）随机分组 主要包括简单随机化、分层随机化、区组随机化等。①简单随机化：抛硬币法、抽签、掷筛子、查随机数字表、通过计算器产生随机数字的方法等。②分层随机化：按照研究对象的重要临床特点及预后因素将其分为若干层，再运用随机化的方法将每层内的研究对象分到治疗组和对照组。③区组随机化：将条件相近的一组受试对象（如年龄、性别、病情相近）作为一个区组，每一区组内研究对象的数量应相等，再将每个区组内的研究对象进行随机化分组。

（7）治疗措施的标准化 在试验设计中，应明确规定治疗药物的剂型、剂量、给药途径、疗程等；除试验药物外，还应规定统一的辅助疗法措施，即附加措施。附加措施各比较组均要统一给予，不能不给予试验组或对照组，附加措施也要标准化。

（8）盲法观察 主要包括单盲、双盲、三盲。①单盲：仅研究者知道每个病人用药的具体情况，而病人不知道。单盲试验可以避免来自病人主观因素的偏倚。②双盲：研究对象和观察者都不知道分组情况，也不知道研究对象接受的处理措施。③三盲：研究对象、观察者和资料整理分析者均不知道研究对象分组和处理情况，只有研究者委托的人员或药物的制造者知道，直到试验结束时才公布分组和处理情况。

（9）疗效测量 疗效测量的指标包括计量指标、计数指标、等级指标。

（10）疗效判定标准 一般按国际、全国或地区所制定的判断标准，标准一经制定，对该次试验的所有患者都用统一的标准判定。

（11）资料的整理分析 ①资料的检查核对。②均衡性检验。在临床试验的统计分析时，首先应对各组的影响效果的基本特征，如年龄、性别、病情等进行均衡性检验，若各组基本特征显著性检验无差别，各组间才认为有可比性，并进一步统计分析。③描述疗效常用指标：有效率：指经治疗后治愈或好转的人数占全体接受治疗人数的百分比。病死率：指某病患者中死于该病患者所占的百分比。复发率：疾病临床痊愈后经过一定时间复发的病人占全部痊愈者的百分比。阴转率或阳转率：某病患者中，该病的病原体或血清学指标经治疗后，由阴性变为阳性者或由阳性变为阴性者的人数占所有治疗病人的百分比。生存率：指从病程某时点起，存活到某时点的病人在全体病人中所占的百分比。④统计分析与临床分析：计量资料采用 t、t'、U、F、Q 检验；计数资料采用 χ^2 检验；等级资料采用秩和检验。

（12）医学伦理学要求　①伦理学审核。本临床试验必须遵循赫尔辛基宣言和中国有关临床试验研究法规，在试验开始前由研究负责单位医院伦理委员会审议试验方案，并签发批准文件后，方可实施试验方案；伦理委员会的意见可以是：同意；作必要修改后同意；不同意；终止或暂停已批准的试验。若在实施过程中需要修改，由研究负责单位主要研究者撰写"方案修改说明书"并签字，同时需报请伦理委员会批准后方可实施。②受试者知情同意。每一位受试者入选本研究之前，研究医师有责任以书面的形式向受试者或其代表完整、全面地介绍本研究的目的、性质、程序和可能的受益及风险，确保受试者知道他们有权随时退出本研究。入选前必须给每位受试者一份书面的知情同意书，使受试者了解后表示同意，并自愿签署知情同意后，方可入选进行临床试验。知情同意书应作为临床试验的原始资料之一保存备查。为保护受试者隐私，病例报告表上不能出现受试者的姓名。研究者应按受试者的代码确认其身份并记录。

（13）质量控制与质量保证　临床试验过程中，将由申办者指派监查员定期对研究医院进行现场监查访问，以保证研究方案中所有内容都得到严格的遵守和研究资料填写的正确。

①实验室的质控措施：各参研医院实验室要建立实验观测指标的标准操作规程和质量控制程序。

②研究者的培训及要求：临床试验开始前，各试验中心负责人应对研究者进行试验方案及各项 SOP 的培训。研究者对全部病例均须按"病例报告表（CRF）"设计要求，逐项如实认真填写。病历及病例报告表作为原始记录，不得更改，作任何更正时不得改变原始记录，只能采用附加叙述说明理由，由参加临床试验的医师和研究者签名并注明日期。临床试验中实验室数据均应记录，并将原始报告粘贴在病例报告表上。对显著偏高或在临床可接受范围以外的数据须加以核实，由参加临床试验的医师做必要的说明。

③提高受试者依从性的措施：研究者应认真执行知情同意，使受试者充分理解试验要求，配合试验。申办者免费提供试验用药、实验室检查、交通费以及保健指导。采用药物计数法，监控受试者依从性。要求患者在随访时必须将剩余试验用药带来。依从性＝实际用药量／应该用药量×100%（用药依从性为 80%～120% 者，依从性好；小于80% 或大于 120% 者，依从性差）。医生还应要求患者在随访时必须将正在服用的所有药物带来，以检查患者的合并用药，并在病例报告表上记录。对于疗效较差的和不能按时用药的患者，尤其要加强随访。

④试验用药物的管理。定期检查试验用药物的质量，包括储存条件。临床试验中由专人记录药品的数量、接收、发放、回收及返还申办者等情况。试验用药物的使用由研究者负责，研究者不得将试验用药物转交任何非临床试验参加者。研究者必须保证所有试验用药物仅用于临床试验的受试者，其剂量与用法均遵照试验方案，剩余药品应回收。

总之，要从硬件、软件等多方面加强国家中药复方临床研究基地的建设，完善中药新药临床试验的质量保证和质量监控体系，使 GCP 管理制度逐步系统化、规范化，加快我国中药新药临床研究水平与国际接轨的进程。

第二节　方剂的临床安全性评价

过去由于认识水平的限制，药品临床前药理学、毒理学研究及临床研究的局限性和药品监督管理政策的不尽完善，造成药品在临床应用中出现患者中毒、致残，甚至死亡的现象，自 20 世纪 30 年代的磺胺酏剂事件和 60 年代的沙利度胺（反应停）事件以来，药品安全性引起了足够的重视。临床安全性评价贯穿于中医方药应用的整个过程，虽然动物实验安全性评价有一系列实验方法，但由于动物与人的差异，而且方药最终要应用于人体，所以进行临床安全性评价是上市前和上市后必须进行的一项重要研究内容，当然为了坚持中医药特色，我们还可以围绕证候或病证结合开展临床安全性评价。由于新药的临床安全性评价是非常规范和要求很严格的，所以本部分临床安全性评价分为上市前的临床安全性评价和上市后临床安全性再评价两个方面进行论述。

一、上市前的临床安全性评价

上市前药品临床研究中的安全性评价是关键环节，必须遵循 GCP 要求。GCP 中"试验方案""研究者职责""申办者职责""监查员的职责""记录与报告"等各个章节都包含对药品不良反应监测的具体要求，可见对药品安全性评价的要求贯穿在整个 GCP 文本中。上市前的安全性评价指标主要是进行心功能、肝功能、肾功能、三大常规（血、尿、便）的实验室检测和临床研究中不良反应（Adverse Drug Reaction，ADR）、不良事件（Adverse Drug Event，ADE）的 ADR/E 监测与评价，具体实验方法可以参照中药新药 I、II、III 期临床试验的技术要求。

1. 不良事件的观察及处理

（1）临床不良事件　试验中密切观察所有受试者在临床试验期间发生的任何不良事件，及时记录其临床表现、严重程度、发生时间、持续时间、处理方法及预后等，并判定与试验药物之间的关系。若出现严重不良事件（需住院或住院时间延长、致残、影响工作能力、危及生命或死亡、导致先天畸形等），必须在 24 小时内通知临床研究负责单位及其伦理委员会、研制单位及上级主管部门，并应在 5 日内提交书面报告。

（2）化验检查结果异常　用药后出现上述实验室检查结果异常且有临床意义者，应密切随访观察，直到恢复正常或用药前水平，并确定其与试验用药物之间的相关性。

2. 不良事件判断标准

（1）不良事件

①定义：是指病人或受试者在接受一种药品后出现的不良医学事件，但并不一定与试验用药物有因果关系。

②不良事件严重程度判定标准：在填写病历报告表（Case Report Form，CRF）的

不良事件表时，研究者将使用轻度、中度、重度来描述不良事件的强度。为统一标准，不良事件严重程度分级如下：轻度：引起轻微不适，可忍受，不影响受试者日常生活，不需停药。中度：受试者主诉不适，影响日常生活，需对症处理，不需停药。重度：受试者主诉不适，明显影响日常生活（如需卧床休息），需对症处理，需暂时停药。

③不良事件与试验用药物关系的判定标准：按 5 级判定：肯定有关、很可能有关、可能有关、可能无关、肯定无关。前三者计为不良反应，统计不良反应发生率。

肯定有关：反应的出现符合用药后合理的时间顺序；符合所疑药物已知的反应类型；减量或停药后反应消失；疾病临床表现或非药物的其他原因不能解释该反应；重复给药再出现该反应。

很可能有关：反应的出现符合用药后合理的时间顺序；符合所疑药物已知的反应类型；停药后该反应明显改善；疾病临床表现或非药物的其他原因不能解释该反应；重复给药再出现该反应。

可能有关：反应的出现符合用药后合理的时间顺序，符合所疑药物已知的反应类型；减量或停药后有所改善；病人的临床表现或其他治疗措施也可能引起类似反应；重复给药不一定出现该反应。

可能无关：反应的出现不太符合用药后合理的时间顺序；反应不太符合所疑药物已知的反应类型；减量或停药后该反应没有改善；病人的疾病本身或其他治疗措施也可能引起类似反应，且随疾病状态改善或其他措施去除而减轻。

肯定无关：反应的出现不符合用药后合理的时间顺序；反应不符合所疑药物已知的反应类型；减量或停药后该反应没有改善；病人的疾病本身或其他治疗措施也可能引起类似反应，疾病状态改善或停用其他治疗措施反应消失。

（2）严重不良事件　是指临床试验过程中发生需住院治疗、延长住院时间、伤残、影响工作能力、危及生命或死亡、导致先天畸形等事件。

（3）重要不良事件　是指除严重不良事件外发生的任何导致采用针对性医疗措施（如停药、降低剂量和对症治疗）的不良事件和血液学或其他实验室检查明显异常。

（4）不良事件的记录和报告

①研究者应向受试者说明，要求受试者如实反映用药后的病情变化，医生要避免诱导性提问。

②在观察疗效的同时，密切注意观察不良事件或未预料到的毒副作用（包括症状、体征、实验室检查），分析原因，作出判断，并追踪观察和记录。

③对试验期间出现的不良事件，应将其症状、程度、出现时间、持续时间、处理措施、经过等记录于 CRF，评价其与试验用药物的相关性，并由研究者详细记录，签名并注明日期。

④发现不良事件时，观察医师可根据病情决定是否终止观察，对因不良事件停药的病例应进行追踪至正常或基线水平，并详细记录处理经过及结果。

⑤在试验中如出现严重不良事件，研究者除了应就地给予及时处理外，不论是否与试验用药物有关，均应在知情 24 小时内向国家食品药品监督管理局、卫生行政主管部

门、临床试验负责单位、申办者、伦理委员会及监察员报告（联系电话附后）。同时，研究者必须填写严重不良事件表，记录严重不良事件的发生时间、持续时间、采取的措施和转归。

总之，在进行中药临床试验安全性评价中，其要点应首先确定安全性分析的人群（使用过至少一次受试药物的受试者），其次明确所有不良事件与药物的因果关系（试验药物、对照药物），并对重点关注的不良事件进行详细描述与分析。然后，回顾临床前药理毒理试验结果与临床试验出现毒性的靶器官一致性，更加关注动物试验未提示的、偶然出现的新发现。

二、上市后临床安全性再评价

经过Ⅰ～Ⅲ期临床试验后，经过国家药监部门审查批准，新药上市，进入Ⅳ期临床试验阶段（新药上市后在广泛使用条件下考察疗效和不良反应，尤其是罕见不良反应），但在这个期间的药物，人类对其存在的潜在危险仍缺乏足够的了解。药物上市前由于研究技术限制，以至在上市后临床广泛应用中，仍会出现新的、甚至严重的ADR。新药在上市后头几年是药品不良反应发生最频繁的时期，这个时期是药品不良反应最佳观察期。随着药品上市时间的推移，一些迟发的或发生率低的不良反应也会逐渐暴露出来。中药上市后临床安全性再评价的具体实验方法可以参照中药新药Ⅳ期临床试验、上市后不良反应监测（包括上市后头几年内的重点监测和上市后多年的监测）的技术要求。新药Ⅳ期临床试验是新药临床试验的一个重要组成部分，是上市前新药Ⅰ、Ⅱ、Ⅲ期试验的补充和延续，Ⅳ期临床试验既可以验证上市前临床试验的结果，还可以对上市前临床试验的偏差进行纠正，更重要的是可以弥补上市前临床试验缺乏的资料和信息，为临床合理用药提供依据。此外，临床合并用药出现的药物相互作用和ADR出现的危害性都必须通过上市后大样本的临床应用才能发现，所以任何一个新药上市后都必须继续不断地进行监测和管理。

下篇 各 论

第八章 解表剂

　　解表剂是以解表药为主组成，具有发汗、解肌、透疹等作用，用以治疗表证的方剂。解表剂是为六淫邪气侵袭人体肌表、肺卫所致的表证而设，此时邪未深入，病势轻浅，采用辛散轻宣的药物可使外邪从肌表而出。凡风寒所伤或风温初起，以及麻疹、疮疡、水肿、痢疾等病初起，见恶寒、发热、头疼、身痛、无汗或有汗、舌苔薄、脉浮等属表证者，均可采用解表剂治疗。

　　根据表证病性的寒热差异，解表剂可分为辛温解表和辛凉解表两类。辛温解表主治外感风寒表证，代表方剂为麻黄汤、桂枝汤；辛凉解表主治外感风热表证，代表方剂为银翘散。

　　据可查文献，对解表方药的研究最早见于 20 世纪 20 年代，久保田晴兴研究了麻黄的平喘作用，并认为其作用机理在于松弛支气管平滑肌。我国老一辈药学家陈克恢 1924 年在《Journal of Pharmacology and Experimental Therapeutics》公开发表"麻黄有效成分——麻黄碱的作用"一文后，国内掀起了应用现代药理学方法研究中药的热潮。发汗作用的系统研究始于 20 世纪 70 年代，日本学者原田正敏于 1980 年刊发论文"麻黄的药理"，创立大鼠汗液着色法和定量测定法以观察麻黄的发汗作用，次年经国内学者刘志翻译后在国内发表。沈映君于 1986 年和 1991 年分别将上述两种方法首次引入国内。表证在症状上类似于现代医学的上呼吸道感染或某些传染病初期，现代药理研究表明，解表剂具有发汗、解热、抗炎、抗过敏、抗菌、抗病毒、镇咳、祛痰、平喘、镇痛、镇静、调节免疫等作用，目前，解表方药动物实验研究方法主要包括发汗法、解热法、抗病原微生物法、镇咳祛痰平喘法、镇静法、镇痛法、抗炎法和免疫功能测试法等。临床常用于治疗感冒、上呼吸道感染、过敏性哮喘、支气管炎等疾病。

麻黄汤《伤寒论》
Mahuangtang

【处方组成】麻黄（去节）9g　桂枝（去皮）6g　杏仁（去皮尖）6g　甘草（炙）3g

【历史沿革】麻黄汤为《伤寒论》中发汗解表之主方，南北朝时《深师方》中"麻黄解肌汤"（录自《外台秘要》卷一）为其异名方，为"疗伤寒三四日烦疼不解者方"。方中麻黄配桂枝以宣肺畅营达卫的用法，为后世发表散寒的用药思路和组方结构奠定了基础。1985 年开展了一系列关于麻黄汤等解表方剂的药代动力学研究，2000 年后出现了麻黄汤研究的高峰，涉及药理、临床等多方面。本方临床应用以汤剂为主，后发展成丸剂、片剂、颗粒剂、袋泡剂等多种剂型。该方药学研究可查文献始于 1990 年，程怡等采用薄层扫描（TLCS）法测定了麻黄汤冲剂中麻黄碱的含量。该方药理研究可查文献始于 1991 年，王家葵、沈映君等研究了麻黄汤对寒冷应激小鼠的免疫功能及大鼠足跖部汗液分泌的影响，发现麻黄汤具有提高免疫力和增加汗液分泌的作用。现代药理学证实，麻黄汤对呼吸、泌尿、免疫等多方面均有影响。该方现代临床应用研究可查文献始于 1980 年杨君柳应用麻黄汤治疗急性乳腺炎的个案报道；最初多用于治疗喘咳、外感发热等呼吸系统疾病属风寒表证者，后可用于免疫、神经、循环、泌尿等多系统疾病总属风寒表实证者。

【功能主治】发汗解表，宣肺平喘。主治外感风寒表实证，症见恶寒发热、头身疼痛、无汗而喘、舌苔薄白、脉浮紧。

【药学研究】

（一）物质基础研究

麻黄汤水煎液的乙酸乙酯萃取物采用 GC–MS 分析，共鉴定出包括挥发油类、香豆素类、醌类、酚类等 40 种化合物；水层部位采用 UP–LC–Q–TOF–MS 分析鉴定出包括有机酸类、生物碱类、黄酮类、皂苷类、甾体类、萜类、苯丙素类等 39 类化合物。乙酸乙酯部位中麻黄和桂枝的组分占总提取物的 70.00%，包括麻黄中的柠檬烯、α–水芹烯、松油烯、α–松油醇等组分，其中 α–松油醇也为麻黄平喘的有效成分；桂枝中的桂皮醛、邻甲氧基肉桂醛、肉桂酸、苯甲酸、香兰素、苯甲醛等组分，其中桂皮醛也为肉桂镇静、镇痛的有效成分。以上均属于挥发油类成分。水层部位中麻黄和桂枝的组分占总提取物的 61.54%。麻黄中的生物碱类成分占总提取物的 21.95%，包括麻黄碱、伪麻黄碱、去甲基麻黄碱、去甲基伪麻黄碱、5,6,7,8–四氢苯甲基喹啉、4–羟基 –2–喹啉羧酸等组分，麻黄碱具有发汗解表的作用；杏仁中的苦杏仁苷是止咳平喘的有效成分，脂肪酸具有抗血栓和降血脂等作用，占总提取物的 12.82%；甘草中主要为三萜皂苷和黄酮类成分，占总提取物的 15.38%，其中甘草酸和甘草次酸有抗炎的作用，黄酮类化合物是甘草镇痉、抗溃疡的主要成分。

（二）提取工艺研究

麻黄汤目前应用仍以传统的汤剂制备为主，亦有单味药颗粒配伍的颗粒剂型。采用

HPLC 法测定麻黄汤中麻黄碱的含量，结合正交试验优选麻黄汤中麻黄的先煎条件，采用以下色谱条件：Polar C_{18} 柱（4.6mm×200mm，5μm）；流动相：乙腈 –0.01mol/L，磷酸二氢钾溶液（1∶9）；柱温：室温；流速：1mL/min；检测波长：210nm。结果表明，麻黄汤中麻黄先煎的条件为药材加 12 倍量水，煎煮 2 次，每次 15min。根据该方四味药所含成分的特点对麻黄汤颗粒剂制备工艺进行了研究，拟定了三种不同工艺。工艺路线一：将麻黄、桂枝、杏仁、甘草采用水提醇沉法，所得浸膏加适量糖粉、糊精制粒，干燥得颗粒剂；工艺路线二：桂枝采用水蒸气蒸馏法提取挥发油，将桂枝蒸馏液和药渣与麻黄、杏仁、甘草采用水提醇沉，得清膏，采用一步制粒法制粒，60℃干燥 1h，喷洒挥发油于颗粒上，再在 60℃下干燥 0.5h 即得；工艺路线三：将桂枝药材粉碎，过 100 目筛得细粉备用，将桂枝粗粉与麻黄、杏仁、甘草一并水提醇沉，得浸膏，将浸膏、糖粉、桂枝细粉一起制粒，干燥，制得混悬型颗粒。对以上三条工艺路线制备的颗粒剂采用石油醚回流提取制得石油醚提取物，同时加水溶解制得水提取物，将制得的样品分别进行挥发油、苦杏仁苷、甘草酸三种成分的定性检查，结果表明，工艺三制得的颗粒剂与汤剂所含成分相近。同时也测定了颗粒以及汤剂中的麻黄碱含量，结果表明，不同工艺制备的颗粒剂中麻黄碱含量为 0.37%～0.55%，而在汤剂中为 0.30%～0.48%，由此可以看出，颗粒剂提取物优于汤剂。

（三）质量控制研究

在单味药化学成分分析的基础上，建立了 TLCS 法测定麻黄汤冲剂中麻黄碱含量测定的方法，作为麻黄汤颗粒剂的质量控制方法。应用 HPLC 法测定麻黄汤中苦杏仁苷的含量测定，色谱条件：色谱柱：Hypersil ODS 柱（4.0mm×250mm，5μm）；流动相：甲醇 – 水（15∶85）；流速：0.5mL/min；柱温：35℃；检测波长：210nm；进样体积：10μL。结果表明，苦杏仁苷与杂质峰达到基线分离，麻黄、桂枝、甘草对苦杏仁苷测定无干扰。采用 HPLC 法测定了传统方法制备的麻黄汤剂（合煎）和用单味中药精制颗粒制备的麻黄汤剂（分煎）中甘草酸的含量，比较了麻黄汤的分煎与合煎汤剂中甘草酸含量的差异，其色谱条件：色谱柱：Hypersil C_{18}（5μm，4.6mm×150mm）；流动相：乙腈 –0.1% 乙酸水溶液（33∶67）；流速 1mL/min；检测波长 254nm；柱温：25℃；进样量为 5μL。结果表明，合煎液中甘草酸的含量明显高于分煎液中的含量。

【药理作用】

（一）主要药效学研究

麻黄汤主要具有发汗、解热、平喘、祛痰、抗炎、抗过敏、扩血管等作用。

1. 发汗、解热 麻黄汤口服后发汗效果出现的比较快，维持时间比较长，具有量效关系。

麻黄汤中麻黄、桂枝有发汗作用，杏仁、甘草无发汗作用；麻黄与桂枝能明显增加大鼠腋窝皮肤汗腺空泡发生率，促进汗液分泌，且麻黄与桂枝配伍可发挥最佳效果，发汗作用超过全方，去掉麻黄后发汗作用大为减弱，去掉甘草后发汗作用不受影响；大鼠在给麻黄汤后 15min、30min、60min 时的皮肤电位的幅度明显增高，并能明显降低耳朵温度、舌下温度，提示麻黄汤发汗作用机制可能是作用于下丘脑的体温调节中枢使体温调定点下降，通过神经途径使汗腺分泌增加，从而使体温下降。进一步研究显示，麻黄汤的发汗作用与胆碱能受体及肾上腺素能受体均有关系。麻黄汤可激动 M 受体，增加汗液分泌，其作用可被阿托品部分阻滞，但不能完全阻断。同时，麻黄汤的发汗作用也与肾上腺素能受体有关。α 受体激动剂（0.4mg/kg 去甲肾上腺素）可完全阻断麻黄汤的发汗作用；α 受体拮抗剂（酚妥拉明）可促进麻黄汤的发汗作用，并呈剂量依赖关系；β 受体拮抗剂（普萘洛尔）可抑制发汗，但 β_1 受体阻断剂（阿替洛尔）对麻黄汤的发汗无影响，说明麻黄汤的发汗作用可能是通过 β_2 受体来实现。因此，麻黄汤的发汗作用主要体现在麻黄桂枝相须配伍药对上，其物质基础主要是麻黄碱、伪麻黄碱、桂皮醛等。麻黄汤属辛温解表剂，其发汗作用属于温热性发汗，与药物配伍关系、环境温度、药物剂量、麻醉与否、中枢神经功能等有关，作用机制与中枢体温调定点下移、散热增多、激动 M 受体、激动 β_2 受体、拮抗 α 受体等有关。

麻黄汤对正常和发热动物均有明显的解热作用，主要药物是麻黄和桂枝，杏仁对麻黄、桂枝的解热无影响，而甘草能增强麻黄和桂枝的解热作用，说明麻黄汤解热作用与其发汗导致散热增加有关。

2. 平喘　麻黄汤对乙酰胆碱致离体气管螺旋条收缩具有明显的抑制作用，可缓解平滑肌痉挛，单味麻黄解痉作用强于全方及麻黄汤不同配伍组。麻黄汤能降低卵蛋白所致哮喘小鼠的气道炎症反应，明显减少支气管内及管壁组织浸润细胞数和管腔内分泌物，明显减轻支气管上皮损害。麻黄汤能够延长乙酰胆碱 – 组胺混合液致喘豚鼠呼吸困难的潜伏期。麻黄汤可使哮喘模型大鼠血浆中异常降低的 cAMP 含量显著回升，使异常升高的 cGMP 的含量降低，使 cAMP/cGMP 显著回升，提示通过调节 cAMP/cGMP 的失衡，从而使支气管平滑肌松弛，并抑制介质释放以发挥其平喘作用，麻黄碱是平喘的有效成分之一。因此，麻黄汤的平喘作用机制可能是：①直接和间接兴奋支气管平滑肌细胞膜上的 β 肾上腺素受体；②直接兴奋 α 肾上腺素受体，收缩末梢血管，缓解支气管黏膜的肿胀；③阻止过敏介质的释放，抑制抗体产生；④调节 cAMP/cGMP 的失衡状态，松弛支气管平滑肌。

3. 抗炎、抗过敏　麻黄汤及其拆方对二甲苯所致的小鼠耳郭肿胀度有不同程度的抑制作用。麻黄汤及其拆方可不同程度抑制卵清蛋白（OVA）致敏哮喘小鼠肺泡灌洗液（BALF）和外周血中的嗜酸性粒细胞聚集反应，抑制 OVA 致敏大鼠腹腔肥大细胞脱颗粒反应，抑制中性粒细胞的趋化作用，降低白三烯含量，麻黄桂枝组合效果强于其他组合，但以全方效果最好；并能抑制致敏小鼠肺组织中 5– 脂质氧合酶激活蛋白（FLAP）、IL–4 基因的表达，降低支气管肺泡灌洗液（BALF）中白三烯 C_4（LTC_4）的水平，且以麻黄汤全方效果最佳。此外，麻黄汤还可提高卵清蛋白 +Al（OH）$_3$ 致敏小鼠鼻腔组胺耐受阈值，减少小鼠挠鼻次数并减轻其鼻症状。

4. 祛痰　麻黄汤组、去麻黄组、去桂枝组、去杏仁组、去麻黄桂枝加倍组、麻黄减半桂枝加倍组、杏仁加倍组均能明显增加小鼠的酚红排泌量，具有祛痰作用；麻黄减半组、麻黄减半杏仁加倍组对酚红排泌量无影响。

5. 对中枢神经系统的影响　麻黄汤组、麻黄桂枝组、麻黄杏仁组、麻黄甘草组、去

甘草组、去杏仁组均可显著提高小鼠的自发活动，具有中枢兴奋作用，但各拆方组间无明显差异。

麻黄汤能够明显提高大鼠大脑皮层额叶兴奋性神经递质谷氨酸（Glu）和天冬氨酸（Asp）含量；桂枝能拮抗麻黄引起的脑中 Asp 和 Glu 含量，提示桂枝能够降低麻黄引起的神经兴奋副作用。

单味药麻黄能显著升高大鼠脑内 Glu/GABA 比值，而配伍桂枝、杏仁、甘草后，均能显著抑制 Glu/GABA 比值的增大，说明桂枝、杏仁、甘草能协调麻黄对 Glu/GABA 比值的影响。

6. 扩张血管 麻黄汤能够增加小鼠皮肤血流量，加快血流速度，扩张小鼠耳郭动静脉。单味桂枝能够扩张小鼠耳郭动静脉；单味麻黄具有收缩血管作用，但能加快微循环血流速度；麻黄桂枝配伍具有明显的扩张血管作用，而杏仁、甘草对小鼠耳郭循环无明显影响。

（二）安全性评价研究

对麻黄汤的急性毒性研究表明，麻黄汤 19.8g/kg 灌胃 1h 后有小鼠出现死亡，小鼠眼球突出，有举尾反应，紫绀；其 LD_{50} 为 51.07g/kg（95% 可置信限为 42.38~61.58g/kg）。

（三）体内过程研究

以发汗的药效法测定麻黄汤的大鼠药效动力学参数，麻黄汤的最低起效剂量为 0.49g/kg（Po），相当于临床等效剂量的效应消退半衰期为 2.64h，效应维持时间为 16.39h，效应达峰时间为 1.96h。以对鲜酵母所致发热大鼠的解热效应为指标，测定麻黄汤的药物动力学参数，结果表明麻黄汤的最小起效剂量为 0.189g/kg，效应持续时间为 6.4h，临床等效剂量的效应消退半衰期为 1.11h。

对大鼠体内麻黄汤总生物碱的药代动力学研究显示，大鼠口服灌胃麻黄汤，通过 3P97 软件进行房室模型拟合并计算药代动力学参数发现，总生物碱在大鼠体内的代谢过程符合一室模型，半衰期（$t_{1/2}$）为 339.88min，血药达峰时间（t_{max}）为 265.86min，血药浓度 – 时间曲线下面积（AUC）为 326631.38min·mg/L。

另有研究显示，臣药、佐药、使药对君药麻黄中伪麻黄碱的药代学会产生不同的影响：臣药桂枝的加入可提高伪麻黄碱的吸收速率常数（K_{01}）、血药达峰浓度（C_{max}）、AUC，降低表观分布容积（V）和清除率（CL），说明桂枝可加快伪麻黄碱的吸收，促进人体对伪麻黄碱的吸收利用程度，降低清除率以保证体内有足够药量发挥药效，使伪麻黄碱主要分布于体液，有利于减少体内蓄积，防止、降低毒效。佐药杏仁的加入提高伪麻黄碱 C_{max}、AUC 值，降低 V 和 CL 值，说明杏仁促进人体对伪麻黄碱的吸收利用，保证体内维持一定药量，减少体内蓄积，而对伪麻黄碱的吸收消除速度没有影响。使药甘草的加入能增大伪麻黄碱的 K_{01}、消除速率常数（K_{10}）和 C_{max} 值，降低麻黄碱的 $t_{1/2}$、t_{max}、V 值，说明甘草对伪麻黄碱的影响主要是加快伪麻黄碱的吸收和消除，降低 V 有利于减小伪麻黄碱体内蓄积。桂枝和杏仁协同提高伪麻黄碱 C_{max}、AUC，共同促进人体对其的吸收利用；桂枝和甘草协同提高 K_{01}；桂枝和杏仁拮抗甘草提高 K_{10}、降低 $t_{1/2}$ 的作用；甘草对伪麻黄碱的消除快慢有极显著影响，桂枝、杏仁拮抗甘草的作用以防止伪麻黄碱消除太快而致药效过快下降，从而延长效应时间。甘草拮抗桂枝、杏仁提高 C_{max} 的作用，拮抗桂枝、杏仁降低 V 的作用。桂枝、杏仁、甘草与麻黄单独配伍都可以提高伪麻黄碱的 C_{max}，但是甘草配伍桂枝或杏仁之后，C_{max} 上升幅度减小；三种药物均有降低 V 作用，但桂枝甘草、杏仁甘草配伍之后，V 下降幅度减小。说明甘草既具有正相作用，又能避免合用之后作用过度而引发不良反应。

【临床应用】

（一）临床常用

本方是治疗外感风寒表实证的基础方、代表方，临床表现主要有恶寒发热、无汗而喘、苔薄白、脉浮紧等。在风寒表实证基础上，若兼痰湿见胸满喘急、咳嗽痰多者，可配伍苏子、半夏以降气化痰；若兼湿邪见肢节酸痛者，可配伍苍术、薏苡仁以祛风除湿；若兼里热见心烦、口渴者，可配伍石膏、黄芩以清泻郁热；若兼鼻塞流涕者，可配伍细辛、苍耳子以宣通鼻窍。

（二）临床新用

本方常用于治疗普通感冒、流行性感冒、支气管哮喘、急性支气管炎、扁桃体炎等属于风寒表实证者，此外还可以加减治疗风湿性、类风湿性关节炎、缓慢性心律失常、急性乳腺炎、痛经、遗尿症、荨麻疹、银屑病等。

（三）不良反应

临床上应用不当，有引起心律失常的不良反应报道。

【使用注意】本方为发汗峻剂，《伤寒论》对"疮家""淋家""亡血家"，以及外感表虚自汗、血虚而脉兼"尺中迟"、误下而见"身重心悸"等，虽有表寒证，亦皆禁用。

桂枝汤《伤寒论》
Guizhitang

【处方组成】桂枝（去皮）9g　芍药 9g　甘草（炙）6g　生姜（切）9g　大枣（擘）3 枚

【历史沿革】桂枝汤为《伤寒论》解肌发表、调和营卫之主方，被柯韵伯赞为"仲景群方之魁"。《伤寒论》和《金匮要略》中，以桂枝汤为主加减变化的类方有约 20 首。方中桂枝配芍药的用法，成为后世调和营卫治法的经典范式。本方临床应用以汤剂为主，后发展成丸剂、颗粒剂等多种剂型。

桂枝汤的现代研究从 1983 年逐渐开展，至今仍在不断深入。本方临床应用以汤剂为主，后发展成丸剂、片剂、颗粒剂、袋泡剂等多种剂型。该方药学研究可查文献始于 1994 年，赵长琦等采用 TLCS 法测定了桂枝汤在煎煮过程中芍药苷含量的动态变化。该方药理研究可查文献始于 1983 年，魏德煌等研究了桂枝汤对小鼠巨噬细胞的影响，发现桂枝汤可提高巨噬细胞的吞噬能力。现代药理学证实，麻黄汤对呼吸、循环、免疫、内分泌等多方面均有影响。该方现代临床应用研究可查文献始于 1964 年刘少轩应用桂枝汤治疗自汗的个案报道。桂枝汤的临床应用广泛，可用于呼吸、循环、免疫、神经等多系统、涉及内外妇儿多科疾病总属风寒表虚证者。

【功能主治】解肌发表，调和营卫。主治外感风寒表虚证，症见头痛发热、汗出恶风、鼻鸣干呕、苔白不渴、脉浮缓或浮弱。

【药学研究】

(一) 物质基础研究

在酵母诱导的发热大鼠中，桂枝汤有效部位 A（Fr.A）能降低下丘脑 5- 羟色胺（5–HT）、去甲肾上腺素（NE）、多巴胺（DA）含量；在阿尼利定（安痛定）诱导的低体温大鼠中，能升高 5–HT 含量。结果提示，Fr.A 为桂枝汤体温双向调节作用的一种物质基础，影响中枢神经递质 5–HT 的水平是其机理之一；经 LC/MS、GC/MS 和化学分离确证，其内含十余种苯丙烯类化合物，此类化合物为该部位的主要成分。

(二) 提取工艺研究

桂枝汤临床应用以传统汤剂制备为主。近年来有报道采用多指标正交实验优选桂枝汤的机器最佳煎煮工艺，采用 $L_9(3^4)$ 正交实验设计和现代机器煎煮，以芍药苷、桂皮醛及浸膏得率为指标综合评分，考察浸泡时间、煎煮时间及煎煮温度 3 个因素，优选出桂枝汤最佳煎煮工艺为：浸泡时间 30min，煎煮时间 30min，煎煮温度 120℃。优选的桂枝汤机器煎煮工艺操作简便、稳定可行、重复性好，为临床煎煮桂枝汤的规范化提供合理的依据。

(三) 质量控制研究

TLCS 法和 HPLC 法是桂枝汤质量控制研究的主要方法。在单味药化学成分分析的基础上，采用 HPLC 建立了桂枝汤中的原儿茶酸、香豆素、桂皮酸、桂皮醛、芍药苷和甘草酸含量测定的方法。桂枝汤研究中，常以白芍、桂枝、甘草的有效或指标成分芍药苷、桂皮醛、桂皮酸及甘草酸作为含量测定对象，以建立桂枝汤的定量分析方法。

【药理作用】

(一) 主要药效学研究

桂枝汤主要具有对体温、汗腺分泌、胃肠运动、血压、免疫双向调节的作用，并且可以抗病毒、抗炎、镇痛、镇静、止咳、祛痰、增加心肌血流量等。

1. 对体温的双向调节作用 桂枝汤对体温具有双向调节作用。桂枝汤灌胃给药后（剂量 2.5 ~ 10g/kg），可使酵母引起的大鼠发热和安痛定引起的体温降低加速恢复正常。桂枝汤以 1.5g/kg 剂量灌胃，可显著抑制酵母诱导的大鼠发热，降低发热引起的血清炎性因子 IL-1、TNF-α、血浆和下丘脑前列腺素 E_2（PGE_2）、一氧化氮合酶（NOS）、腺苷酸环化酶（AC）水平异常升高，使体温恢复至正常水平。此外，桂枝汤也可通过拮抗中枢系统的冷源型神经肽神经降压素（NT）和部分拮抗去甲肾上腺素，达到升温的作用；桂枝汤还可双向调节下丘脑中 15- 羟基前列腺素脱氢酶（15–PGDH）的活性。上述各方面均为桂枝汤双向调节体温的作用环节和机制。

2. 对腺体分泌的调节作用 桂枝汤对汗腺的分泌具有双向调节作用。桂枝汤对正常大鼠有显著发汗作用，对汗腺分泌进行性受抑的流感病毒感染小鼠，可以促进发汗并使之趋向正常；对阿托品所致汗腺分泌抑制的造模大鼠，也能提高汗腺的分泌；对安痛定诱发汗腺分泌亢进的造模大鼠，能降低其发汗，使之恢复到正常水平。

3. 对免疫系统的作用　桂枝汤可通过提高体内 cAMP 含量，降低 cGMP 含量，抑制介质释放，减轻和缓解变应性鼻炎豚鼠的局部症状。II 型胶原免疫后（胶原免疫性关节炎）小鼠外周全血中 T 淋巴细胞存在不同程度的升高，小肠黏膜免疫系统中 CD_4^+、CD_8^+T 淋巴细胞及分泌型免疫球蛋白 A（SIgA）数量明显减少，桂枝汤 30g/kg 剂量灌胃给药，外周血中 CD_3^+T、CD_4^+T、CD_8^+T 细胞水平显著降低，小肠黏膜 CD_4^+T 淋巴细胞及 SIgA 数量明显升高，并降低脾脏来源的 T 淋巴细胞对丝裂原 ConA 激活的增殖反应系数，提示桂枝汤可下调外周血免疫功能，增强痹证小鼠肠道黏膜免疫功能，从而诱导免疫耐受和免疫抑制。

4. 对循环系统的作用　桂枝汤可以显著降低高脂血症心肌缺血大鼠模型全血黏度、全血还原黏度、血浆黏度和相对黏度，改善红细胞血流变性，改善微循环作用，增加心肌供血；可以改善心肌缺血大鼠左心室收缩和舒张功能，升高左心室收缩压（LVSP）、左心室内压最大上升速率和下降速率（$\pm dp/dt_{max}$），降低左心室舒张末压（LVEDP）；降低血浆中内皮素、血浆血管紧张素 II、血栓素 B_2 水平，升高血浆 6- 酮 -4- 前列腺素 $F_{1\alpha}$ 含量，调节血管活性物质，保护内皮，抑制动脉粥样硬化；并通过抑制高脂心肌缺血大鼠炎症及氧化应激反应，减轻高脂血症大鼠心肌组织形态学结构的异常改变，发挥其保护心血管的作用。

5. 对消化系统的作用　桂枝汤可双向调节胃肠运动。桂枝汤可拮抗新斯的明诱发的胃肠功能亢进，使大鼠的血液、下丘脑、十二指肠和空肠的血管活性肠肽（VIP）、P 物质和生长抑素含量的降低，但对胃窦 VIP 含量无影响；也可对抗阿托品诱发的胃肠运动机能受抑大鼠的 VIP、P 物质和生长抑素含量升高，并使之趋于正常水平；但对正常大鼠无明显的影响。

6. 对神经内分泌的影响　在对 4- 甲基邻苯二酚（4-MC）腹腔注射 30 天诱导的心脏交感神经芽生模型中，桂枝汤（桂芍比为 1 : 1、1 : 2）可抑制造模引起的心率增高，并降低左心室和右心房心肌匀浆中去甲肾上腺素（NE）、生长相关蛋白（GAP-43）、酪氨酸羟化酶（TH）的含量，减少右心房和左心室中 TH 阳性神经分布，有助于抑制缺血性心脏病在梗死周围区域的心肌出现异常活跃的交感神经再生，减少恶性心律失常和心源性猝死的形成因素，恢复心脏自主神经平衡。

7. 镇静、镇痛　桂枝汤有明显的镇静作用，腹腔注射，20min 内使小鼠自主活动次数减少 73.81%，增强戊巴比妥钠的协同催眠作用。桂枝汤腹腔注射 120min 后，可使热板所致小鼠痛阈值提高；桂枝汤腹腔注射和灌胃给药，均能明显减少醋酸所致小鼠扭体反应的扭体次数，增强扭体反应的抑制作用，呈现量效关系。

8. 抗病毒、抑菌　桂枝汤灌胃可明显抑制流感病毒的肺内增殖，减轻流感病毒引起的肺部炎症。体外实验研究表明，桂枝汤对呼吸道合胞病毒，副流感 -I，腺病毒 3、7 型，柯萨奇病毒 4、5、6 型，肠道孤儿病毒 II 型，单纯疱疹性病毒 I、II 型有很好的抑制作用，并且桂枝汤大鼠含药血清对单纯疱疹性病毒 I、II 型有显著的抑制作用。体外实验研究证明，桂枝汤对金黄色葡萄球菌、伤寒杆菌、幽门螺旋菌、幽门弯曲菌、结核杆菌均有较强的抑制作用。

9. 增加心肌血流量 桂枝汤灌胃给药能够显著增加家兔心肌血流量，作用可持续 2h。

（二）安全性评价研究

基础毒性试验

（1）急性毒性试验 小鼠腹腔注射桂枝汤煎剂，寇氏法测得 LD_{50} 为 $28.15 \pm 1.875g$（生药）/kg。

（2）长期毒性试验 以桂枝汤 20、40、80g/kg 灌胃大鼠，连续 3 个月，对动物一般行为、体重增长、血象、血液生化指标及病理组织检查，未见异常。

（三）体内过程研究

以发汗的药效法测定桂枝汤的药效动力学参数，桂枝汤的最低起效剂量为 0.479/kg，临床等效剂量的效应消退半衰期为 2.62h，效应维持时间为 8.95h，效应达峰时间为 1.64h。以对鲜酵母所致发热大鼠的解热效应为指标，测定桂枝汤的药物动力学参数，结果表明，桂枝汤的最小起效剂量为 0.429/kg，效应持续时间为 10.6h，临床等效剂量的效应消退半衰期为 1.3h。

【临床应用】

（一）临床常用

本方为治疗外感风寒表虚证的基础方，又是调和营卫、调和阴阳的代表方。临床常用于治疗风寒表虚证。风寒表虚证的临床表现主要有恶风、发热、汗出、口不渴、脉浮缓等。在风寒表虚证的基础上，若风寒较重者，可配伍荆芥、防风以疏风散寒；若兼喘咳者，可配伍杏仁、厚朴、苏子以降气平喘；若兼项背拘急者，可配伍葛根以通络舒筋；若兼体虚者，可配伍黄芪以益气补虚。

（二）临床新用

本方常用于治疗感冒、流行性感冒、产后及病后低热、不明原因的低热、失眠、神经官能症、妊娠呕吐、荨麻疹、多形红斑、冻疮、汗症、哮喘、过敏性鼻炎等属风寒表虚证者。此外，还可以加减治疗围绝经期综合征、椎动脉型颈椎病、不安腿综合征、肠易激综合征、窦性心动过缓、室性早搏、冠心病、肺炎、慢性胃炎、皮肤瘙痒症、过敏性紫癜、痛经、软组织损伤、肩周炎、便秘、腹痛等。

（三）不良反应

服药后有轻度恶心、胃部不适的报道。

【使用注意】 凡外感风寒表证无汗者禁用。服药期间禁食生冷、黏腻、酒肉、臭恶等物。

银翘散 《温病条辨》
Yinqiaosan

【处方组成】 金银花 30g　连翘 30g　苦桔梗 18g　薄荷 18g　竹叶 12g　生甘草 15g

荆芥穗 12g　　淡豆豉 15g　　牛蒡子 18g　　苇根（常以芦根代，原书未注明剂量）　制散剂，每服 18g。

【历史沿革】本方为清代吴鞠通所创。吴鞠通遵《素问·至真要大论》"风淫于内，治以辛凉，佐以苦甘""热淫于内，治以咸寒，佐以甘苦"的治法原则，以李杲清心凉膈散为基础，去苦寒入里的黄芩、栀子，加辛散清热之金银花、荆芥穗、淡豆豉、牛蒡子、芦根组成本方，成辛凉透表之代表方剂。本方原为煮散剂，沿用至今多以汤剂为主，后发展成丸剂、片剂、颗粒剂、胶囊剂等多种剂型。该方药理研究可查文献始于1991 年，杜立军等对银翘散的解热作用进行了研究，发现银翘散能拮抗内生致热源导致的家兔发热。该方现代临床研究可查文献始于 1959 年，刘明达报道了应用银翘散治疗流行性感冒 45 例研究。本方最初用于治疗风热表证，后常用于急性扁桃体炎、急性支气管炎、肺炎、流感、咽喉炎、口腔炎、麻疹、水痘、腮腺炎、风疹等疾病属风热表证者。

【功能主治】辛凉透表，清热解毒。主治温病初起，症见发热、微恶风寒、无汗或有汗不畅、头痛口渴、咳嗽咽痛、舌尖红、苔薄白或薄黄、脉浮数。

【药学研究】

（一）物质基础研究

银翘散的化学成分研究较其组成单味药的研究薄弱。对银翘散抗流感病毒作用的物质基础进行色谱分离并进行光谱鉴别时，从银翘散抗流感病毒有效部位群中分离鉴定出 6 种黄酮类成分，即醉鱼草苷、金合欢素、橙皮苷、异甘草素、异甘草苷和金丝桃苷；4 种黄酮二糖苷成分，即异甘草素 –2'–O– 芹糖（1 → 2）– 葡萄糖苷、异甘草素 –4'–O– 芹糖（1 → 2）– 葡萄糖苷、异甘草素 –4–O– 芹糖（1 → 2）– 葡萄糖苷、甘草素 –4'–O– 芹糖（1 → 2）– 葡萄糖苷，以及牛蒡子苷、连翘苷、连翘酯苷、甘草苷、甘草素、染料木素、芒柄花素、大豆素、6– 甲氧基大豆素、3,3',4– 三甲氧基鞣花酸、绿原酸；其中醉鱼草苷、金合欢素、3,3',4– 三甲氧基鞣花酸、染料木素、大豆素、6– 甲氧基大豆素为首次从银翘散群药中获得，异甘草素 –2'–O– 芹糖（1 → 2）– 葡萄糖苷为新化合物。

（二）提取工艺研究

银翘散传统制备方法是汤剂煎煮，制备工艺中的煎煮条件变化可影响其化学成分的溶出，进而影响药效。以正交设计法研究银翘散的最佳提取工艺，研究发现，用砂锅，饮片浸泡 30min，一煎加 12 倍水，二煎加 8 倍水，煎煮 2 次，每次煎煮 15min，薄荷、荆芥于煎煮 10min 时后下，汤剂中绿原酸、芦丁、连翘苷、橙皮苷、牛蒡苷等药效成分的提取效率最佳，为传统煎煮法的最优工艺。与传统提取相比，高压煎煮（高压煎药机最佳工艺条件：银翘散饮片加 14 倍水，浸泡 45min，煎煮 20min，煎煮 1 次）和常压煎煮（常压煎药机最佳工艺条件：银翘散饮片浸泡 15min，一煎加 16 倍水，二煎加 10 倍水，每次用常压煎药机煎煮 25min，其中薄荷、荆芥于煎煮 20min 时后下）制备的银翘散汤剂中，金银花中的绿原酸、芦丁，连翘中的连翘苷，荆芥中的橙皮苷，牛蒡子中的牛蒡苷 5 种药效成分均较传统煎煮法含量偏低，且其抗炎解热作用也低于传统煎煮方法。

（三）质量控制研究

在银翘散相关制剂的质量控制中，常以主药金银花中的绿原酸含量作为质控指标，TLC、HPLC 方法广泛用于银翘散的质量控制研究。

采用 HPLC 的方法，色谱条件：色谱柱 Kromasil C18 柱（4.6mm×250mm，5μm），乙腈 –0.4% 磷酸溶液梯度洗脱，流速 1.0mL/min，检测波长 230nm，柱温为 30℃，可同时测定银翘散中绿原酸、连翘苷、牛蒡苷、甘草苷、甘草酸含量。该方法专属性强、操作简便、重现性好，可将其作为银翘散的质量控制方法和指标。

为了对银翘散进行更全面的质量控制，HPLC 指纹图谱技术逐步应用于银翘散的质控研究。色谱条件：流动相为 0.05% 磷酸 – 甲醇梯度洗脱，流速为 0.8mL/min，检测波长为 279nm，能较好地分离银翘散水煎提取物的主要成分，指纹图谱重现性良好，其中有 18 个专属性特征指纹峰，可作为质控指标。

【药理作用】

（一）主要药效学研究

银翘散主要具有解热、抗炎、抗病毒、抗过敏、调节免疫等作用。

1. 解热 银翘散有明显的解热作用。银翘散袋泡剂能够明显降低 2,4- 二硝基苯酚所致大鼠的体温升高，而片剂作用较弱。

2. 抗炎 银翘散有显著的抗炎作用。银翘散袋泡剂、煎剂、片剂能够明显抑制鸡蛋清所致大鼠的足跖肿胀度，尤以袋泡剂作用为强。银翘散袋泡剂、煎剂、片剂对组织胺所致小鼠腹部皮肤毛细血管通透性增高具有明显抑制作用，给药后 20min 作用即很明显，至 60min 仍有强的抑制效果；袋泡剂剂量与对组织胺引起通透性增高的抑制作用间有量效关系。各种制剂对二甲苯和 5-HT 引起小鼠毛细血管扩张和血管通透性增强均无抑制作用。银翘散袋泡剂对前列腺素所致小鼠腹部皮肤毛细血管通透性增高具有明显抑制作用。银翘散袋泡剂对巴豆油所致小鼠耳肿胀具有一定的抑制作用。

3. 抗病毒 银翘散还可改善流感病毒引起的小鼠肺炎症状，保护肺组织形态的完整性，延长生命率，对甲型流感病毒感染小鼠有死亡保护作用。研究显示，银翘散可提高流感病毒感染小鼠支气管肺泡灌洗液中 sIgA、γ- 干扰素（IFN-γ）水平，提高 IFN-γ/IL-4 比值，抑制流感病毒感染鼠 Th1 细胞亚群优势反应。对内毒素引起的家兔血中白细胞（WBC）炎性介质 IL-1 升高，银翘散均有显著的抑制作用，但对内源性炎症控制因子 IL-10 未见显著影响。

4. 抗过敏 银翘散有显著的抗过敏作用。银翘散袋泡剂能够明显降低天花粉所致小鼠被动皮肤过敏反应的光密度值，能够明显减小天花粉所致大鼠被动皮肤过敏反应的皮肤蓝斑直径。银翘散袋泡剂能明显减轻天花粉所致小鼠速发型超敏反应的强度，降低过敏性休克的死亡数。银翘散袋泡剂、煎剂、片剂对二硝基氟苯所致小鼠迟发型超敏反应均有明显抑制作用。

5. 对单核巨噬细胞系统吞噬活性的影响 银翘散袋泡剂对小鼠腹腔巨噬细胞吞噬异物能力有明显促进作用，而银翘散袋泡剂、煎剂、片剂对小鼠网状内皮系统的吞噬指数及胸腺、肝、脾均无明显影响。

（二）安全性评价研究

急性毒性试验 小鼠腹腔注射银翘散，LD_{50} 为 12.57g/kg。给小鼠灌胃银翘散煎剂，LD_{50} 为 100g/kg；给小鼠灌胃银翘散袋泡剂，LD_{50} 为 30g/kg；给小鼠灌胃银翘散片剂，LD_{50} 为 75g/kg。

（三）体内过程研究

以发汗的药效法测定银翘散的药效动力学参数，结果表明，银翘散最低起效剂量为 0.2679/kg，临床等效剂量的效应消退半衰期为 3.90h，效应维持时间为 23.71h，效应达峰时间为 2.21h。以对鲜酵母所致发热大鼠的解热效应为指标，测定银翘散的药物动力学参数，结果表明，银翘散的最小起效剂量为 0.439/kg，效应持续时间为 8.5h，临床等效剂量的效应消退半衰期为 1.19h，吸收半衰期分别为 0.54h。

小鼠腹腔注射银翘散，以药物累积法测定药物动力学参数，测定最小有毒剂量为 7.28g/kg，表观消除半衰期 13.86h，表观分布半衰期 0.76h。

【临床应用】

（一）临床常用

本方为"辛凉平剂"，是治疗风热表证的代表方、常用方。临床主要用于治疗外感风热表证，其症状表现主要有发热、微恶风寒、无汗或汗出不畅、咽痛、口渴、舌红苔薄微黄、脉浮数等。若渴甚，为伤津较重，可加天花粉以生津止渴；若咽痛重，为热毒较甚，可加板蓝根、玄参以清热解毒利咽。

（二）临床新用

本方常用于治疗普通感冒、流行性感冒、支气管哮喘、急性支气管炎、上呼吸道感染、急性扁桃体炎、急性咽喉炎、大叶性肺炎、流行性乙型脑炎、急性腮腺炎等属于温病初起、邪郁肺胃者，此外还可以加减治疗急性传染性疾病如麻疹、水痘、小儿疱疹性口炎、风疹、手足口病、流行性结膜炎、急性肾炎等。

（三）不良反应

目前尚未检索到相关报道。

【使用注意】凡外感风寒及湿热病初起者禁用。方中药物多芳香之品，不宜久煎。

第九章 清热剂

　　凡以清热药为主组成，具有清热、泻火、凉血、解毒、养阴透热等作用，治疗里热证的方剂，统称清热剂。里热证的成因不外内生与外感两端，外感六淫，皆可入里化热；五志过极，脏腑偏胜，亦可化火；内伤久病，阴液耗损，虚热乃生。故凡属上述种种原因所引起的里热证，无论是属虚属实，在气在血，在脏在腑，皆是其适应范围。因里热有在气分、血分、脏腑等的区别，有实热、虚热之分，有轻重缓急之殊，因此清热剂按治法相应分为清气分热、清营凉血、清热解毒、清脏腑热、清虚热等五类。清热剂虽系以清热药为主，但由于里热证的病位及性质各有不同，治疗之法有严格的针对性，清热药又各具不同功效，因而，组织本类方剂必须随证而异，大抵是热在气分，以清热泻火药为主；热在营血分，以清热凉血为主；气血两燔，则清气与凉血并用；热盛成毒，以清热解毒为主；热盛脏腑，则针对热邪所在的脏腑选择相应药物；属虚热者，又当以清虚热药为主。此外，由于里热盛可耗气伤阴，可形成"郁火"，可合并湿邪，或引动肝风，故必要时尚应佐以滋阴、益气、息风，或化湿利湿，或发散郁火之品，照顾兼证。

　　清热剂现代临床应用广泛，不但用于外感发热类疾病，内伤杂病中也每获良效。里热证在症状上类似于现代医学的多种急性传染、感染性热性疾病，也包括了很多非感染性疾病而症见发热者，如某些肿瘤、变态反应性疾病以及内分泌性疾病等。清热方药抗病原微生物的研究始于 20 世纪早期，若林哲郎于 1917 年报道黄柏中提取的盐酸小檗碱对大肠杆菌等多种细菌具有体外抗菌作用。现代研究表明清热剂除了有退热作用外，还有显著的抗感染、抗炎、抗菌、抗氧化、抗肿瘤、调节内分泌及免疫系统等作用，同时，清热剂在临床中由于不当的使用，个别方剂也出现了明显的毒性，如龙胆泻肝汤的肾毒性。因此本章选择其中最有代表性的、临床疗效显著、实验研究报道资料丰富的白虎汤、黄连解毒汤、龙胆泻肝汤、左金丸，着重从药学研究、药理学研究、临床研究等三方面进行详细介绍，为清热剂的临床应用提供实验依据。

白虎汤《伤寒论》
Baihutang

　　【处方组成】石膏（打碎）50g　知母18g　甘草（炙）6g　粳米9g
　　【历史沿革】白虎汤，最早见于东汉末年张仲景著的《伤寒论》一书，主治阳明气分热盛。历代中医奉它为解热退烧的经典名方。明·方贤著《奇效良方》："治伤寒脉浮滑者，表里有热，若汗下吐后，七八日不解，热结在里，大渴，舌上干燥欲饮水者。"《宋·太平惠民和剂局方》："治伤寒大汗出后，表证已解，心胸大烦，渴欲饮水，及吐或下后七、八日，邪毒不解，热结在里，表里俱热，时时恶风，大渴，舌上干燥而烦，欲饮水数升者，宜服之。又治夏月中暑毒，汗出恶寒，身热而渴。"《普济方》："白虎汤治阳毒伤寒，服桂枝汤，大汗出后，大渴，烦躁不解，脉洪大者。"《顾氏医径》言白虎汤主治："疹已出而烦渴者。"《校注妇人良方》："胃热作渴，暑热尤效；又治热厥腹满，身难转侧，面垢谵语，不时遗溺，手足厥冷，自汗，脉浮滑。"《女科万金方》："男子妇人感冒风寒，表里俱热，狂言妄语，后结不解，大热大渴；及暑热发渴；妇人身热如蒸而渴者。"《普济方》言白虎汤主治："温热及中暑烦渴；并治小儿痘疱、麸疹、瘢疮赤黑，出不快，及疹毒余热。"

近年来，该方的实验研究、临床应用、药理研究等方面内容较多。现代药理研究表明白虎汤除了具有解热作用外，还有增强机体免疫作用。该方临床沿用一直以汤剂为主，后发展成口服液、颗粒剂、分散片等剂型。该方药学研究可查文献始于 1981 年王爱芳等研究白虎汤中知母、石膏各种成分的退热作用，研究发现知母的退热成分为芒果苷，石膏的退热成分为硫酸钙以外的微量物质。该方药理研究可查文献始于 1981 年王爱芳等白虎汤对家兔退热作用及其原理的研究，研究发现该方有明显的退热作用。该方现代临床应用研究可查文献始于 1956 年连松林流行性乙型脑炎临床病例讨论；最初用于治疗各种发热性传染病，后广泛用于内、妇、外、儿、眼、五官、口腔等多系统疾病总属气分热盛者。

【功能主治】 清热生津。主治气分热盛证，症见壮热面赤、烦渴引饮、汗出恶热、脉洪大有力。

【药学研究】

（一）物质基础研究

白虎汤作为矿物药与植物药相结合的经典方剂，其处方严谨、配伍组成极具特色，有研究表明，白虎汤配伍组成的改变对汤液中无机元素（钙、铁、镁、铝、锰、钴、铜、锌和钛）的溶出有显著影响，白虎汤解热主要有效成分为石膏中的无机元素、知母中的芒果苷等；在白虎汤抗炎的物质基础研究中，有学者建立了白虎汤 HPLC 分析方法，发现白虎汤色谱图中的 1、2、3、5、6 和 8 号色谱峰与炎症抑制率呈显著正相关，这些色谱峰均来自于知母药材，对药效呈增强作用，但其具体成分尚不清楚。有学者研究发现白虎汤复方配伍可使 Ca^{2+} 溶出量增加而使芒果苷含量降低，这提示复方配伍可使一部分药物中有效成分溶出量增加以增强复方药效，还可以通过各药物间相畏、相使的作用，使某些有一定毒性的有效成分含量保持在可发挥药效但又可避免毒副作用的剂量范围内。

（二）提取工艺研究

白虎汤长期以来均采用水煎法进行提取，以汤剂入药疗效确切。据文献报道，方中君药石膏主要含有 $CaSO_4 \cdot 2H_2O$，药理实验证明，石膏退热作用与血钙离子水平的升高有密切关系。白虎汤中的有效成分知母皂苷、芒果苷、知母多糖、甘草酸及甘草次酸更容易溶解于乙醇，根据以上成分的溶解性，如果改为醇提法提取的有效成分更全面，但醇提白虎汤还未经过药效学的实验证明其退热作用大于或等于水提白虎汤，而且文献报道知母的醇提物无抗炎作用，因此白虎汤提取工艺仍采用水提法。在水提工艺的研究中选用臣药知母中的芒果苷为含量测定的指标，但因芒果苷仅为方中一味药的有效成分之一，还不能完全代表白虎汤的疗效，因此考察指标再增加浸膏得率，并按芒果苷为0.7、浸膏得率为0.3的权重系数对这两个指标进行综合加权评分，以提高正交工艺筛选结果的准确性，最终确定，加水量8倍、提取2次、每次30min为最佳水提工艺。

（三）质量控制研究

目前对白虎汤的质量控制研究方法主要有用 HPLC 法测定白虎汤中的一个或者两个成分的含量，或者采用电感耦合等离子体原子发射光谱（ICP-AES）法研究不同配伍条件下白虎汤中主要成分钙离子的溶出规律。有报道利用 HPLC 同时测定白虎汤中新芒果苷、芒果苷、甘草苷和甘草酸铵的含量，重复性好、稳定性高，可用于白虎汤的质量控制。

【药理作用】

（一）主要药效学研究

白虎汤主要具有解热、抗菌、抗病毒、抗炎、增强免疫、降血糖、降血脂等作用。

1. 解热作用 白虎汤对内毒素所致的家兔温病气分证模型有解热作用；研究发现白虎汤加减灌肠对温病气分热证家兔内毒素有强大的清除作用；石膏、知母配伍后比他们的单味药的解热效果强，白虎汤原方配伍的解热效果是最好的，持续时间也最长；实验表明，去钙白虎汤和不含石膏的粳米甘草剂均无清热作用；石膏的解热作用较快但短暂，知母解热虽缓但持久；单味石膏和单味知母的解热作用都没有两者合用效果好。由此看来，有关白虎汤的解热作用是肯定的，遵循原方剂量配伍比例是白虎汤发挥最佳解热效果的前提。解热作用的物质基础可能与芒果苷有关。

2. 抗菌、抗病毒 体外实验研究表明，白虎汤对葡萄球菌、肺炎双球菌、溶血性链球菌、伤寒杆菌有较强的抑制作用，对大肠杆菌、痢疾杆菌及霍乱弧菌有抑制作用。体内实验表明，白虎汤能够提高流行性乙型脑炎病毒感染小鼠的存活率，显著降低感染小鼠死亡率。

3. 抗炎 白虎汤具有较好的抗炎作用，能够拮抗自由基损伤及调节前列腺素代谢，降低 C- 反应蛋白（CRP）和铜蓝蛋白（CP），保护肺组织免受损伤。白虎汤能够明显升高肺炎双球菌肺炎大鼠血清及小肠组织中 SOD 活性、6-keto-$PGF_{1\alpha}$ 含量，明显降低肺炎双球菌肺炎大鼠血清及小肠组织中 MDA、NO、TXB_2 含量及 CPR 和 CP。

4. 增强免疫 白虎汤能增强巨噬细胞的吞噬功能，提高血清中溶菌酶的含量，促进淋巴细胞的转化；能够提高糖尿病大鼠血清免疫球蛋白 IgG、IgM 含量；提高机体免疫功能。

5. 降血糖 白虎加人参汤能降低糖尿病大鼠血糖，其降糖效果与苯乙双胍无明显差异。

6. 降血脂 白虎汤可降低血脂异常小鼠的总胆固醇（TC）及甘油三酯（TG）的

含量。

（二）安全性评价研究

基础毒性试验

（1）急性毒性试验　白虎汤给小鼠灌胃 1 次给药量相当于成人日用量的 250 倍或蓄积给药量相当于成人日用量的 875 倍时，部分动物有腹泻发生，但无脓血性分泌物，停药后即可恢复，各动物饮食、毛色、活动均正常，解剖未见脏器急性毒性和蓄积中毒的表现，均未见明显的毒性改变，无动物死亡。

（2）长期毒性试验　有关白虎汤及其相关制剂的长期毒性试验至今未见相关报道。

（三）体内过程研究

有关白虎汤及其相关制剂的药动学研究至今未见报道。

【临床应用】

（一）临床常用

本方是治疗气分热盛证的基础方、代表方，临床常用于治疗伤寒阳明热盛证，或温病气分热盛证。治疗大叶性肺炎、流行性乙型脑炎、流行性出血热、牙龈炎以及小儿夏季热、糖尿病、风湿性关节炎等属气分热盛者。

（二）临床新用

白虎汤的现代临床应用非常广泛，现已被广泛用于治疗内、外、妇、儿等多个系统，包括呼吸、循环、消化、内分泌代谢、风湿类、神经、精神、免疫、五官等科疾病的治疗。本方常用于治疗大叶性肺炎、流行性乙型脑炎、脑炎、流行性感冒、流行性出血热、腮腺炎、急性疱疹性口疮炎、牙龈炎等属于气分热盛者，此外还可以加减治疗糖尿病、小儿夏季热、痛风、钩端螺旋体病、风湿性关节炎、莱姆病、脑出血、老年性痴呆、三叉神经痛、急性胰腺炎、牙痛、牙龈炎、麻疹、风疹、咽峡疱疹、咽炎、急性扁桃体炎、口腔溃疡等。

（三）不良反应

有关白虎汤及其相关制剂的不良反应未见报道。

【使用注意】表证未解、脉沉或浮细、脉洪大重按无力、血虚发热及阴盛格阳的真寒假热者均非本方所宜。

黄连解毒汤《外台秘要》
Huanglianjiedutang

【处方组成】黄连 9g　黄芩 6g　黄柏 6g　栀子 9g

【历史沿革】黄连解毒汤最早见于东晋葛洪所著的《肘后备急方》，在卷二"治伤寒时气温病方第十三"中记载："又方黄连三两，黄檗、黄芩各二两，栀子十四枚（擘），以水六升煎取二升，分温再服。治烦呕不得眠。"虽然没有方名，但记述了方药的组成、用法和主治。唐代天宝年间王焘所著的《外台秘要》第一卷中引崔氏方首载本方方名，用于治疗"大热盛，烦呕呻吟，错语不得眠"。从组成上来看，方中四味药物均为清热解毒之品，若用于治疗错语不眠者，应以黄连为君药，其余三味药作为辅助。后世则将本方引申为治疗一切实热火毒病症，使其成为一首苦寒直折，清热解毒的基础方。该方临床应用一直以汤剂为主，后发展成丸剂、片剂、颗粒剂、胶囊、栓剂、巴布剂等多种剂型。该方药理研究可查文献始于 1958 年，四川医学院祖国医学研究室在研究后发现该方具有抗病原微生物的作用，现代药理学研究证实其具有良好的抗菌、消炎、提高免疫功能的作用。该方现代临床应用研究可查文献始于 1960 年，张榕应用黄连解毒汤治疗流行性脑脊髓膜炎。黄连解毒汤在古代便用于治疗急性传染性疾病及感染性疾病。

【功能主治】泻火解毒。主治三焦火毒证，症见大热烦躁、口燥咽干、错语不眠，或热病吐血、衄血，或热甚发斑，或身热下利，或湿热黄疸，或外科痈疡疔毒，小便黄赤，舌红苔黄，脉数有力。

【药学研究】

（一）物质基础研究

对于黄连解毒汤的化学成分研究表明本方主要含生物碱、黄酮、环烯醚萜苷 3 大类成分，并建立了黄连解毒汤的 HPLC 指纹图谱。另有学者从黄连解毒汤抗疱疹病毒有效部位群提取、分离到 13 个单体化合物，运用各种色谱、光谱技术及化学方法鉴定了其中的 11 个，其中，生物碱 3 个：小檗碱，巴马汀，药根碱；黄酮及黄酮苷 3 个：黄芩苷，汉黄芩素，木犀草素；有机酸 3 个：绿原酸，熊果酸，藏红花酸；环烯醚萜苷 1 个：栀子苷；甾醇 1 个：β– 谷甾醇。经文献检索，此 11 个成分的来源均得到了归属，其中木犀草素为首次从该复方中得到。

（二）提取工艺研究

黄连解毒汤的提取除了传统的水提取法（WE 法）和醇提取法（AE 法）外，还有一种全新的半仿生提取法（SBE 法），是将整体药物研究法与分子药物研究法相结合，从生物药剂学角度，模拟口服给药及药物经胃肠道转运的过程，为经消化道给药的中药制剂设计的一种新的提取技术。应用该法对黄连解毒汤的提取研究已取得一定进展，特别是对其半仿生提取液（SBE 液）、醇提取液（AE 液）、水提取液（WE 液）采用多指标（盐酸小檗碱、黄芩素、栀子苷、总生物碱、总黄酮、HPLC 峰总面积、相对分子质量≤1000 提取物）综合评判比较，综合评判（Y）值为：$Y_{SBE} > Y_{AE} > Y_{WE}$。中药复方用半仿生提取法研究，优选黄连解毒汤药效物质提取时方药最佳组合方式的方法：将方药排列组合成 15 组，用半仿生提取法提取，以小檗碱、黄芩素、栀子苷、总生物碱、总黄酮、HPLC 总面积、相对分子质量≤1000 提取物为指标，将各指标测得值进行标准化处理，并经加权求和后得综合评价，最终结论为黄连解毒汤的提取以黄连和栀子、黄芩和黄柏分别合提，再将提取液合并为最佳。

（三）质量控制研究

黄连解毒汤复方中成分复杂，其化学成分有多种异喹啉类生物碱、黄酮类成分及环烯醚萜苷类成分等。复方中药的药效是由其所包含的成分群的数以及各成分的量及量的比决定的，而指纹图谱能比较全面地反映复方的化学成分体系，因此建立黄连解毒汤的HPLC 指纹图谱及指标成分含量测定的方法来用于黄连解毒汤提取液的质量控制。方法是应用 HPLC 法，——二极管阵列检测器（DAD 检测器），C18 色谱柱，采用梯度洗脱方法建立了含有 18 个色谱峰的 HPLC 图，分离度 >1.0，测得了 7 种指标成分的含量，该方法准确、简便、快速，可用于黄连解毒汤提取液的质量控制。

【药理作用】

（一）主要药效学研究

黄连解毒汤主要具有解热、抗炎、抗菌、抗病毒、抗毒素、抗氧化、改善脑缺血、降血糖、降血脂、降血压、改善记忆、保护肠胃、抗肿瘤、抗动物粥样硬化、抗血小板聚集等作用。

1. 解热　黄连解毒汤对伤寒 – 副伤寒甲 – 副伤寒乙三联菌苗所致的家兔发热有显著的解热作用；能够抑制干酵母所致大鼠的体温升高，解热作用持续时间长。

2. 抗炎　黄连解毒汤对二甲苯所致的小鼠耳肿胀和冰醋酸所致小鼠腹腔毛细血管通透性增加有明显抑制作用。可抑制脂多糖诱导小鼠腹腔巨噬细胞生成 IL-1 和 NO。能够抑制角叉菜胶所致小鼠滑膜炎气囊内 WBC 游出，减少 PGE_2 的生成。在体外实验中，黄连解毒汤能显著抑制 ConA 所致的内毒素血症小鼠脾淋巴细胞的增殖，但对正常小鼠淋巴细胞的增殖无影响。提示黄连解毒汤的抗炎作用可能与抑制 IL-1、NO、PGE_2 等炎症因子生成有关。

3. 抗菌、抗病毒　黄连解毒汤对福氏痢疾杆菌、伤寒杆菌、金黄色葡萄球菌、大肠杆菌、乙型链球菌、变形杆菌、枯草杆菌等 7 种细菌均有较强的抑制作用，其中对福氏痢疾杆菌的抑菌效果特别显著，低浓度仍有较强作用。体内实验表明，黄连解毒汤能够提高流行性乙型脑炎病毒感染小鼠的存活率，显著降低感染小鼠的死亡率，提示有一定的抗病毒作用。

4. 抗毒素　黄连解毒汤有较显著的抗毒素作用，能够降低金黄色葡萄球菌溶血素和凝固酶的效价。对内毒素所致的雏鸭体温升高有明显的抑制作用。降低内毒素所致大鼠、小鼠休克的死亡率，增加内毒素血症肾、脑的营养血流量。作用机制可能是通过直接中和细菌毒素、提高网状内皮系统的吞噬功能、加速内毒素的廓清来发挥作用。

5. 抗氧化　黄连解毒汤具有抗氧化和抑制乙酰胆碱酯酶活性作用，其中具有多羟基的黄酮类是抗氧化活性的主要成分。黄连解毒汤体外给药能明显抑制红细胞自氧化或 H_2O_2 所致红细胞溶血，并抑制小鼠肝匀浆自发性或 Fe^{2+}–VitC 诱发的脂质过氧化反应；对 H_2O_2 所产生的羟自由基亦有直接的清除作用。黄连解毒汤体内抗氧化作用强于各单味药，黄芩苷可能是黄芩及其含药血清中的抗氧化成分之一。

6. 改善脑缺血　黄连解毒汤对脑缺血缺氧有明显的保护作用。黄连解毒汤对 NO、H_2O_2 及谷氨酸所致大鼠皮层神经元损伤具有保护作用。黄连解毒汤有效部位可明显减轻单侧大脑中动脉阻塞大鼠神经症状，减少脑梗死范围；还能显著降低双侧颈总动脉结扎大鼠血脑屏障毛细血管通透性及脑组织 EB 含量；该有效部位还可以延长双侧颈总动脉反复缺血再灌注小鼠的断头张口喘气时间，降低脑指数，减轻脑水肿。黄连解毒汤能显著提高小鼠大脑中动脉阻塞术后 35d 的最终生存率，明显增加缺血侧海马 CA1 区、纹状体和皮层的神经元密度，明显改善术后的神经症状，降低脑梗死体积、减轻脑萎缩。本方改善脑缺血的作用机制可能是多途径抑制缺血缺氧后神经细胞内的钙超载。

7. 降血糖、降血脂 黄连解毒汤提取物能够显著降低链脲佐菌素（STZ）所致糖尿病大鼠各肠段肠内容物中的二糖酶活性。黄连解毒汤能显著降低高脂饮食加小剂量链脲佐菌素（STZ）所致糖尿病大鼠血清中 TC、TG、低密度脂蛋白胆固醇（LDL-C）含量，升高高密度脂蛋白胆固醇（HDL-C）含量，明显降低胰腺的质量指数，明显降低大鼠肝脏 NF-κB 和 TNF-α 的表达。提示黄连解毒汤降糖作用机制可能是通过调节 NF-κB 和 TNF-α 蛋白的表达，从而抑制了炎症信号的通路；还可能与胰岛素增敏有关。

8. 降血压 黄连解毒汤可控制自发性高血压大鼠（SHR）血压，改善其血栓前状态（PTS），且对血管内皮功能具有保护作用。

9. 改善学习记忆能力 黄连解毒汤对阿尔茨海默病（AD）小鼠学习记忆能力有明显改善的作用。给 3 月龄 APP/PS1 双转基因 AD 小鼠灌胃黄连解毒汤，连续 3 个月，于 6 月龄时行 Morris 水迷宫实验，检测并比较各组小鼠定位航行逃避潜伏期及平均游泳距离，结果发现一定剂量的黄连解毒汤对 AD 小鼠学习记忆能力有明显的改善作用，还能改善脑缺血小鼠的学习记忆能力。

10. 对胃肠系统保护 黄连解毒汤能够拮抗脑梗死急性期大鼠胃黏膜损害的超微结构改变，有效地减少其胃肠道的损害，并且疗效略优于西咪替丁。黄连解毒汤能不同程度降低结肠炎模型大鼠结肠黏膜损伤指数（CMDI）和过氧化物酶（MPO）活性，减少 MDA 含量，提高超氧化物歧化酶（SOD）、谷胱甘肽过氧化物酶（GSH-PX）活性，且与用药剂量呈一定量效关系。

11. 抗肿瘤 建立小鼠 S180 腹水瘤模型，观察黄连解毒汤对小鼠胸腺指数、脾脏指数和 S180 癌细胞形态的影响，并测定荷瘤小鼠生存率。结果显示黄连解毒汤各剂量组小鼠生存率明显高于对照组，说明黄连解毒汤在体内对 S180 小鼠移植瘤有一定的抗肿瘤活性，可延长荷瘤小鼠寿命。黄连解毒汤在体外对胶质瘤 C6 细胞增殖的影响，发现随着黄连解毒汤浓度增加、培养时间的延长，C6 细胞胞质回缩，细胞变圆、固缩，贴壁细胞数量减少，说明黄连解毒汤体外对胶质瘤 C6 细胞增殖有抑制作用。

12. 抗动脉粥样硬化 黄连解毒汤对高脂饲料所致的家兔动脉粥样硬化（AS）的形成具有明显抑制作用，其作用机制可能是与清除氧自由基、改善血液流变性、抑制中性粒细胞与血管内皮细胞的黏附、抑制血管平滑肌细胞增殖等有关。

13. 抗血小板聚集 黄连解毒汤能够明显抑制腺苷二磷酸（ADP）诱导的家兔血小板聚集，减轻家兔颈总动脉血栓重量。

（二）安全性评价研究

1. 基础毒性试验

（1）急性毒性试验 给小鼠灌胃黄连解毒汤半仿生提取液 10g/kg、20g/kg，各组小鼠摄食、饮水、行为等均无异常表现，观察期间无小鼠死亡，因此可以认为黄连解毒汤在剂量范围内未引起急性毒性反应。黄连解毒汤给小鼠灌胃的 LD_{50} 未测出，测得最大耐受量为 80g/kg。

（2）长期毒性试验　给小鼠灌胃加入黄连解毒汤提取物（5g/kg、10g/kg 和 20g/kg）的饲料，每周称量一次动物体重，根据体重及给予受试物剂量，精确计算应给予的饲料量，每天定量给予，保证所给予的饲料各组动物均能吃完。实验开始后，每天观察并记录动物的一般表现、行为、中毒表现和死亡情况。于实验开始后的第 90 天傍晚禁食，不禁水，次日早上眼眶取血，分离血清，测定谷丙转氨酶（ALT）、谷草转氨酶（AST）、尿素氮（BUN）、肌酐（Cr）、血清白蛋白（Alb）和血糖（Glu）。处死动物后，分离器官，测定肝、肾、脾和胸腺的重量。结果显示在 90 天喂养实验期间，各组小鼠生长发育良好，各种体征表现正常。黄连解毒汤提取物对动物体重、脏器重量、血液 ALT、AST、BUN、Cr、Alb 和 Glu 均无显著影响。提示黄连解毒汤在其剂量范围内未引起长期毒性反应。

2. 特殊毒性试验　给小鼠灌胃黄连解毒汤半仿生提取物水溶液（10g/kg、5g/kg、2g/kg），于首次给受试物后的第 35 天处死动物。用颈椎脱臼法处死小鼠，取出两侧附睾，用伊红染色，阅片，在低倍镜下找到背景清晰、精子重叠较少的部位，用高倍镜顺序检查精子形态，计数结构完整精子。精子有头无尾（轮廓不清）、头部与其他精子或碎片重叠，或明显是人为剪碎者，均不计算，每只动物检查 1000 个精子。精子无钩、香蕉形、胖头、无定形、尾折叠、双头和双尾等均视为畸形。结果显示 3 个剂量组精子畸形率与正常对照组相比无显著差异，说明在所给予的实验剂量下，黄连解毒汤提取物对小鼠生殖细胞不具有致突变作用。

（三）体内过程研究

对比分析黄连解毒汤及其含药血清化学成分的异同，发现黄连解毒汤含药血清中有 10 个来源于复方的原形成分，以及几个代谢产物，而原方剂中的一些主要成分并未在血清中出现。研究黄连解毒汤中主要成分黄芩苷、汉黄芩苷在糖尿病大鼠体内的药动学，结果表明大鼠在糖尿病病理状态下黄芩苷和汉黄芩苷的 $C_{max}1$、$C_{max}2$、AUC（0~24）明显增加，黄芩苷的 $t_{1/2}$ 显著延长，黄芩苷在糖尿病大鼠中的药动学改变的原因可能由于黄芩苷在糖尿病大鼠肠道代谢加快。给大鼠灌胃黄连解毒汤 40g/kg，黄芩苷的体内过程符合一室模型，T_{max} 为 199.63min，C_{max} 为 113.65mg/L；小檗碱的体内过程符合一室模型，T_{max} 为 119min，C_{max} 为 7.55mg/L；栀子苷的体内过程符合二室模型，T_{max} 为 99.46min，C_{max} 为 5.02mg/L。

【临床应用】

（一）临床常用

本方是治疗三焦热毒证的基础方，临床常用于治疗三焦火毒证，其主要症状表现为大热烦躁、口燥咽干、错语不眠，或热病吐血、衄血，或热甚发斑，或身热下利，或湿热黄疸，或外科痈疡疔毒，小便黄赤，舌红苔黄，脉数有力等。若有便秘者，加大黄以泻下焦实热；吐血、衄血、发斑者，加玄参、生地、丹皮以清热凉血；发黄者，加茵陈、大黄，以清热祛湿退黄；疔疮肿毒者，加蒲公英、银花、连翘增强清热解毒之力。

（二）临床新用

本方常用于治疗败血症、脓毒血症、痢疾、肺炎、泌尿系感染、流行性脑脊髓膜炎、乙型脑炎以及感染性炎症等属热毒者，此外还可以加减治疗心脑血管系统疾病如老年性痴呆、不稳定型心绞痛、急性期高血压性脑出血、急性期脑梗死，内分泌系统疾病如 2 型糖尿病肥胖，消化系统疾病如慢性结肠炎，皮肤病如寻常型银屑病、肛门湿疹、寻常痤疮，多发性骨髓瘤，全身炎症反应综合征，重症肛周脓肿，慢性盆腔炎，过敏性紫癜等。

（三）不良反应

临床报道有轻微的头晕、嗜睡、恶心、心动过速的不良反应。

【使用注意】本方为大苦大寒之剂，久服或过量服易伤脾胃，非火盛者不宜使用。若出现热毒伤阴，舌绛而干，则不宜使用。

龙胆泻肝汤《医方集解》
Longdanxiegantang

【处方组成】龙胆草（酒炒）6g　黄芩（炒）9g　山栀子（酒炒）9g　泽泻 12g　木通 6g　车前子 9g　当归（酒洗）3g　生地黄（酒炒）9g　柴胡 6g　生甘草 6g

【历史沿革】据《医方集解》载龙胆泻肝汤条下注称引自《局方》，但遍查《局方》全书并未载录。现在查之有据的文献，最早为《兰室秘藏》（李东垣）。嗣后《卫生宝鉴》《杂病源流犀烛》（沈金鳌）等书中载有名虽相同而组成主治有异之龙胆泻肝汤主要共有 9 方，此处不一一列举。其中以《医方集解》方最为通行，曾由《时方歌括》（陈修园）、《医宗金鉴·删补名医方论》《成方便读》等书予以收载并阐述功效、主治及组方意义，现在还为中医院校教材《方剂学》《临床方剂手册》《医方发挥》等书广泛采用，故医家一般通称"龙胆泻肝汤"即指此方而言。

从组成上看，龙胆泻肝汤乃《医方集解》"泻火之剂第十四"所载"龙胆泻肝汤"，为治疗"治肝胆经实火湿热，胁痛耳聋，胆溢口苦，筋痿阴汗，阴肿阴痛，白浊溲血"之方，主治"肝胆湿热，头晕目赤，耳鸣耳聋，牙肿疼痛，胁痛口苦，尿赤涩痛，湿热带下"。该方临床沿用一直以汤剂为主，后发展成丸剂。现代药理研究证实，该方主要有抗炎、抗过敏、增强免疫功能、抑菌作用。

【功能主治】泻肝胆实火，清下焦湿热。主治肝胆实火上扰，症见头痛目赤、胁痛口苦、耳聋、耳肿、舌红苔黄、脉弦数有力；或湿热下注，症见阴肿阴痒、筋痿阴汗、小便淋浊、妇女湿热带下等，舌红苔黄腻、脉弦数有力。

【药学研究】

（一）物质基础研究

龙胆泻肝汤用石油醚、水、正丁醇、甲醇及乙酸乙酯提取部位对白色念珠菌浮游菌的最低抑菌浓度（MIC）分别为 >1000、>1000、>1000、125、125mg/L；对白色念珠菌抑制生物膜 50% 的浓度（SMIC50）分别为 >1000、>1000、>1000、500、500mg/L；抑制生物膜 80% 的浓度（SMIC80）分别为 >1000、>1000、>1000、>1000、1000mg/L；1000mg/L 的乙酸乙酯提取物能明显抑制黏附相关基因 ALS1 和菌丝形成基因 SUN41 的表达。结果提示，龙胆泻肝汤抗白色念珠菌生物膜的活性部位为乙酸乙酯提取部位，是其物质基础之一。采用 HPLC-DAD 法建立了龙胆泻肝丸的化学指纹图谱，以及采用 HPLC-MS 法对龙胆泻肝丸中 12 个含量较高的化合物进行了定性分析（栀子酸，栀子苷，龙胆苦苷，甘草苷，藏红花素，黄芩苷，汉黄芩苷，黄芩素、甘草酸，汉黄芩素，千层纸素 A，马兜铃酸 A），明确其化学结构，阐明了龙胆泻肝丸的化学物质基础，同时测定了该 12 个活性成分的含量。

（二）提取工艺研究

以龙胆苦苷、栀子苷含量为指标，采用正交试验考察加水量、煎煮次数、煎煮时间、煎煮前浸泡时间对提取效果的影响，结果表明，龙胆泻肝软胶囊的最佳提取工艺为：浸泡 1h，每次加水 10 倍，煎 3 次，每次 2h。以总固体物和醇溶物为考察指标，采用正交实验设计对龙胆泻肝颗粒剂的提取工艺进行优选，提取工艺过程中采用高速离心方法对提取物进行精制，得到最佳提取工艺为煎煮时间 2h、1.5h，加水量 9 倍、6 倍。

（三）质量控制研究

照薄层色谱法试验，以龙胆苦苷为对照品，将供试品溶液和对照品溶液分别点于同一硅胶 GF_{254} 薄层板上，以三氯甲烷 - 甲醇 - 水（30：10：3）的下层溶液为展开剂，展开，取出，晾干，置紫外光灯（254nm）下检视。供试品色谱中，在与对照品色谱相应的位置上，显相同颜色的斑点。建立了能够同时测定龙胆泻肝丸 3 个组分的 RP-HPLC 分析方法，采用 Hypersil C18 色谱柱（250×4.6mm，5.0μm）；流动相由乙腈 -1% 冰醋酸溶液组成，检测波长 254nm，流速 1.0mL/min，结果表明，该方法专属性强，结果准确可靠，重现性好，可以同时测定龙胆泻肝丸中龙胆苦苷、黄芩苷、栀子苷三个指标成分的含量，可以较全面地表征龙胆泻肝丸的质量。

【药理作用】

（一）主要药效学研究

龙胆泻肝汤主要具有增强免疫功能、抗炎、抗过敏、抑菌、利胆、保肝等作用。

1. 增强免疫功能　龙胆泻肝汤可提高动物血清溶菌酶、溶血素抗体含量和 T 细胞转化率，并呈现量效关系。龙胆泻肝汤可提高 T 细胞 CD_4^+ 百分率、抑制 CD_8^+ 百分率，提高脾指数，具有增强系统免疫功能。龙胆泻肝汤能增加幼鼠胸腺重量，产生不同类型的 T 细胞，从而释放巨噬细胞活化因子，并使巨噬细胞吞噬功能显著加强，致使激活的巨噬细胞又可释放淋巴激活因子，刺激淋巴细胞转化后调节抗体产生，提高淋巴细胞转化率。能够增强小鼠腹腔巨噬细胞吞噬功能，对小鼠腹腔巨噬细胞诱生型 NO 合酶活性有激活作用。提示龙胆泻肝汤有增强机体非特异性免疫、提高细胞免疫和体液免疫作用。

2. 抗炎、抗过敏　龙胆泻肝汤可对抗小鼠二甲苯耳郭肿胀和角叉菜致大鼠足肿胀作用，能降低毛细血管通透性，抑制羊红细胞和二硝基氯苯致小鼠迟发过敏反应和提高小鼠溶血素量，具有增强免疫、抗炎作用。

3. 抑菌　龙胆泻肝汤具有明显抑制解脲支原体（UU）的作用，抑制 UU 生长、繁殖。对乙型链球菌具有一定的抑制作用，但对金黄色葡萄球菌、白色葡萄球菌及大肠杆菌无抑制作用。

4. 利胆、保肝 龙胆泻肝汤能够明显增加大鼠胆汁分泌量，促进胆汁分泌。龙胆泻肝汤对四氯化碳（CCl_4）所致急性肝损伤大鼠的靛氰绿肝清除率研究结果显示，龙胆泻肝汤可明显抑制 CCl_4 所致大鼠血清中 ALT、AST 升高，对抗 CCl_4 所致肝血流量、肝清除率的下降。另外，该方具有降低乳酸脱氢酶、AST 作用，对 CCl_4、半乳糖胺所致小鼠急性肝损伤有一定保护作用。

（二）安全性评价研究

龙胆泻肝丸的处方在临床已经用了几百年，现在通用的处方见于清初汪昂的《医方集解》，但含有木通的同名处方在金元时期李东垣的《兰室秘藏》里就有，因为历代本草记载的木通是木通科木通，所以，可以确定，这些处方里的木通是指木通科木通，不含马兜铃酸；而关木通是马兜铃科植物，这两种木通之间有着本质的区别。2003 年 4 月 1 日，国家药品监管局印发《取消关木通药用标准的通知》：凡生产龙胆泻肝丸（含浓缩丸、水丸）、龙胆泻肝胶囊、龙胆泻肝颗粒、龙胆泻肝片等的企业，务必于 2003 年 4 月 30 日前将处方中的关木通替换为《中国药典》2002 年增补本中收载的"木通"（木通科），其他国家标准处方中含"关木通"的中成药品种务必于 2003 年 6 月 30 日前替换完毕。

1. 基础毒性试验

（1）**急性毒性试验** 通过序贯法测得龙胆泻肝汤注射液的小鼠 LD_{50} 为 72g/kg。用龙胆泻肝汤煎液 26g/kg 灌胃，给药后小鼠俯卧少动，24h 内恢复常态，72h 内未发现动物死亡。取小鼠全胃送病检做胃黏膜镜下观察，与生理盐水组相比，无明显病理改变。

（2）**长期毒性试验** 龙胆泻肝汤水煎液高、中、低（8.0mL/kg、4.0mL/kg、2.0mL/kg）进行灌胃，灌胃容积为 10mL/kg，每日 1 次，连续 28 天，结果表明，除高剂量组动物个别出现脏器轻度充血外，其余各观察指标（行为表现、体重、进食量、血液学、血液生化学、肉眼尸检、脏器系数、组织病理学）均未见异常，提示龙胆泻肝汤 8.0mL/（kg·d）连续 28 天灌胃大鼠不引起长期毒性，为大鼠的安全用药量和安全期限。

（3）**含关木通的龙胆泻肝汤肾毒性研究**

①常规剂量龙胆泻肝汤的肾毒性研究：给大鼠灌胃龙胆泻肝汤组以 13g/kg（含关木通 1.5g/kg），连续 8 周，分别于给药第 2、4、6、8 周测定大鼠肾功能指标，观察肾脏组织形态学改变。结果：病理组织学观察显示该剂量条件下的龙胆泻肝汤连续用药 4 周大鼠肾脏无明显病变，连续用药 6 周后仅见大鼠肾小管上皮轻度水肿现象，连续用药 8 周后除大鼠肾脏的部分近曲小管上皮细胞界限不清、有空泡样变性现象以外，未观察到其他明显病变。提示常规剂量的龙胆泻肝汤在短期内应用是相对安全的，但病理组织学观察结果仍提示有一定的肾毒性趋向，若延长用药时间或加大用药剂量可能会造成肾脏的毒性损伤。

②不同剂量关木通的龙胆泻肝汤肾毒性研究：给大鼠灌胃不同剂量关木通的龙胆泻肝汤水煎液，按原药材每天 13g/kg、14.5g/kg、17.5g/kg 剂量（其中含关木通分别为 1.5g/kg、3g/kg、6g/kg）给大鼠灌胃，对照组给予等量蒸馏水，连续 12 周，分别于给药

第 4、8、12 周测定大鼠肾功能指标，观察肾脏组织形态学改变。结果：龙胆泻肝汤中配伍小剂量关木通（1.5g/kg）连续用药 12 周，未见大鼠肾功能明显损伤；配伍中剂量关木通（3g/kg）连续用药 12 周，大鼠肾近曲小管上皮细胞出现轻微损害；大剂量的关木通（6g/kg）连续用药 4 周，大鼠即出现明显的肾损伤，且随着给药时间的延长，损伤程度逐渐加重；病理观察到肾损伤的部位主要是皮髓交界处的近曲肾小管。龙胆泻肝汤中配伍小剂量关木通在较短时间内具有相对安全性，而配伍大剂量关木通可引起肾脏的损害。提示龙胆泻肝汤的肾毒性与其关木通配伍用量和服药时间相关。

③不同配伍的龙胆泻肝汤的肾毒性研究：含关木通的龙胆泻肝汤组、龙胆泻肝汤去关木通组、单味关木通组大鼠分别按每日 17.5g/kg、11.5g/kg、6g/kg（分别含关木通 6g/kg、0g/kg、6g/kg）给以相应水煎液灌胃，连续 12 周，于给药第 4、8、12 周分别测定各组大鼠肾功能及尿生化指标。结果：单味关木通（6g/kg）和含相同剂量关木通的龙胆泻肝汤连续给大鼠灌胃 12 周，均见有肾损伤表现，其中龙胆泻肝汤组损伤较单味关木通组轻；去关木通的龙胆泻肝汤连续给大鼠灌胃 12 周，未见肾功能明显损伤。提示龙胆泻肝汤与所配伍实验剂量的关木通可引起肾损伤，龙胆泻肝汤的肾毒性与方中关木通的配伍相关，复方配伍对关木通的肾损伤可能有一定的减毒的作用。

④龙胆泻肝汤肾毒性与当归、生地和甘草配伍关系的研究：单味关木通组、龙胆泻肝汤组和龙胆泻肝汤去归地草方组三组分别按 6g/kg、17.5g/kg（其中含关木通 6g/kg）、14.5g/kg（其中含关木通 6g/kg）给以相应方药水煎液灌胃，连续 8 周，给药结束后，测定大鼠血、尿生化指标，观察肾脏组织形态学改变。结果：三种方药水煎液连续给大鼠灌胃 8 周，均见有明显肾损伤表现，其中单味关木通组损伤最为严重；龙胆泻肝汤组损伤较轻；去归地草的龙胆泻肝汤组较龙胆泻肝汤组损伤严重，个别指标甚至高于单味关木通组；实验剂量的关木通与配伍关木通的两个复方均可引起肾损伤，龙胆泻肝汤去当归、生地和甘草方的肾毒性较龙胆泻肝汤强。提示含关木通配伍的复方的毒性作用不等于关木通，龙胆泻肝汤方中当归、生地、甘草的配伍对关木通有一定的减毒作用。

同时进行了不同配伍的龙胆泻肝汤导致肾间质炎症的机制研究，测定上述各组大鼠肾脏组织匀浆中 IL-1β、IL-6 水平，用免疫组化染色方法观察大鼠肾组织 NF-κBp65 的表达。结果：单味关木通组、龙胆泻肝汤组和龙胆泻肝汤去归地草方组大鼠的肾脏组织匀浆中 IL-1β、IL-6 水平比正常对照组均有不同程度的升高，龙胆泻肝汤组大鼠肾脏中的 IL-1β 与 IL-6 水平最低，而去归地草的龙胆泻肝汤组肾脏中的 IL-1β 与 IL-6 水平均高于龙胆泻肝汤组，且 IL-6 水平还高于单味关木通组；NF-κBp65 在肾脏中的表达均较正常对照组有不同程度的升高，表达的部位主要集中在大鼠肾小管上皮细胞，单味关木通组大鼠肾小管上皮细胞的 NF-κBp65 表达的程度最高，去归地草的龙胆泻肝汤组表达程度次之，龙胆泻肝汤组的表达程度最低，龙胆泻肝汤组与去归地草的龙胆泻肝汤组差异不显著。结论：实验剂量的关木通与配伍关木通的两个复方均可引起肾损伤，肾损伤以炎症细胞浸润为主的肾小管间质病变和高水平的 IL-1β 与 IL-6 为特征，而 NF-κBp65 的活化可能参与小管 - 间质的病理损害过程，推测关木通及其两复方引起的肾毒性涉及免疫诱导的炎性损伤机制；当归、生地和甘草是龙胆泻肝汤中可能的减毒配伍，其产生的减毒效应与抑制肾脏中的 IL–1β 与 IL–6 水平升高、抑制在肾脏的免疫应答有关。

同时进行了不同配伍的龙胆泻肝汤导致肾间质纤维化的机制研究，测定上述各组大鼠血浆及肾脏组织匀浆中 Ang–Ⅱ 水平，用免疫组化染色方法与原位杂交方法观察大鼠肾组织 TGFβ1mRNA 与 TGFβ1 的表达。结论：三种汤药可使肾脏 Ang–Ⅱ 含量增加，并可进一步上调小管上皮细胞的 TGFβ1mRNA，使 TGFβ1 的表达升高，促进 TGFβ1 的生物活性，最终导致肾间质纤维化的发生；大鼠肾脏的 Ang–Ⅱ 含量并不是决定各组之间 TGFβ1mRNA 和 TGFβ1 表达差异的主要因素。

2. 特殊毒性试验 采用 Ames 试验和小鼠淋巴瘤致突变试验（MLA）来检测单方马兜铃及复方龙胆泻肝丸的遗传毒性，评价其相关细胞毒性和复方减毒效果，分别通过对含马兜铃酸（Aristolochic Acid，AA）浓度为 20 和 40μg/mL，加 S9 或不加 S9 的条件下的两味中药的 Ames 法检测；以及采用 MLA96 孔微孔板接种法分别对单复方含马兜铃酸浓度为 5μg/mL 的小鼠淋巴瘤细胞株 L5178Y/tk$^{+/-}$–3.7.2c 细胞进行染毒，并进行接种效率（PE），相对总增长率（RTG）和突变频率（MF）的测定，结果表明，单方马兜铃具有细胞毒性且致突变性较强，以诱导大范围 DNA 损伤为主，而复方龙胆泻肝丸具有较明显的减毒效果。

（三）体内过程研究

有关龙胆泻肝汤及其相关制剂的药动学研究主要以龙胆苦苷（gentiopicroside）和黄芩苷（baicalin）为指标，对龙胆泻肝汤复方药物动力学进行研究，显示口服龙胆苦苷和黄芩苷吸收快，但生物利用率低。口服龙胆草水煎液可提高龙胆苦苷的生物利用度，但口服龙胆泻肝汤复方水煎剂后却使龙胆苦苷的生物利用率降低。口服黄芩水煎液和龙胆泻肝汤复方水煎剂后对黄芩苷的生物利用度影响不大。

【临床应用】

（一）临床常用

本方是治疗肝经实火上炎证、肝经湿热下注证的常用方，属泻肝良方，以口苦尿赤、舌红苔黄或黄腻、脉弦数有力为辨证要点。若实火较盛，可去泽泻、车前子，加黄连加强泻火之力；若湿盛热轻者，可去生地，加薏苡仁、滑石以加强利湿之功；若火盛而目赤肿痛明显者，可加决明子、木贼、夏枯草以加强清肝明目之功。

（二）临床新用

本方常用于治疗顽固性偏头痛、头部湿疹、高血压、失眠、急性结膜炎、虹膜睫状体炎、外耳道疖肿、中耳炎、鼻炎、急性黄疸性肝炎、脂肪肝、急性胆囊炎、急性肾盂肾炎、急性膀胱炎、尿道炎、外阴炎、睾丸炎、腹股沟淋巴腺炎、慢性前列腺炎、急性盆腔炎、带状疱疹、痤疮等属肝经实火、湿热者。此外，还可以加减治疗惊风、痫证、胁痛、遗精、阴疮、多囊卵巢综合征、动脉硬化、急性非根性坐骨神经痛、上消化道出血、功能性子宫出血、习惯性流产、青光眼、结膜炎、内耳眩晕神经性耳聋、中耳炎、带状疱疹、白血病、柯兴综合征及口、眼、生殖器综合征等。

（三）不良反应

临床可见配伍关木通的方剂能导致肾功能衰竭、慢性肾损害、肾间质性病变等不良反应。

【使用注意】脾胃虚寒和阴虚阳亢者，不宜使用本方；忌食辛辣之物；孕妇、年老体弱、大便溏软者慎用；服本药时不宜同时服滋补性中成药。

左金丸《丹溪心法》
Zuojinwan

【处方组成】黄连 180g　吴茱萸 30g

【历史沿革】朱丹溪认为："气从左边起者，乃肝火也。"左金丸作为治火"入方"（主方），书中标注："左金丸，治肝火，一名圆令丸。"方中黄连六两，吴茱萸一两或半两，共为末，水丸或蒸饼丸，白汤下五十丸。清代医家汪昂说："左金者，谓使得金令得行于左而平肝也。"左金丸后世又名萸连丸（《医学入门》）、茱连丸（《医方集解》）、佐金丸（《张氏医通》）。本方药简效宏，被历代医家所推崇，一直沿用至今。左金丸的功效应用《丹溪心法》原书仅"泻肝火"三字，由于本方的广泛应用、确切疗效，单用左金丸或以左金丸为主药配伍，或通过辨证调整黄连、吴茱萸的用量比例，常用于多种脾胃功能失调的有关疾病。现代又进行了大量的临床与药理研究，进一步探讨了左金丸的作用机理，开拓了其应用范围。

该方药学研究可查文献始于 1981 年，洪筱坤进行左金丸及其组分的薄层分析，本实验石油醚提取液和乙醇提取液的层析谱显示了黄连和吴茱萸所含有的主要成分均能在相应的左金丸提取液中找到，证明黄连和吴茱萸配制成丸剂后未发生化学成分的变化，似可认为左金丸的药效是其组分药理作用的加和。

该方药理研究可查文献始于 1991 年，陈蔚文做了左金丸抗溃疡及抑制胃酸分泌的实验研究，实验结果表明左金丸水提液能促进实验性大鼠胃小弯溃疡的愈合，认为抑制胃酸分泌可能是其抗溃疡作用机理之一。现代药理研究证实，该方能明显抑制小鼠胃排空和抑制小鼠小肠推进运动，并具有抑菌、镇痛、抗炎等作用。

该方现代临床应用研究可查文献始于 1977 年，荔湾区中西医结合学习研究班西村乙组报道了左金丸加味治疗溃疡病 24 例的临床观察，主要用于脾胃健运失常、肝气不能疏泄、寒热错杂的证型。

【功能主治】清肝泻火，降逆止呕。主治肝火犯胃证，症见胸胁疼痛、嘈杂吞酸、呕吐口苦、舌红苔黄、脉弦数。

【药学研究】

（一）物质基础研究

左金丸的化学成分研究相对其组方单味药的研究较为薄弱。据研究，左金丸中含有 Cu、Fe、Cr、Mg、Ca、Na、K 等微量元素，组成左金丸的两味药中亦含有上述元素，这些元素可能是左金丸发挥药效作用物质基础之一。左金丸的化学成分主要包括生物碱、多糖、黄酮类、挥发油、苦味素等，其中生物碱类含量最多。左金丸水煎剂目前研究并无新的物质产生。以 Hypersil BDS C_{18} 为色谱柱，乙腈 – 水（含 0.5% 甲酸，0.2%

氨水）为流动相梯度洗脱，综合分析不同样品的色谱峰保留时间、紫外光谱特征、一级和二级全扫描质谱图，归属了左金丸半仿生提取液中的 17 个色谱峰，其中 8 个来自吴茱萸，9 个来自黄连，半仿生提取无新的物质生成；指认了 4 个色谱峰，分别为药根碱、羟基吴茱萸碱、巴马汀和小檗碱；推断了另 3 个色谱峰分别为表小檗碱、非洲防己碱和黄连碱。

（二）提取工艺研究

采用正交实验法，以提取时间、加水量、提取次数为考察因素，以盐酸小檗碱含量、得膏率为评价指标，通过水提醇沉正交实验，优选出左金方提取精制最佳工艺是 5 倍量水，提取 3 次，每次 2h。采用 U6（$6^3×3$）安排实验，以 17 个色谱峰和小檗碱含量的综合评分为指标，优化了左金丸半仿生提取的最佳工艺条件：三次提取的 pH 值依次是 1.6、6.0 和 7.0，总提取时间为 2h。

（三）质量控制研究

左金丸目前最主要的质量控制研究方法是该方中生物碱含量的测定。通过对左金丸薄层鉴别试验和总生物碱的含量测定研究，建立了质量控制方法。

【药理作用】

（一）主要药效学研究

左金丸主要具有抗溃疡、抑制胃酸分泌、抑制胃排空、抑制小肠推进运动、抑菌、镇痛、抗炎、抗抑郁等作用。

1. 抗溃疡及抑制胃酸分泌作用 左金丸可能通过降低血浆促肾上腺皮质激素（ACTH），提高胃液 pH 值，抑制胃酸分泌，减少引起消化道黏膜糜烂和溃疡的攻击因素；通过抑制血浆皮质醇分泌，促进胃黏膜表面细胞更新，保护胃黏膜，改善胃壁血液循环障碍，提高胃黏膜屏障的保护功能。左金丸不仅能够抑制胃酸分泌、升高胃液 pH 值、保护胃黏膜，而且通过减少下丘脑室旁核 c-fos 蛋白的表达，抑制丘脑 – 垂体 – 肾上腺皮质（HPA）的激活和活性，下调应激反应强度，从而发挥中枢应激调节作用。

2. 对胃肠运动的影响 左金丸可抑制小鼠胃排空，抑制小鼠小肠推进运动。在采用大鼠幽门结扎收集胃液，观察药物对胃液、胃酸分泌、胃蛋白酶活力以及胃黏膜前列腺素 E_2 分泌和胃泌素分泌的影响；以小鼠排空法及番泻叶诱导的小鼠腹泻模型研究左金丸总生物碱对胃肠运动的作用，结果表明，左金丸总碱明显抑制胃液、胃酸、胃泌素分泌和胃蛋白酶活性，增加前列腺素 E_2 的分泌，延长胃排空和番泻叶诱导小鼠排稀便的时间，减少稀便次数，上述作用与等效剂量左金丸的作用类似。

3. 抑菌 采用平皿打孔法，加入左金丸溶液，培养 24 小时，左金丸对金黄色葡萄球菌、霍乱弧菌、乙型链球菌的抑制作用较强，对大肠杆菌、伤寒杆菌的抑制作用稍次，能杀灭幽门螺杆菌，其原理主要是黄连能影响细菌的代谢，抑制丙酮酸的氧化过程。此外还能增强人体白细胞及肝脏网状内皮系统的吞噬能力。

4. 镇痛 左金丸能够明显提高热板法小鼠的痛阈值，与生理盐水组比较有显著差异；左金丸能够显著抑制醋酸所致的小鼠扭体反应。

5. 抗炎 左金丸可抑制小鼠棉球肉芽组织增生。能够降低 LPS 诱导的体外培养小鼠单核/巨噬细胞系 RAW264.7 细胞 NO 和 IL-6 的分泌，下调炎症相关的 15 种蛋白表达，能够显著降低 NF-κB 的活性，抗炎作用机制可能与 NF-κB 信号转导通路有关。

6. 抗抑郁　行为绝望模型悬尾实验和游泳实验研究表明，左金丸乙醇提取物能够显著缩短小鼠悬尾和游泳不动时间，增加 5- 羟基色氨酸（5-HTP）诱导的小鼠甩头次数，逆转利舍平诱导的体温下降，其抗抑郁活性可能与 5-HT 能神经元有关。

（二）安全性评价研究

基础毒性试验

（1）急性毒性试验　给小鼠灌胃左金丸药液，观察 72h，测得 LD_{50} 为 31.6g/kg。

（2）长期毒性试验　长期毒性实验结果表明，浓缩左金丸按每日给大鼠 400mg/kg、800mg/kg 和 1600mg/kg 的剂量，分别相当于临床成人日用量的 6 倍、12 倍、24 倍，连续灌胃给药 180 天，未见动物产生毒性反应。

（三）体内过程研究

家兔经皮给予相同剂量的左金丸微乳凝胶和水凝胶，在不同时间点采集血浆样本，LC-MS 法测定血浆中 6 种生物碱的浓度，数据以 WinNonLin 软件拟合，并计算主要药动学参数。结果：以小檗碱、巴马汀、黄连碱、药根碱、吴茱萸碱和吴茱萸次碱为指标成分，与水凝胶比较微乳凝胶的相对生物利用度分别为 131%、127%、108%、121%、92%、109%，吸收速率常数之比分别为 10.5、5.1、3.7、0.8、1.8、1.5。药代动力学参数显示，与水凝胶相比，微乳凝胶给药系统能加速药物的经皮吸收速度。

左金丸中黄连主要成分在大鼠体内的药动学研究建立了大鼠血浆中小檗碱、巴马汀和药根碱同时含量测定的 LC-MS/MS 方法。血浆样品经沉淀蛋白法预处理后，以乙腈 - 水（含 0.1% 甲酸）（70：30，v/v）为流动相，经 Hypersil BDS C_{18} 柱分离后，采用电喷雾离子源（ESI），在选择反应监测（SRM）模式下测定待测物的含量。用于定量分析的离子反应分别为 m/z336 → 320（小檗碱）、m/z352 → 336（巴马汀）、m/z338 → 322（药根碱）和 m/z356 → 192（内标：四氢巴马丁）。三种待测物均在 1～250ng/mL 范围内线性关系良好，定量下限均为 1ng/mL。该法简单、快速、灵敏，并成功应用于大鼠灌胃给予左金丸后三种成分的药动学研究。小檗碱、巴马汀和药根碱的药 - 时曲线均呈现多峰现象。采用非房室模型计算各成分的主要药动学参数，其中小檗碱 C_{max} 为 121.1±11.9ng/mL，$AUC_{0-\infty}$ 为 28341.5±5241.2ng·min/mL，$t_{1/2}$ 为 336.9±46.5min；巴马汀 C_{max} 为 35.2±9.5ng/mL，$AUC_{0-\infty}$ 为 6345.5±133.9ng·min/mL，$t_{1/2}$ 为 215.7±33.5min；药根碱 C_{max} 为 219.9±12.8ng/mL，$AUC_{0-\infty}$ 为 43576.9±4767.8ng·min/mL；$t_{1/2}$ 为 325.3±8.0min，达峰时间均为 90min。

采用 LC-MS/MS 技术，通过对给药前后大鼠血浆样品的分析，初步推断了大鼠灌胃左金丸后黄连主要成分在体内的 I 相和 II 相代谢物，结果表明 I 相代谢物主要来自母药的 O- 去烷基化反应，药根碱可以形成 II 相代谢物葡萄糖醛酸结合物，小檗碱和巴马汀则不能与葡萄糖醛酸直接结合，需经 I 相代谢后才能形成 II 相代谢物。

【临床应用】

（一）临床常用

本方是治疗肝火犯胃证的常用方，临床常用于胁肋疼痛、嘈杂吞酸、呕吐口苦、舌红苔黄、脉弦数。若吞酸重者，加煅瓦楞、乌贼骨以制酸止痛；若胁肋痛甚者，可加四逆散以加强疏肝和胃之功。

（二）临床新用

本方常用于治疗消化性溃疡、胃炎、食管炎等属肝火犯胃证。此外，还可以加减治疗胃脘痛、腹痛、呕吐、呃逆、泄泻、便秘、痢疾、痛风、皮肤变应性血管炎、幽门螺杆菌感染、功能性消化不良、急慢性胆囊炎、胆结石、结肠炎、颠顶痛、眩晕、乳痈、乳房肿痛、睾丸肿痛、慢性附睾炎、便秘、妊娠恶阻、尿毒症等。

（三）不良反应

有关左金丸及其相关制剂的不良反应未见报道。

【使用注意】 脾胃虚寒者忌用本方。

第十章 泻下剂

　　凡以泻下药为主组成，具有通便、泻热、攻积、逐水等作用，用以治疗里实证的方剂，统称为泻下剂。泻下剂是为治疗里实证而设，用于表证已解、里实已成之时。凡因燥屎内结、冷积不化、瘀血内停、宿食不消、结痰停饮、虫积所致的里结成实之证，均可用泻下剂治疗。由于里实证的证候表现有热结、寒结、燥结、水结的区别，结合人体体质有虚实的差异，因此泻下剂相应地分为寒下、温下、润下、逐水、攻补兼施五类。

　　泻下剂是中医"下法"的体现，随着中医学的发展，不同时期的医家对下法又有着不同的认识。下法理论的成熟主要表现为《伤寒论》三承气汤的出现，不但创制了下法的具体方剂，而且对下法的适应证、应用范围进行了详尽的论述，总结出了"伤寒下不厌迟"的应用准则，为后世下法的应用奠定了基础，同时仲景将下法与活血、逐水等治法结合，为下法与多种治法融合的发展方向上打开了的思路。后世医家在此方向上将下法不断扩展，至明清时期，随着温病学的发展，三承气汤被大量应用于温热病的治疗过程中，同时根据温热病的病机特点，创立了增液承气汤、宣白承气汤、牛黄承气汤、导赤承气汤等，根据温病易入里化热伤阴的特点总结出了"温病下不厌早"的应用准则，这都丰富了下法的理论和应用。随着现代医药科学技术的兴起，有关泻下剂的研究从单纯的理论和临床扩展到了药学研究、药理学研究等方面。泻下剂具有泻下、增加肠蠕动、抗菌、抗炎、利尿、利胆等作用。泻下方药的药理作用主要表现为泻下、利尿，部分方药同时具有抗病原微生物、保肝利胆、抗炎、抗肿瘤、免疫调节、镇静、祛痰、平喘等作用。当前，进行泻下方药药理作用研究常用动物是小鼠、大鼠。泻下方药研究始于 20 世纪上叶，经利彬等于 1936 年发现大戟、商陆具有轻度利尿作用，Hundert 等于1943 年利用小鼠研究了中国大黄、法国食用大黄和僧大黄的泻下作用。

　　泻下剂分为寒下、温下、润下、逐水、攻补兼施五类，但本章选择其中最有代表性的、临床疗效显著、实验研究报道资料丰富的大承气汤，着重从药学研究、药理学研究、临床研究等三方面进行详细介绍。

大承气汤《伤寒论》
Dachengqitang

　　【处方组成】 大黄（酒洗）12g　厚朴（去皮炙）24g　枳实（炙）12g　芒硝 9g

　　【历史沿革】 大承气汤在《伤寒论》和《金匮要略》方剂中，共有 29 条之多，《伤寒论》见于阳明、少阴两篇中有 19 条。通过对三承气汤方证进行溯源可以看出，三承气汤的创制不是孤立的，而是有着悠远的理论渊源。前贤丰富的理论成果，例如《黄帝内经》的治病大法、《神农本草经》的药性作用，都是三承气汤得以创立的重要源泉，这也体现了仲景能够博采精华、以正确理论为指导的科学精神。通过对三承气汤方证进行分析可以得出，"承气"之名，主要取其"顺承胃气"之意。因大承气汤以气药为君，为峻下之剂，其病理机制都与"实热内壅"和"气机不畅"密切相关。大承气汤的作用主要有行气、泻热、通便、下食、下瘀五种，仲景原书对大承气汤的发挥应用使其增加了下水功效，又可用于痛疸、呕吐、小便数、少腹急结、脉沉紧等病症的治疗，同时有活血、逐水等治法。与大承气汤相互配合，分别用到桃仁、甘遂等药物，为本方在多治法融合的发展方向上打开了思路。大承气汤在晋唐时期被扩展至肝、胆、心、肾热盛病证的治疗中，又有清热、解毒等法与之配合，主要用到黄芩等药物。宋金元时期，在理论原则上，大承气汤有了进药和退药两种服药方法，有驱邪兼顾扶正之说，老人壮年均可使用，确立了舌诊辨证方法。在临床应用中，大承气汤以治疗单纯热盛证为主，降逆法是与之配合的主要新增治法，以生姜为其体现药物。明清时期，大承气汤在瘟疫病中发挥了重要指导作用，其泻热通腑的制方原则被发展为脏腑同治、清泻结合、攻补兼施等多种立方之法。在可检索文献范围内最早关于大承气汤方个案研究的文献可以追溯到1959年，比较有代表性的有《古方今病——胡万魁先生医案》，记载了有关大承气汤方治疗腰腿痛、身痛、腹痛腹泻等。大承气汤的临床研究文献最早可追述于1972年。本方的现代临床应用以消化系统疾病为主，包括肠梗阻、急性胰腺炎、胆道感染、阑尾炎、腹部绞痛、胆道蛔虫症及腹部各种手术后的胃肠功能弱化或疼痛、腹胀便秘、胃结石、食积腹痛等。大承气汤的药理研究最早可追述于1978年，随后进行了深入广泛的药理研究，具有促进胃肠蠕动、促使肠套叠还纳、抗炎、抗菌、抗内毒素、增加肠血流量、调节免疫等作用。大承气汤的药学研究最早可追述于1994年，有研究者进行了大承气汤挥发油成分的研究。

【功能主治】 峻下热结。主治：①阳明腑实证，症见大便不通，频转矢气，脘腹痞满，腹痛拒按，按之硬，甚或潮热谵语，手足濈然汗出，舌苔黄燥起刺或焦黑燥裂，脉沉实；②热结旁流。症见下利清水，色纯青，脐腹疼痛，按之坚硬有块，口舌干燥，脉滑实；③里热实证之热厥、痉病或发狂等。

【药学研究】

（一）物质基础研究

大承气汤主要含有蒽醌类、黄酮类、挥发性成分、木脂类、生物碱及鞣质类成分。对大承气汤在煎煮过程中化学成分变化的研究表明，芒硝、厚朴、积实与大黄配伍时，大黄各蒽醌类成分含量均发生规律性变化，蒽醌类成分为其主要药效物质基础。

（二）提取工艺研究

在单因素考察试验的基础上，采用星点设计 – 响应面法，分别以大黄蒽醌类、积实黄酮类、厚朴类成分为考察指标，对大承气汤的提取工艺进行优化，由实验数据所绘制的曲面图可以看出，乙醇体积分数、提取时间对考察指标的影响较大，而溶媒比对考察指标的影响相对较小，最终确定最佳工艺为：20 倍量 60% 乙醇提取 90min。

（三）质量控制研究

大承气汤的质量控制报道不多，在对大承气汤颗粒进行了定性定量研究中，通过薄层色谱法鉴别大黄、厚朴、积实；RP-HPLC法测定方中君药大黄游离型蒽醌和总蒽醌的含量。同时将大承气汤颗粒剂中大黄所含大黄素、芦荟大黄素、大黄酚、大黄酸及厚朴所含厚朴酚、和厚朴酚等6种成分完全分离，分离度均>1.5。大黄素甲醚在本品中含量低，峰形不对称，未选为定量测定指标。传统制法的大承气汤中，采用TLC法，对大承气汤中大黄和枳实进行定性鉴别；采用比色法、TLCS及挥发油测定法，测定大承气汤中总蒽醌、橙皮苷及总挥发油的含量，为有效控制大承气汤的质量提供了方法。

【药理作用】

（一）主要药效学研究

大承气汤主要具有促进胃肠蠕动、增加肠容积、促使肠套叠还纳、兴奋肠管、抗炎、抗菌、抗内毒素、增加肠血流量、调节免疫等作用。

1. 促进胃肠蠕动　大承气汤能够明显促进胃肠蠕动、增强肠道推进功能，增加肠道容积，泻下作用比单用泻下药或单用行气药明显增强。对离体肠管有兴奋作用，此作用不被阿托品阻断。促进肠管蠕动，增强肠张力，促进血管活性肠肽（VIP）、P物质（SP）、胃动素（MOT）的释放，提高生长抑素（SS）水平，恢复胃肠功能，使消化道处于新的动态平衡。增强肠蠕动的作用机制可能是直接作用于肠壁，组织Na^+和葡萄糖的吸收，增大肠腔容积，从而刺激肠壁反射性地增强肠蠕动而产生泻下作用；大承气汤能够促进豚鼠结肠平滑肌细胞膜去极化，加快慢波电位发放，增加峰电位的发放频率，药物作用随浓度增大而增强，说明大承气汤直接增强肠管平滑肌细胞的电兴奋性，促进肠管收缩运动，可能是其泻下作用的细胞水平机制，其离子基础可能是降低了细胞膜上K^+通道电导；大承气汤明显升高肠梗阻大鼠肠平滑肌细胞内三磷酸肌醇（IP3）的含量，从而激活IP3信号通路促使胃肠道平滑肌内Ca^{2+}释放增加，通过钙调蛋白间接激活一系列蛋白激酶，这可能是其泻下作用的分子机制。

2. 促使肠套叠还纳　大承气汤明显促进家兔实验性肠套叠还纳，增强家兔肠蠕动、增大肠容积。在实验性肠套叠家兔模型肠内给予大承气汤后15min可使家兔单腔逆向肠套叠全部还纳，促进肠内容物通过部分梗阻点下行。切断迷走神经后，还纳时间稍有减慢，但静脉注射给药则无效，说明此作用是直接作用于肠道所致。

大承气汤能够明显抑制结肠梗阻大鼠结肠平滑肌^{45}Ca内流，可能是其治疗急性肠梗阻的离子机制之一。体内外实验表明大承气汤可使肠梗阻大鼠肠平滑肌细胞内磷酸二酯酶（PDE）含量明显升高，提高大鼠肠平滑肌细胞内CaM活性，提示大承气汤通里攻下作用可能是通过激活三磷酸肌醇（IP3）信号传导系统使胃肠平滑肌细胞内Ca^{2+}释放增加，再通过CaM间接激活一系列的蛋白激酶而实现的。

3. 抗炎　大承气汤能够降低小鼠腹部毛细血管通透性；减少炎性渗出，抑制炎症扩散。能够减少犬急性坏死性胰腺炎症反应时的胰腺重量和腹水量，提高红细胞免疫黏附功能。大承气汤能够有效抑制酵母多糖A所致全身炎症反应综合征（SIRS）、小鼠内毒素的转移和TNF-α、IL-6等炎症细胞因子的产生。

4. 抗菌作用 大承气汤在体内外对金黄色葡萄球菌有抑制或杀灭作用，能治疗该菌所致的肠脓肿、肠粘连；对变形杆菌和大肠杆菌也有抑制作用，明显降低动物死亡率和菌血症发生率。对厌氧菌属尤其是脆弱拟杆菌属具有强抗菌性。对伤寒杆菌、福氏志贺菌、乙型副伤寒杆菌、爱德华菌、肠炎沙门菌等均有抑制作用，而对沙雷菌则无作用。

5. 抗内毒素作用 大承气汤对内毒素有直接灭活作用，降低内毒素所致家兔升高的白细胞数，抑制革兰阴性杆菌。大承气汤能够拮抗家兔静脉注射内毒素所致的自由基损害，降低血浆与肝组织的 LPO、升高肝组织和红细胞内 SOD，保护肝线粒体，降低全血黏度和血浆黏度。大承气汤对肠源性内毒素血症大鼠的心、肺、肝、肾具有保护作用，增加肝血流量和胆汁流量，明显升高 SOD 和 NOS 活性，抑制磷脂酶 A_2（PLA_2）活性，从而增强清除氧自由基的能力，减轻组织损害，可能是其防治中毒性休克及多脏器衰竭的作用机制之一。因此，大承气汤在临床上防治肠源性内毒素血症、急性胰腺炎、急性阑尾炎的作用机制可能是直接灭活内毒素、直接排除肠道内的内毒素、抑制肠源性内毒素移位、抑制肠道革兰氏阴性杆菌、清除氧自由基、保护重要脏器免受内毒素损害等。

大承气汤能明显抑制腹膜炎大鼠肠源性内毒素移位，并可增加 125I-LPS 的粪便排出量。大承气汤能使急性细菌性腹膜炎家兔主要脏器血流量明显增加，恢复组织代谢功能，为治疗细菌性腹膜炎提供了一个重要依据。大承气汤对肠源性内毒素血症（IETM）模型大鼠出现的病理损害具有明显的保护作用，在 IETM 病理形成过程中能明显抑制 PLA_2 活性的升高，有利于减轻组织的损害，又可阻止超氧化歧化酶活力的下降，从而增强对过量产生的超氧化阴离子的清除能力。大承气汤能使大鼠急性期蛋白（APP）水平降低，并阻碍大鼠肝细胞体外合成分泌 APP，证实通里攻下法能降低致损因子对肝脏的刺激作用，抑制过度炎症反应对组织脏器的损害。

6. 增加肠血流量 大承气汤能够增加肠系膜微循环血流速度，通过动脉血氧分压，改善缺血肠段血行不畅。能够拮抗组织胺所致犬血流速度降低，能够增加粪便性腹膜炎家兔空肠、回肠、肾、胃浆肌层、胃黏膜的血流量。

7. 免疫调节 大承气汤能够降低感染模型小鼠的胸腺指数、脾脏指数及血清溶血素生成。大承气汤能降低内毒素模型家兔的血清溶菌酶活性，接近正常水平，可能是通过消炎、抗菌、抑制内毒素吸收及稳定细胞膜等作用使溶菌酶活性恢复正常。

8. 保护脑组织 大承气汤可降低脑出血急性期家猫脑组织中 NO 水平，增强 Na^+-K^+-ATP 酶活性，对家猫脑组织有保护作用。大承气汤能阻止细胞色素 C 释入胞浆，从而阻断凋亡信号进一步传导，保护脑出血后的神经元。大承气汤还能减少活化凋亡蛋白酶 3 的表达，阻止神经元的凋亡，同时也具有一定的促进血肿吸收的作用。

（二）安全性评价研究

关于大承气汤安全性研究，目前未见文献报道。

（三）体内过程研究

大鼠药动学研究表明，大承气汤中游离蒽醌类成分大黄素、芦荟大黄素、大黄素甲醚、大黄酚、大黄酸均可吸收进入体内，血液中以芦荟大黄素和大黄酸为主，大黄酸主要通过肾脏和粪便排泄。给大鼠灌胃大承气汤后大黄酸血浆浓度－时间曲线均符合二房室模型，大黄及大承气汤的主要药动学参数 AUC 和 C_{max} 均存在显著性差异。大承气汤中大黄与其他成分配伍后，使大黄酸在大鼠体内的血药浓度降低，提示大黄与芒硝、枳实、厚朴配伍后影响其体内过程。

在药代动力学研究方面，将大承气汤低剂量口服给药于小鼠，利用 LC–ESI/MS/MS 同时检测小鼠血浆中五种活性成分，建立的检测方法快速、准确、灵敏度高、专属性好、重复性好。

【临床应用】

（一）临床常用

本方是峻下热结的基础方，主治阳明腑实证、热结旁流证，同时又是寒下法的代表方。临床常用于治疗阳明腑实证，症状表现主要有大便不通，频转矢气，脘腹痞满，腹痛拒按，按之硬，甚或潮热谵语，手足濈然汗出，舌苔黄燥起刺，或焦黑燥裂，脉沉实；热结旁流证，症状表现主要有下利清水，色纯青，脐腹疼痛，按之坚硬有块，口舌干燥，脉滑实；里热实证之热厥、痉病或发狂等。若阴液不足者，加玄参、生地等滋阴润燥；兼气虚者，加人参以补气，以防泻下气脱；治疗急性坏死性肠炎，加黄芩、栀子、地榆、白头翁；治疗急性胰腺炎，去厚朴，加山楂、红藤、败酱草。

（二）临床新用

本方常用于治疗肠梗阻、急性胰腺炎、急性胆囊炎、胆道感染、阑尾炎、腹部绞痛、胆道蛔虫症等属于阳明腑实证者。此外，还可以加减治疗中毒性肠麻痹、胃肠胀气、肠功能恢复、腹部手术前准备与手术后腹胀、破伤风、狂躁抑郁症、癔症、精神病、子痫、肾功能衰竭、肺心病合并心衰、顽固性呃逆、农药中毒、铅中毒急性腹痛、食物中毒等。

（三）不良反应

用量过大时可引起腹痛、腹泻的不良反应。

【使用注意】

为了确保峻下之功，在煎煮时应先煎枳实、厚朴，后下大黄，溶服芒硝。本方药力峻猛，应中病即止，慎勿过剂。凡表证未解、肠胃热结尚未成实，以及气虚阴亏、年老体弱、孕妇等，均不宜使用本方。急性阑尾炎合并腹膜炎或有休克症状者、绞窄性肠梗阻及肿瘤梗阻者，均不宜使用本方。

第十一章 和解剂

凡具有和解少阳、调和肝脾、调和寒热等作用，治疗邪在少阳、肝脾不和、寒热错杂的方剂，统称和解剂，属于"八法"中的"和"法的范畴。

和解少阳剂适用于往来寒热、胸胁苦满、心烦喜呕、默默不欲饮食，以及口苦、眼干、目眩等邪在足少阳胆经病证；调和肝脾适用于肝气郁结、横犯脾胃，或脾虚不运，影响肝不疏泄而致胸闷胸痛、脘腹胀痛、不思饮食、大便泄泻等病证。此外邪犯肠胃、寒热夹杂、升降失常而致心下痞满、恶心呕吐、脘腹胀痛、肠鸣下利等寒热错杂病证，也可用和解治疗。故和解方分为和解少阳、调和肝脾、调和寒热三大类。

和解剂具有抗炎、解热、保肝、利胆、抗溃疡、抗菌、抗病毒、增强免疫、镇静、抗应激等作用。和解剂的药学研究最早可追述于 1982 年小柴胡汤中柴胡皂苷的提取分离，药理学研究最早见于 1980 年，临床报道可追述至 1959 年刘光汉用小柴胡汤治疗间日疟及三日疟。

本章选择和解方中实验研究报道资料较为丰富的小柴胡汤（和解少阳的代表方）及四逆散、逍遥散（调和肝脾的代表方）三首方剂，着重从药学研究、药理学研究、临床研究等方面进行详细介绍。

小柴胡汤《伤寒论》
Xiaochaihutang

【处方组成】柴胡 12g　黄芩 9g　人参 6g　半夏（洗）9g　甘草（炙）5g　生姜（切）9g　大枣（擘）4 枚

【历史沿革】"小柴胡汤"之名始见于汉代《伤寒论》，并且在《伤寒论》及《金匮要略》中有诸多变方，如：本方加芒硝，名柴胡加芒硝汤；本方加桂枝，名柴胡加桂枝汤，治伤寒六、七日，发热，微恶寒，支节烦痛，微呕，心下支结，外证未去者；本方除黄芩、甘草，加桂枝、茯苓、龙骨、牡蛎、铅丹、大黄，名柴胡加龙骨牡蛎汤，治伤寒八、九日下之，胸满烦惊，小便不利，谵语，身重不可转侧；本方去半夏、人参、姜、枣，加桂枝、干姜、花粉、牡蛎，名柴胡桂枝干姜汤，治伤寒汗下后，胸满，微结，小便不利，渴而不呕，但头汗出，往来寒热，心烦者，亦治疟发寒多热少，或但寒不热；本方去半夏，加花粉，名柴胡去半夏加栝蒌根汤，治往来寒热而渴，及劳疟。《赤水玄珠》卷十八记载本方加陈皮、芍药，名柴胡双解散，治同小柴胡汤。《宣明论方》卷四中记载本方除半夏，加当归、白芍、大黄，名柴胡饮子，主伤寒发汗不解；或中外诸邪热，口干烦渴；或下后热未除，汗后劳复；或骨蒸肺痿喘嗽，妇人余疾，产后经病。《医宗金鉴》卷四记载小柴胡汤加常山、槟榔、乌梅、桃仁名柴胡截疟饮，主治不足之人疟疾。

柯韵伯曰："小柴胡汤为少阳枢机之剂，和解表里之总方。"小柴胡汤不仅为治外感热病之要剂，用以施治内伤杂病，同样功效独特，非同凡响。《皇汉医学》曾曰："凡气管炎、百日咳、肺结核、肋膜炎、肠窒扶斯、疟疾、胃肠加答儿、肝脏病、肾脏肾盂炎症、妇人病等悉能治之。"虽已概括十余种病症，其实小柴胡汤于杂病中之治疗范围正远不止此。如《苏沈良方》又云："常时上壅痰实，只依本方食后卧时服，赤白痢尤效，痢药中无如此之妙……"罗谦甫亦曰："本方为脾家虚热、四时疟疾之圣药。"而唐容川于《血证论》中更是盛推小柴胡汤治虚劳咳嗽之功。现代医学界对于小柴胡汤之应用与研究，更加深入广泛，几乎遍及内、外、妇、儿、五官、神经等各科领域，应用病症亦日见其多，散见于诸书及期刊报道者，俯拾即是。

小柴胡汤的药学研究可追述于1982年柴胡皂苷的提取分离，柴胡方剂的药理学研究最早见于1980年，小柴胡汤的临床报道可追述至1959年刘光汉治疗间日疟及三日疟。

【功能与主治】和解少阳。治伤寒少阳证，症见往来寒热、胸胁苦满、默默不欲饮食、心烦喜呕、口苦、咽干、目眩，妇人伤寒、热入血室，疟疾、黄疸与内伤杂病而见少阳证者。

【药学研究】

（一）物质基础研究

小柴胡汤主要含有挥发油类、黄酮类、皂苷类、生物碱类、有机酸及酯类、甾醇及其苷类成分，具体包含甘草次酸、异甘草次酸、甘草素、异甘草素、甘草酸、甘草皂苷、黄芩苷元、白杨素、芒柄花黄素、甘草苷元 -7,4'- 二葡萄糖苷、去甲汉黄芩素、黄芩苷元 -7-O-β- 吡喃半乳糖醛苷、汉黄芩素、甘草苷、甘草皂苷 J_2、甘草皂苷 B_2、汉黄芩苷、黄芩苷、人参皂苷 Rb_1、人参皂苷 Rg_1、新异甘草苷、人参皂苷 R_f、异甘草苷、人参皂苷 Re、柴胡皂苷 A、姜酮醇、柴胡皂苷 B_1、柴胡皂苷 B_2、姜烯酚、乌拉尔新苷、乌拉尔甘草皂苷 A、乌拉尔甘草皂苷 B、甘草皂苷 K_2、甘草内酯、柴胡皂苷 D 等 38 种化学成分。

（二）提取工艺研究

以小柴胡汤浸出物、黄芩苷含量、特征谱、相对密度等作为煎煮工艺优化评价指标，对标准汤剂的考察因素包括加水量、浸泡时间、煎煮火候（先武火后文火、全程文火）、煎煮时间、煎煮次数、煎煮器具［传统器具（砂锅）与现代器具（不锈钢锅）、明火加热（砂锅）与无明火加热（养生壶）］进行了单因素考察，确定了加水量、浸泡时间、煎煮时间、煎煮次数的 3 个水平，先武火后文火优于全程文火，砂锅优于不锈钢锅和养生壶，进而对小柴胡汤的煎煮工艺进行了正交实验的考察，通过方差分析得出煎煮时间和煎煮次数对黄芩苷的含量和浸膏得率均有显著性差异，浸泡时间和加水量对黄芩苷和浸膏得率的影响无显著性差异，通过正交软件计算极值优选的最佳工艺为：浸泡

40min，煎煮 40min，煎煮 3 次。

（三）质量控制研究

采用 TLC 法对制剂中的柴胡、黄芩、党参、炙甘草进行鉴别，采用 HPLC 法测定黄芩苷的含量，结果 TLC 法可鉴别出柴胡、黄芩、党参、炙甘草的特征斑点，含量测定方法简便可行、重复性好，可作为小柴胡汤的质量监控手段。

【药理作用】

（一）主要药效学研究

小柴胡汤主要具有影响消化系统、免疫系统、循环系统、垂体－肾上腺皮质功能的作用，其次，具有抗癫痫、解热、抗炎、抗肿瘤等作用。

1. 对消化系统的影响　小柴胡汤具有明显的保肝、利胆作用。对多种肝损伤动物模型呈明显保护作用；促进肝部分切除后肝细胞再生和胰高血糖素分泌；能使肝脏的酪氨酸氨基转移酶（TA）活性上升；对氟烷引起的肝细胞坏死和肝功能异常有抑制作用及膜稳定作用；对二氯化二甲联吡啶所致的肝微粒体的脂质过氧化反应有消除作用；有直接抗肝纤维化的作用，这对肝硬化的修复有积极意义。对胆囊结石症的研究表明，小柴胡汤有激活 Oddi 氏括约肌调节作用，从而有效地防止十二指肠液由乳头逆流，并防止胆汁郁积。此调节作用可能是治疗胸胁苦满的主要机理之一。

小柴胡汤具有保护胃黏膜、改善食欲的作用。免疫系统在病态时分泌的 IL–1，通过中枢神经系统抑制摄食行为，认为感染时出现的食欲不振与免疫活性细胞分泌的 IL–1 密切相关。动物实验将基因重组型人 IL–1β 用生理盐水溶解后给大鼠 ip，24h 饲料摄取量呈剂量依赖性抑制。在投与 IL–1 后立刻一次胃内投与小柴胡汤，则有明显的改善食欲的效果，2h 后再次投与效果更显著。推测这是小柴胡汤改善不欲饮食的病理生理学机制。返流入胃的碱性十二指肠液，其中的多种组分单独或联合作用于胃黏膜，破坏胃黏膜屏障，使 H^+ 反弥散增加，最终导致胃黏膜损伤，这是反流性胃炎的主要病理机制，幽门括约肌功能失调可能是十二指肠液反流的原因之一。小柴胡汤对牛磺胆酸钠和碱性小肠液所致的慢性反流性胃炎胃黏膜损伤有明显的保护作用。

2. 对免疫系统的影响　小柴胡汤对促细胞分裂素活性、多克隆 B 细胞活性及佐剂活性均有诱导作用。给小鼠腹腔注射小柴胡汤提取物，12h 后腹腔多核细胞增加，4 日后淋巴细胞和巨噬细胞增加。小柴胡汤能促进 B 细胞成熟，并促进机体产生抗体，能活化淋巴细胞。小柴胡汤能抑制肥大细胞的脱颗粒作用，在光学显微镜和电镜下观察小柴胡汤各单味药的抑制脱颗粒作用，抑制作用由强到弱依次为柴胡、大枣、生姜、半夏、黄芩、人参和甘草，用不同剂量（50、30、5mg/mL）小柴胡汤的冷冻干燥提取物，其抑制脱颗粒作用有显著的量效关系。小柴胡汤作用的主要靶细胞是巨噬细胞，并使其产生淋巴细胞活性因子（IL–1）和促进巨噬细胞清除碳粒的作用。小柴胡汤可使免疫激活，增强机体免疫机能，可刺激 T 细胞功能，增强细胞吞噬作用。

3. 对循环系统的影响　小柴胡汤能够增加冠状动脉血流量、肾血流量。小柴胡汤浸剂对麻醉犬的呼吸、血压、心率、心电图、左心室压力及心输出量未见明显影响。小柴胡汤有抗血小板聚集作用，可显著抑制凝血酶原时间的延长；对高脂血症有改善作用；

能降低高胆固醇血症豚鼠的血清 LDL 含量，升高 HDL 含量；降低血液黏度，改善血液流变性，预防和改善动脉硬化。小柴胡汤能够改善急性 X 线损伤所致的小鼠造血功能障碍。

4. 对垂体 – 肾上腺皮质功能的影响　小柴胡汤对垂体 – 肾上腺皮质系统呈现双向调节作用。表现在：①在类固醇减量过程中并用小柴胡汤，可缓和因连续投与类固醇引起的 ACTH 分泌抑制；②对应激时 ACTH 分泌亢进有抑制倾向；③对 Dex4μg 所致的 ACTH 分泌强抑制状态未见影响。由此认为小柴胡汤对机体 ACTH 分泌异常在一定的范围内有使之恢复的作用。

5. 解热、抗炎　小柴胡汤能够明显降低伤寒、副伤寒菌苗所致的家兔体温升高，用药 2h 后开始降温，逐渐降至正常。小柴胡汤能降低大鼠血浆 PGH_2 含量，体外实验表明能够抑制花生四烯酸转化为 PGH_2。解热抗炎机制可能是抑制环氧化酶的活性，抑制磷脂酶 A_2 的活性，抑制前列腺素、白细胞三烯的产生。

6. 抗菌　小柴胡汤对金黄色葡萄球菌、白色葡萄球菌、甲型链球菌、乙型链球菌、变形杆菌、大肠杆菌及粪产碱杆菌均有不同程度的抑制作用。

7. 抗癫痫　小柴胡汤对由 N– 苯酰胺脒诱发癫痫模型的发作波有抑制作用，并能抑制外伤性癫痫发作波；对由大鼠脑内注射钛盐引起的癫痫波也有抑制作用；用类似人类癫痫发作的 EI– 小鼠模型证明小柴胡汤具有抑制癫痫发作的作用，其作用机理可能是阻止 Na^+、Ca^{2+}、K^+ 引起的膜电流；抑制 BA 时钙的病理性移动，并抑制细胞内 5 ~ 7 千道尔顿（kDa）蛋白质的增加和细胞膜附近钙的结合状态；可抑制 cAMP 含量增加；纠正 PTZ 导致的脑电图功率谱变化；促进胎生大鼠大脑皮质初代培养神经细胞突触增殖作用，并能激活老化的星形胶质细胞；能使延髓、中脑的 5–HT 水平和视丘下部的儿茶酚胺浓度增加，抑制 N– 苯酰胺脒诱发的发作波，使大脑半球的多巴胺增加。

8. 其他　小柴胡汤还有抗肿瘤、镇静、镇痛、镇咳、抗生殖毒性等作用。

（二）安全性评价研究

1. 基础毒性试验

长期毒性试验：大鼠每日灌服小柴胡汤流浸膏粉 40mg/kg、160mg/kg、640mg/kg，连续 180 天，动物一般情况、体重、饮食及饮水量、外周血象及主要脏器肉眼和组织学检查均未见异常。前列腺及卵巢脏器指数减小，而肝脏指数增加，小剂量组雄鼠胸腺重量增加，中、大剂量组减少，垂体增加；雌鼠则胸腺增加，垂体减少，其他脏器未见明显改变。血液生化检查发现小剂量组雄鼠的 HBD 值与中性脂肪升高，中、大剂量组碱性磷酸酶明显减少。

给大鼠灌胃小柴胡汤提取物 100mg/kg、1128mg/kg、2256mg/kg，连续 180 天，对大鼠生长发育、血液学常规、血液生化指标均未见异常，主要脏器未见病理改变。

2. 特殊毒性试验　用小柴胡汤代替饮水饲养繁殖六代小鼠，做丝裂霉素 C 的毒性试验，结果不仅能减轻丝裂霉素的毒性，而且动物均未见到外观畸形的改变。

（三）体内过程研究

应用甘草黄酮类成分的液相色谱 – 串联质谱 LC/MS/MS 法研究小柴胡汤的药代

动力学，将其应用于甘草药材和小柴胡汤中这些成分的含量测定及这些成分在 Beagle 犬体内、SD 大鼠体内的吸收动力学特性。结果表明，小柴胡汤中的甘草黄酮类成分 LQA、LQN、LQG、ILA、ILN、ILG 吸收迅速，为 5~30min，半衰期短，$t_{1/2}$ 为 0.08~1.13h；在 Beagle 犬中的绝对生物利用度分别为 1.34%、1.44%、179%、0.70%、ND、ND；在 SD 大鼠中的绝对生物利用度分别为 0.10%、0.32%、61.9%、3.79%、7.65%、77.3%。

【临床应用】

（一）临床常用

本方是和解少阳法的代表方，又是主治少阳证的基础方，临床常用于治疗少阳证，症见往来寒热、胸胁苦满、默默不欲饮食、心烦喜呕、口苦、咽干、目眩、舌苔薄白、脉弦者。此外亦用于妇人伤寒、热入血室，或疟疾、黄疸等内伤杂病而见以上少阳病证者。若胸中烦而不呕，去半夏、人参，加瓜蒌以清热理气宽胸；渴者，去半夏，加天花粉以生津止渴；腹中痛，去黄芩，加芍药以柔肝缓急止痛；胁下痞硬，去大枣，加牡蛎以软坚散结；心下悸，小便不利，去黄芩，加茯苓以淡渗利水；不渴，外有微热，去人参，加桂枝以解表；咳者，去人参、大枣、生姜，加五味子、干姜以温肺止咳。

（二）临床新用

本方常用于治疗小儿肺炎、急性黄疸型肝炎、疟疾、慢性肝炎、肝硬化、急慢性胆囊炎、感冒、急性胰腺炎、胃溃疡、胆汁反流性胃炎、中耳炎等属于邪据少阳者。此外，还可以加减治疗眩晕、咳嗽、急慢性胃炎、真心痛、病毒性心肌炎、乳房疾患、习惯性流产、小儿尿路感染、鼓膜炎、脾切除术后发热、流行性腮腺炎、抑郁症、中风后精神失常、脑血管病变、坐骨神经痛等。

（三）不良反应

小柴胡汤服用不当可出现转氨酶升高、黄疸、肝损伤、急性肝炎的不良反应。

【使用注意】 方中柴胡升散，姜、夏温燥，阴虚血亏者慎用。

四逆散《伤寒论》
Sinisan

【处方组成】 柴胡 6g 芍药 9g 枳实 6g 甘草（炙）6g

【历史沿革】 四逆散出自张仲景《伤寒论》第 318 条，"少阴病，四逆，其人或咳，或悸，或小便不利，或腹中痛，或泄利下重者，四逆散主之"，由柴胡、白芍、枳实、甘草四药组成。原书指出："四逆者，乃手足不温也，其证缘于外邪传经入里，气机为之郁遏，不得疏泄，导致阳气内郁，不能达于四末，而见手足不温。"此种"四逆"与阳衰阴盛的四肢厥逆有本质区别。正如李中梓云："此证虽云四逆，必不甚冷，或指头微温，或脉不沉微，乃阴中涵阳之证，惟气不宣通，是为逆冷。"原方用白饮（米汤）和服，亦取中气和则阴阳之气自相顺接之意。本方组方之意是遵照《黄帝内经》治热淫之法中要佐以甘苦，以酸收之、以苦发之的精神，用枳实之苦泄里热，以甘草之甘缓逆气，以白芍之酸收阴气，以柴胡之苦发散郁结之邪热，透达表热。以甘苦酸辛之品，表里调治，和合阴阳，使阳气敷布于四末而愈四逆。现代药理研究证实，该方对消化系统、中枢系统、睡眠等多方面均有影响，安全性好。

【功能与主治】 透邪解郁，疏肝理脾。主治阳郁厥逆证，症见手足不温，或身微热，或咳，或悸，或小便不利，脉弦；肝郁脾滞证，症见胁肋胀闷，脘腹疼痛，或泄利下重，脉弦。

【药学研究】

（一）物质基础研究

采用液质联用技术，分析四逆散水煎液体外化学成分及血中移行成分，对其体内外物质基础进行研究，采用 ACQUITY UPLCTMBEH C18 柱（2.1mm×100mm，1.7μm），以乙腈–2mmol/L 醋酸铵水溶液为流动相进行梯度洗脱，流速 0.2mL/min，柱温 35℃；质谱采用 ESI 源，正负离子同时检测，在 m/z100～1000 进行扫描，并对特征离子进行 2 次裂解，获得二级质谱数据。结果表明，在四逆散水煎液中，检测到芍药苷、甘草酸、柴胡皂苷 a 及柚皮苷等 20 种化学成分。在体内样品中，发现芍药苷、柚皮苷、橙皮苷等 8 种成分以原形入血；同时还检测到 6 种代谢物，包括葡萄糖醛酸结合物、硫酸酯结合物及葡萄糖醛酸硫酸酯结合物等。

（二）提取工艺研究

采用 U9（$9^1×3^3$）均匀设计优选四逆散半仿生提取物最佳提取工艺，结果为提取温度为 60±0.5℃，加水量分别为 20 目粗粉重量的 10 倍、8 倍、8 倍，三煎用水 pH 值依次为 2.0、6.5、9.0，煎煮时间依次为 140、70、35min。

（三）质量控制研究

选用 HPLC 法对方中芍药苷的含量测定进行了研究，建立了分离效果好、简便可行的含量测定方法，可用于本制剂的质量控制。用 ODS 柱，以甲醇–水（40∶60）为流动相，检测波长 230nm，流速 0.6mL/min 测定芍药苷；以甲醇–水–冰醋酸（68∶32∶1）为流动相，检测波长 249nm，流速 0.6mL/min 测定甘草酸。

【药理作用】

（一）主要药效学研究

四逆散主要具有影响消化系统、心血管系统、中枢神经系统，解毒、抗病毒，增强免疫等作用。

1. 对消化系统的影响 四逆散主要具有解痉、保肝利胆、抗溃疡、调节胃肠运动等作用。

四逆散具有解痉作用，对家兔离体肠有抑制作用；四逆散水提醇沉剂可抑制家兔离体平滑肌的收缩运动，使其收缩频率减慢、幅度减小，能对抗乙酰胆碱（Ach）、$BaCl_2$ 所致的肠痉挛性收缩；对未孕家兔的离体子宫呈现抑制作用。

四逆散具有保肝利胆作用。对石胆酸所致小鼠肝损伤有保护作用，能够升高血清 SOD、GSH 活性，降低血清 ALT、AST、MDA 水平，并减轻肝组织病理变化程度；四逆散大鼠十二指肠给药可明显促进胆汁的分泌。

四逆散具有抗溃疡作用，醇提液对大鼠结扎幽门形成的实验性溃疡有抑制作用。四逆散对溃疡性结肠炎（ulcerativecolitis，UC）大鼠脾脏指数、胸腺指数、结肠组织损伤程度评分以及病理组织学评分均明显升高，减轻 UC 大鼠结肠溃疡、炎性病变，能显著促进胸腺细胞的增殖，抑制 NF-κB 的激活。

四逆散可显著提高肝郁证模型大鼠胃蛋白酶原的活性，升高血清 Gas、血浆 MTL。四逆散对中断供血后恢复供血的大鼠胃黏膜损伤具有保护作用。四逆散能显著提高功能性消化不良大鼠离体胃平滑肌条的兴奋性和整体动物 IGG 胃运动的频率，升高血浆胃动素的水平，促进平滑肌细胞收缩。四逆散可明显降低肝脾不调证肠易激综合征大鼠的肠道敏感性，改善肠推进功能。

2. 对中枢神经系统的影响 四逆散煎剂对中枢神经系统有镇静催眠作用，能明显延长阈上剂量戊巴比妥钠所致小鼠睡眠时间，缩短入睡潜伏期，增加阈下剂量戊巴比妥钠致小鼠入睡率。四逆散可显著增加嗅球损毁大鼠的垂直运动、提高大鼠学习记忆。四逆散可明显增加运动性疲劳模型大鼠海马突触素表达，改善学习记忆的能力。四逆散能显著降低抑郁大鼠糖水消耗及血清中的神经肽 Y（NPY）、P 物质（SP）和生长抑素（SS）水平，显著降低抑郁症模型大鼠血清中血浆皮质醇、促肾上腺皮质激素（ACTH）、下丘脑促肾上腺皮质激素释放激素（CRH）的含量。四逆散具有镇痛作用，能够明显降低醋酸所致小鼠扭体反应的发生率。

3. 对心血管系统的影响 四逆散醇提液能够增强心肌收缩力、收缩外周血管、升高血压、抗休克，具有扩张冠状动脉、增加冠脉血流量、抗心肌缺血、抗心律失常作用。

4. 增强免疫 给小鼠灌胃四逆散汤剂能够明显增强氢化可的松所致免疫抑制小鼠的巨噬细胞吞噬功能，提高 T 淋巴细胞转化率及增强 NK 细胞活性，对正常小鼠的免疫功能也有促进和增强作用。

5. 解毒 四逆散静脉注射能够降低利多卡因中毒小鼠的死亡率，推迟死亡发生时间。腹腔注射四逆散能够增加大鼠对利多卡因的耐受性。预防利多卡因毒性的半数有效量为 $6.1\pm0.69g/kg$，预防作用随剂量增加而增强。

6. 抗病毒 四逆散煎剂可以直接灭活水疱性口炎病毒，抑制病毒繁殖，对病毒攻击的细胞具有保护作用。

（二）安全性评价研究

四逆散临床应用历史悠久，效果显著，无不良反应报道。随着四逆散成方制剂的出现，在药物上市前开展了安全性研究，但鲜有文献报道。因此，对可查询到的期刊中有关四逆散或其加味方毒理学研究进行了归纳。

基础毒性试验

（1）**急性毒性试验** 用四逆散煎剂灌胃小鼠所测 LD_{50} 为 413g/kg；四逆散水提醇沉液小鼠尾静脉注射 LD_{50} 为 22.4g/kg，小鼠腹腔注 LD_{50} 为 122.8g/kg。

亚急性毒性实验发现，15g/kg 四逆散煎剂灌胃给药每日 1 次，连续 20 天，大鼠体重、肝功能（GPT）、肾功能（BUN）未见明显变化。四逆散醇沉液 20g/kg 腹腔注射，每日 1 次，连续给药 20 天，对大鼠心、肝、肾等主要脏器有一定毒性，损伤脏器表现为充血水肿、实质细胞变性、点状坏死，小血管内可见有微血栓形成。给小鼠和家兔灌胃四逆散煎剂 20g/kg，连续 20 天，结果体重减轻，血小板减少，心、肝、肾等主要脏器有损害。

（2）一般药理学试验　用四逆散煎剂在 30min 内从静脉连续给药发现，不同累加剂量的四逆散对大鼠、家兔心电图均有影响：延长 P-R 间期（大鼠 1.5g/kg，兔 4g/kg），减慢心率（大鼠 2.0g/kg，兔 4.0g/kg），T 波高耸（大鼠 4.5g/kg，兔 7.5g/kg），S-T 段下移（兔 7g/kg）。

（三）体内过程研究

四逆散中芍药苷与其单体形式之间药动学行为差异的研究，发现复方配伍后芍药苷的生物利用度显著降低。提示芍药苷可能不仅以原形药的形式发挥药理作用，还存在经肠道菌群和肝药酶作用后的活性代谢物，配伍组方后其他化学成分促进了芍药苷的代谢转化。

【临床应用】

（一）临床常用

本方是疏肝理脾的基础方，主治肝脾气郁证，临床表现主要有胁肋胀闷、脘腹疼痛，或泄利下重，脉弦等。若见产后腹痛、烦闷不得卧者，去柴胡、甘草，以行气和血、缓急止痛，如《金匮要略》枳实芍药散；若悸者，加桂枝以温心阳；泄利下重者，加薤白以通阳散结；小便不利者，加茯苓以健脾利湿；气郁甚见胸胁胀痛，加香附、元胡以增强解郁止痛；肝胆郁热见发黄，加茵陈、山栀以利胆退黄；气虚见神疲气短，加白术、党参以益气健脾。

（二）临床新用

本方常用于治疗慢性肝炎、脂肪肝、药物性肝损害、胆囊炎、胆石症、肋间神经痛、功能性消化不良、胃溃疡、胃炎、胃肠神经官能症、乳腺增生等属于肝脾气郁者。此外，还可以加减治疗心脏神经官能症、甲状腺功能亢进症、乳癖、不孕、妊娠恶阻、月经不调、小儿发热等。

（三）不良反应

有关四逆散及其相关制剂的不良反应未见报道。

【使用注意】里热炽盛之热厥、真阳衰亡之寒厥本方忌用。

逍遥散《太平惠民和剂局方》
Xiaoyaosan

【处方组成】柴胡（去苗）　当归（去苗，锉，微炒）　茯苓（去皮白者）　白芍药　白术各一两（30g）　甘草（微炙赤）半两（15g）　烧生姜　薄荷

【历史沿革】"逍遥散"渊源于汉代《伤寒论》所载四逆散，用于气郁而致厥逆之证。宋代《太平惠民和剂局方》始载逍遥散，其组成为四逆散易枳实，合当归芍药散去泽泻、川芎，加薄荷、生姜组成，主治肝郁血虚所致两胁作痛、寒热往来、头痛目眩、口燥咽干、神疲食少、月经不调、乳房作胀、脉弦而虚者，有疏肝解郁、健脾和胃之

功。在明清时期得到发展，如明代《审视瑶函》载柴胡参术汤，主治怒伤元阴元阳导致的暴盲症。明代《寿世保元》载加味八珍汤，主治妇人曾经小产，今有孕，预先培补为妙。清代《傅青主女科》载加减逍遥散，主治妇人怀抱抑郁、口干舌燥、呕吐吞酸而血下如崩者；又载宣郁通经汤，主治妇人经水未来腹先痛。以上均在逍遥散基本方基础上化裁而来。

【功能与主治】疏肝解郁，健脾养血。主治肝郁血虚脾弱证，症见两胁作痛，头痛目眩，口燥咽干，神疲食少，或往来寒热，或月经不调，乳房胀痛，舌淡，脉弦而虚者。

【药学研究】

（一）物质基础研究

通过逍遥散组方药材中含有的各类化合物特有的颜色反应及沉淀反应等对逍遥散抗抑郁有效部位分析结果表明，逍遥散有效部位中含有挥发油类、三萜类、黄酮类、甾体类、鞣质类、有机酸类等，是其抗抑郁的物质基础。

（二）提取工艺研究

以逍遥散中芍药苷含量及镇痛、镇静药效学试验为指标，对逍遥散用水、不同浓度乙醇提取工艺进行筛选，结果表明，随着乙醇浓度的升高，含量及药效都呈上升趋势，95% 乙醇回流提取较好。

（三）质量控制研究

在质量控制研究方面，逍遥散的不同剂型在定性鉴别方面的研究报道较少，主要集中在对当归中阿魏酸、白芍中芍药苷、甘草中甘草酸单钾盐的鉴别；而对于君药柴胡中柴胡皂苷、主药白术中苍术酮、白术内酯、薄荷中薄荷酮等的鉴别较为少见，这可能与复方中该类有效物质稳定性以及制剂工艺有关，剂型不同其提取工艺不同。在定量研究方面，逍遥散系列制剂几乎都选择了当归中的阿魏酸、白芍中芍药苷作为检测指标，所采用的检测方法多为 HPLC 法。对于阿魏酸，所选用的流动相多为甲醇或乙腈与低浓度酸（醋酸，磷酸等）以一定比例混合，检测波长为 313nm 或 320nm；而芍药苷则多采用乙腈与水或酸水的不同配比，检测波长为 230nm 进行测定。

建立了逍遥散抗抑郁有效部位的 GC–MS 指纹图谱，并对有效部位中主要色谱峰进行药材归属，研究结果表明，复方有效部位中主要色谱峰均来自于柴胡、当归、白术，其中柴胡的贡献最大，进一步证明了该经典名方中柴胡的君药地位；其次对复方有效部位贡献较大的是当归、白术，而生姜、甘草、薄荷、白芍、茯苓均贡献较少。

结合 GC–MS 法、HPLC 法、标准品对照、提取分离法对有效部位中化学成分进行指认，共在 A 部位中指认出 39 个化合物（通过 GC–MS 方法指认出 28 个，标准品对照指认出 9 个，提取分离法指认出 2 个）；在 B3 部位共指认出 27 个化合物（通过 GC–MS 指认出 16 个，标准品对照指认出 9 个，提取分离法指认出 2 个），其中分离纯化得到一个新化合物，将其命名为（2Z，8E，10E）– 十五烷三烯 –4,6– 二炔 –1– 醇乙酯。

建立了有效部位挥发性成分中四个主要活性成分的 GC–MS 含量测定方法，并运用选择离子法（SIM）对其进行含量测定，这四个主要活性成分在 A 部位中总含量为 6.703%，B3 部位中总含量为 1.012%。

【药理作用】

（一）主要药效学研究

逍遥散主要具有保肝、增加胃肠蠕动，调节中枢神经系统、内分泌系统，抗应激等作用。

1. 保肝　给大鼠灌胃逍遥散药液可显著改善 CCl_4 诱导大鼠肝损伤模型的体重曲线和行为状态，降低血清丙氨酸氨基转换酶（ALT）和天门冬氨酸氨基转换酶（AST）含量，升高肝组织超氧化物歧化酶（SOD）的活性，降低 MDA 的含量；可显著改善 CCl_4 诱导大鼠慢性肝损伤行为状态、生化指标、肝中纤维组织增生和变性坏死；逍遥散药液对 CCl_4 诱导的肝细胞损伤模型及 HSC-LX2 细胞的培养，可显著提高 SOD 活性，降低 ALT、AST 含量保护受损的肝细胞；可显著改善肝纤维化大鼠肝功能；可显著降低雷公藤所致大鼠急性肝损伤大鼠的肝脏指数及血清 ALT、AST 活力。

2. 调节中枢神经系统　逍遥散药液能显著缩短小鼠的不动时间及甩头次数；可显著改善慢性轻度应激模型小鼠体重、自主活动与糖水消耗量的异常，且能提高空间学习记忆能力；逍遥散药液可显著改善肝郁脾虚模型大鼠的行为学变化；给大鼠灌胃逍遥散药液可缓解海马各区受损，作用机理是通过拮抗杏仁核 α- 氨基羟甲基恶唑丙酸（AMPA）受体，抑制杏仁核兴奋。逍遥散能够抑制小鼠的自发活动；显著升高下丘脑 NA 含量，同时升高纹状体 DA 含量，降低 3,4- 二羟基苯乙酸（DOPAC）含量，能够选择性地作用于中枢儿茶酚胺能神经系统。

3. 抗应激　逍遥散药液可显著提高对抗应激所致大鼠海马突触体内 Ca^{2+} 浓度；可能通过包括 Glu-NR-Ca^{2+}-cAMP-GR 细胞信号传导通路在内的多种途径维持海马神经细胞 GR 的稳态，以促进过度的应激反应尽快终止；可显著抑制应激对大鼠海马神经元造成的损伤及神经元内 Nissl 体的减少；可显著改善慢性心理应激所致大鼠海马神经元凋亡，能逆转慢性轻度不可预计应激（CMUS）抑郁大鼠的糖水偏爱下降。

4. 调节内分泌　给大鼠灌胃逍遥散药液可显著降低肝郁脾虚证模型大鼠血清皮质酮的含量；给家兔灌胃逍遥散药液可发现家兔乳腺高度及乳腺直径明显缩小，雌二醇和垂体催乳素明显降低。

5. 其他　逍遥散对"肝郁"大鼠模型的 TXB_2-PGI_2 失衡有明显调节作用，并能抗应激、增加肠蠕动、促进小鼠炭末肠推进率等。

（二）安全性评价研究

基础毒性试验

长期毒性试验：逍遥胶囊高、中、低剂量组按 18g/kg、12.4g/kg、9g/kg 给 SD 大鼠灌胃，分别相当于临床用量的 100 倍、80 倍、50 倍，给药 6 周、12 周和停药 4 周后，分别检测各组大鼠的体重、血液学、生化学指标，测量心、肝、脾、肺、肾、脑、胸腺、子宫、睾丸等脏器系数（脏器重量 / 体重）及对各脏器组织的病理学改变。结果表明，各项指标均未见明显异常改变。提示长期口服逍遥胶囊安全无毒。

（三）体内过程研究

逍遥散在肝损伤模型大鼠的药效动力学及其昼夜比较：大鼠 sc 40% CCl₄ 橄榄油溶液 2mL/（kg·2d），首次 sc 4mL/kg，连续 12d，以 AST 降低量为药效指标，进行逍遥散的昼夜药效动力学研究，通过 3P97 和 PKSolver 2.0 用房室拟合和统计矩分析求算相关药动学参数。结果表明，逍遥散的降酶药效动力学具有显著的双峰特性，其 td、$t_{1/2}$（ED）、AUC、ka、MRT 分别为 17.79h、3.73h、657.07U/（L·h）、$2.57h^{-1}$、6.23h（昼）和 24.30h、3.50h、810.19U/（L·h）、$1.70h^{-1}$、6.19h（夜）。通过药动学研究证明，导致逍遥散昼夜疗效迥异的原因可能是大鼠在病理状态下的昼夜生理节律差异，引起了对逍遥散成分吸收、代谢的影响。

【临床应用】

（一）临床常用

本方是疏肝养血的代表方，又是妇科调经的常用方，临床常用于肝郁血虚脾弱证，其临床表现主要有两胁作痛，头痛目眩，口燥咽干，神疲食少，或往来寒热，或月经不调，乳房胀痛，舌淡，脉弦而虚者。在肝郁血虚脾弱证的基础上，若兼化火生热者，宜与牡丹皮、栀子配伍，以清肝健脾，如《内科摘要》之加味逍遥散；若兼肝脾血虚，宜与熟地黄以养血调经，如《医略六书·女科旨要》之黑逍遥散。

（二）临床新用

本方常用于治疗慢性肝炎、肝硬化、胆囊炎、胆石症、胃溃疡、十二指肠溃疡、胃炎、胃肠神经官能症、乳腺增生、经前期综合征、更年期综合征、痛经、闭经、不孕症、慢性疲劳综合征等属于肝郁血虚脾弱者。此外，还可以加减治疗功能性子宫出血、子宫内膜移位症、子宫肌瘤、慢性荨麻疹、痤疮、哮喘、前列腺炎、泌尿系感染、尿失禁、糖尿病、肠易激综合征、甲状腺腺瘤、乳腺癌等。

（三）不良反应

逍遥丸偶有引起药源性肝损伤的报道。

【使用注意】阴血亏虚、肝阳上亢者慎用。

第十二章　祛风湿剂

　　凡以辛散祛风药物为主组成，治疗风寒湿邪侵袭人体之风湿病的方剂，统称祛风湿剂。

　　祛风湿剂适用于外来风寒湿邪侵入人体，留于肌表、经络、筋肉、骨节等处，而见有头痛、恶风、肌肤瘙痒、肢体麻木、筋骨挛痛、关节屈伸不利，或关节肿痛变形等症之风湿病。本类方剂常以祛风除湿药羌活、独活、防风、川芎，或散寒止痛药乌头、附子、细辛等为主组成。现代药理研究表明，祛风湿方药主要有抗炎、镇痛、免疫抑制作用，部分方药同时具有抗肿瘤、抗生育、调节血压、抗菌、抗凝等作用。当前，进行祛风湿方药药理作用研究常用动物是小鼠、大鼠。祛风湿方药研究始于 20 世纪 30 年代，鹤田静磨于 1931 年利用福尔马林致大鼠关节炎模型研究了粉防己碱的抗炎作用，国内宋振玉等于 1958 年用同样的模型证实秦艽碱甲也具有抗炎作用，并认为其抗炎机制是通过神经系统激活垂体 – 肾上腺皮质系统。

　　本章选择祛风湿剂代表方小活络丸，着重从药学研究、药理学研究、临床研究等方面进行详细介绍。

小活络丸（活络丹）《太平惠民和剂局方》
Xiaohuoluowan（Huoluodan）

　　【处方组成】川乌（炮，去皮、脐）　草乌（炮，去皮、脐）　地龙（去土）　天南星（炮）各六两（180g）　乳香（研）　没药（研）各二两二钱（66g）

　　【历史沿革】小活络丹原名活络丹，载于《太平惠民和剂局方》卷一，治疗"丈夫元脏气虚，妇人脾血久冷，诸般风邪浊毒之气，留滞经络，流注脚手，筋脉挛拳，或发赤肿，行步艰辛，腰腿沉重，脚心吊痛，及上冲腹胁膨胀，胸膈痞闷，不思饮食，冲心闷乱及一切痛风走注，浑身疼痛。"说明此方除能治疗痹证外，还能治疗一些其他病证。其用川乌配草乌以祛风散寒，宣通除湿，尤长止痛，是前承于《金匮要略》的乌头汤。《太平惠民和剂局方》定此方时，鉴于乌头等药的峻猛，制为丸药，颇具峻药缓投之妙，是对《金匮要略》乌头汤制方用药思想的进一步发展。明代吴昆《医方考》载此方，用于中风后遗症、风湿痰瘀阻于经络而见手足不用者，是对本方主治病证的进一步拓展。清代张璐《张氏医通》卷十四"腰痛"载活络丹，与本方相较无草乌，"治寒湿袭于经络而痛，肢体不能屈伸"，用法以荆芥汤或陈酒或四物汤化下。并云："痛处红色者勿用。"这既是张璐运用本方之经验，又是对此方用法和使用注意作出的补充。《伤科汇纂》卷七所载活络丹，系本方去乳香、没药，加胆南星、半夏而成，主治伤损湿痰死血在手足间，有一二点痛，年久不愈者；与本方相比，活血行气作用有所减弱，而燥湿除痰之功有所加强。本方方名，因清代徐大椿《兰台轨范》卷一引《圣济总录》有大活络丹，故《全国中药成药处方集》改称为小活络丹，遂成现代通行方名。现临床多以大蜜丸或小蜜丸出现，名为小活络丸。

【功能主治】祛风除湿，化痰通络，活血止痛。主治风寒湿痹，症见肢体筋脉挛痛，麻木拘挛，关节屈伸不利，疼痛游走不定；亦治中风，手足不仁，日久不愈，经络中有湿痰瘀血，而见腰腿沉重，或腿臂间作痛。

【药学研究】

（一）物质基础研究

关于小活络丸的物质基础实验研究文献未见报道，但其所含的生物碱类、多种酶类、有机酸类、苷类、多糖类是其物质基础构成部分。

（二）提取工艺研究

采用正交试验法以小活络丸（浓缩丸）水分、丸重、脆碎度为考察指标，分析确定影响丸剂崩解时限的主要因素，对小活络丸5个批次进行平行试验，考察烘箱干燥法、真空干燥法、真空冻干法三种不同的干燥方法对丸剂崩解时限、含量测定的影响做比较，结果表明，利用真空冻干技术干燥，丸剂崩解时限均有大幅度的缩短，提示真空冻干技术在中药制剂生产中可有效地保证和提高产品质量。

（三）质量控制研究

《中国药典》规定小活络丸显微鉴别显示：不规则团块无色或淡黄色，表面及周围扩散出众多细小颗粒，久置溶化；石细胞长方形或类方形，壁稍厚；草酸钙针晶成束或散在。TLC法乌头碱限量检查，供试品色谱中，在与对照品色谱相应的位置上，出现的斑点应小于对照品斑点或不出现斑点。

小活络丸是由地龙、川乌、草乌、乳香、没药、胆南星6味药材研制而成的纯中药制剂，有研究采用薄层色谱对其中的地龙、川乌及乳香3味药材进行鉴别分析，专属性强、分离度佳、重现性好、阴性对照无干扰，可作为该药的定性鉴别。有研究采用TLC、HPLC-PAD、HPLC-MS等对小活络丸中松香酸进行定性定量分析，采用原子吸收光谱法测定小活络丸中重金属（铅、镉、砷、汞）的含量，采用HPLC测定小活络丸（浓缩丸）中11-羰基-β-乙酰乳香酸的含量，建立CE场放大富集技术快速检测小活络丸中痕量毒性成分乌头碱的方法。

【药理作用】

（一）主要药效学研究

小活络丸主要有镇痛、抗炎、改善血液循环、免疫抑制等作用。

1.镇痛作用 小活络丸对醋酸扭体小鼠有明显的镇痛作用，能明显减少醋酸引起的小鼠扭体次数，并呈量-效关系。其镇痛作用存在昼夜节律性差异。小鼠热板法镇痛实验表明，暗期（小鼠活动期）比明期（小鼠休息期）的镇痛效果强，12:00用药动物对热板反应的潜伏期的增加值最小，24:00给药动物对热板反应的潜伏期的增加值最大。

另有报道，用小活络丸 0.6g/kg 与 0.15g/kg 的布洛芬配伍使用，镇痛效果明显增强，且可降低小活络丸和布洛芬的毒性。

2. 抗炎作用　小活络丸对肉芽组织增生有明显的抑制作用，能降低小鼠琼脂肉芽组织的重量，减轻大鼠棉球肉芽组织的增生；对弗氏完全佐剂引起的大鼠双足肿胀有明显抑制作用，且使动物的耳部红斑及尾部结节等继发性损害明显减轻，对大鼠的体重及脏器指数无任何影响；小活络丸能明显降低醋酸所致小鼠腹腔炎症毛细血管渗出量，对醋酸致炎因子引起的急性渗出性炎症有显著的抑制作用；小活络丸明显降低二甲苯、巴豆油和角叉菜胶所致小鼠渗出性炎症渗出液中前列腺素 Es 含量；还能明显降低大鼠血清中 TNF-α、IL-1B、IL-6、超敏 C 反应蛋白（hs-CRP）、循环免疫复合物（CIC）和 MDA 含量，提高 SOD 活性；下调 AA 大鼠炎症细胞因子表达，降低 CIC 含量并提高抗氧化能力，可能是其抑制免疫性、继发性炎症的作用机制。由此可见，小活络丸对动物的急性炎症、慢性炎症及免疫性炎症均有一定的抗炎作用。

3. 免疫抑制作用　小活络丸能降低再次免疫应答中高值的 IgG 和 CIC 含量和提高低下的 C_3 水平，抑制迟发型超敏反应（DTH）、单核 - 吞噬细胞系统（MPS）的吞噬功能和红细胞免疫黏附功能，抑制 CRBC 诱导小鼠特异性抗体 IgM 型溶血素活性，提高 C_3 水平，降低 MDA 含量。小活络丸能够抑制小鼠碳粒廓清，说明具有抑制 MPS 的吞噬功能，即降低非特异性免疫功能；小鼠的红细胞免疫黏附实验显示小活络丸能降低红细胞 C3b 受体花环（RBC-C3bRR），增高 IC 受体花环（RBC-ICRR），呈现显著的抑制细胞免疫作用；小活络丸能够降低鸡红细胞（CRBC）诱导小鼠特异性抗体 IgM 溶血素活性（HC_{50} 值），提高低下的 C_3 含量，显示小活络丸能抑制特异性体液免疫的作用。由此可见，小活络丸能够抑制免疫应答的多个环节，具有免疫抑制作用。

4. 改善血液循环　大鼠皮下注射肾上腺素及冰水浴，造成大鼠寒凝血瘀症模型，表现为不同切变率下的全血黏度增加，红细胞聚集指数增加，红细胞压积提高。小活络丸能够显著降低大鼠全血黏度、红细胞压积，具明显改变血液流变学的作用，可降低不同切变率下的全血黏度，尤其对低切变率下的全血黏度有明显的降低作用，能降低红细胞压积和红细胞聚集指数，从而达到改变血液流变学、改善血液循环疏通筋脉作用。

（二）安全性评价研究

基础毒性试验

急性毒性试验：将小鼠按不同给药时间点随机分为 6 组，分别于 08：00，12：00，16：00，20：00，24：00 和 04：00 时点经灌胃给予小活络丸 310g/kg，观察并记录各个时间点给药组动物 7d 死亡率。结果表明，不同给药时间小活络丸对小鼠的急性毒性有明显昼夜差异，明期（动物休息期）给药毒性＞暗期（动物活动期），8：00 给药死亡率最高（60%），24：00 给药死亡率最低（30%），两组间差异具有显著性（P<0.05）。用药后动物呈明显的中枢神经抑制症状，表现为精神萎靡、活动减少、协调运动障碍、入眠以至死亡。由此可见，小活络丸对小鼠的急性毒性呈明显的用药时间依赖性。提示小活络丸的临床应用一定要注意严格控制剂量，制定给药方案应注意个体差异的影响。

（三）体内过程研究

小活络丸在小鼠体内累积动力学研究表明：小活络丸镇痛药效成分具有二房室开放式模型特征，吸收快（ka=0.5418h^{-1}），消除慢（β=0.0527h^{-1}），半衰期 $t_{1/2}$=13.164h。动力学参数表明，小活络丸按传统用药方案（每日 2 次，每次 1 丸），一般不会引起中毒反应。同时测得本品中央室表观分布容积 Vd=0.7211L/kg，总表观分布容积约为 2L/kg，超过小鼠总体液近 2 倍，且 $K_{12}>K_{21}$，表明小活络丸在体内容易蓄积，加之毒性大的特点，提示临床长期使用本品时，应注意蓄积中毒。尤其对消除功能不佳的患者，更须慎重。

【临床应用】

（一）临床常用

本方是治疗风寒湿痹证的常用方，本方药性温燥，用于风寒湿邪闭阻、痰瘀阻络所致的痹病，症见肢体关节疼痛，或冷痛，或刺痛，或疼痛夜甚、关节屈伸不利、麻木拘挛。

（二）临床新用

本方常用于风湿性关节炎、类风湿性关节炎、骨质增生症、坐骨神经痛、肩周炎和中风后遗症等属于风寒湿痰瘀血阻滞经络者，还可加减治疗脑梗死、冠心病心绞痛、急性软组织损伤、创伤性关节炎、跟骨痛、膝骨性关节炎、强直性脊椎炎、腰椎病、早中期膝骨关节炎、慢性腰肌劳损、腰椎间盘突出症、颈椎病、腰臀肌筋膜炎等。

（三）不良反应

据报道，小活络丸会出现皮疹、恶心、腹痛、腹泻、浮肿、头痛及血压上升、心跳加快等不良反应。

【使用注意】本方中川乌、草乌为大毒之品，不宜过量，谨防中毒；本方药性温燥，对阴虚有热及孕妇慎用。

第十三章　利湿剂

　　以芳香化湿药、利水渗湿药为主组成，具有化湿利水、通淋泄浊等作用，用于治疗多种水湿证的方剂，统称为利湿剂，属于八法中的"消法"。

　　湿为阴邪，其性重浊黏滞，易阻遏气机，损伤阳气。《素问·至真要大论》提出"湿淫于内，治以苦热，佐以酸淡，以苦燥之，以淡泄之"的治疗原则。后世医家在此理论依据指导下，创立了诸多利湿方剂，并不断丰富其配伍方法。因湿邪为病，成因有外感、内生之分，病位有上、中、下三焦之异，性质有寒、热之别。而肺主通调水道，脾主运化水湿，肾主水液，三焦为水液运行通道，膀胱主贮存、排泄尿液；与水液的生成、输布、代谢密切相关，故水湿证的形成常与这些脏腑的功能障碍有关。故临床治疗应根据具体情况选用相应功效的利湿药并进行适当配伍。如兼外感风寒者，配伍解表散寒药；湿从寒化者，配伍温阳药；是从热化者，配伍清热泻火药；湿浊中阻，脾胃失和者，配伍健脾和胃药；湿浊下注之水肿、淋浊、黄疸、带下等症，配伍利尿药等。代表方剂有藿香正气散、八正散。

　　利湿方药研究始于20世纪30年代，国内学者经利彬于1935年报道车前子具有促进尿液排泄作用，同时尿素、NaCl、尿酸的排出量亦有所增加；经利彬于1936年报道了苍术浸膏具有减弱家兔十二指肠的收缩作用；徐岩于1951年发现藿香能抑制常山引起的呕吐。药理研究发现利湿剂多具有抑菌、杀菌、止泻、利尿、解痉、调节胃肠运用、调节代谢、调节免疫、抗过敏、解热、镇静、镇痛等作用。临床方面对于消化系统疾病、泌尿系统疾病、内分泌系统疾病等疗效显著。剂型应用方面除传统的汤剂、丸剂、散剂之外，还研制了滴丸剂、片剂、胶囊、口服液、合剂、酊剂等很多现代剂型，并且利用药学手段对其物质基础、质量标准、提取工艺等进行研究。

藿香正气散《太平惠民和剂局方》
Huoxiangzhengqisan

　　【处方组成】大腹皮　白芷　紫苏　茯苓（去皮）各30g　半夏曲　白术　陈皮（去白）　厚朴（去粗皮，姜汁炙）　苦桔梗各60g　藿香（去土）90g　甘草（炙）75g

　　【历史沿革】从组成上看，藿香正气散最早记载于唐·孙思邈《千金翼方》，主治"伤寒头疼，增寒壮热，或感湿气，霍乱泄泻，常服除山岚瘴气。"自《太平惠民和剂局方》卷二载其主治"治伤寒头疼，憎寒壮热，上喘咳嗽，五劳七伤，八般风痰，五般膈气，心腹冷痛，反胃呕恶，气泄霍乱，脏腑虚鸣，山岚瘴疟，遍身虚肿；妇人产前、产后，血气刺痛；小儿疳伤，并宜治之。"之后，本方便成为治疗感寒伤湿所致诸病的典范，后世医家在临床实践中灵活运用，随证加减化裁，甚或另组新方，使得藿香正气散的适用范围大大扩展。从 1995～1999 年开始，藿香正气散的研究成为热点，以后呈逐年增多趋势，在临床应用方面、药理方面、药学方面的研究是最多的。该方传统为散剂，临床沿用亦多用汤剂，后发展成颗粒剂、丸剂、滴丸剂、片剂、胶囊剂、软胶囊剂、口服液、合剂、酊剂等多种剂型。该方药学研究可查文献始于 1984 年，陈妙女定性定量检测藿香正气散的主要有效成分厚朴酚，厚朴酚保留时间为 4 分 36 秒，加样回收实验结果说明方法可靠。该方药理研究可查文献始于 1984 年，周雪仙等研究了藿香正气丸（水）对肠平滑肌的影响，具有显著抑制作用；现代药理研究证实，该方对消化、免疫、内分泌等多方面均有影响，并具有抗过敏、解热、镇静、催眠、镇痛等作用，安全性较好。该方现代临床应用研究可查文献始于 1958 年，龚志贤用藿香正气散辨证治疗伤风感冒的报道。该方最初用于治疗消化系统之外寒内湿证，后广泛用于内、妇、外、儿、男、皮肤、内分泌等多系统疾病总属外寒内湿证者。

【功能主治】解表化湿，理气和中。主治外感风寒、内伤湿滞证，症见霍乱吐泻、恶寒发热、头痛、脘腹疼痛、舌苔白腻，亦可治山岚瘴疟等。

【药学研究】

（一）物质基础研究

研究表明藿香正气散中含有 Cu、As、Cd、Hg、Pb 等重金属元素及 Na、Mg、K、Ca、Mn、Ni、Fe、Zn、Se 等微量元素，藿香正气散不同改革剂型所含元素的量亦不相同。

剂型的差异对藿香正气散中化学成分的含量、种类等也有影响。如采用气相色谱质谱联用（GC–MS）对藿香正气液、藿香正气水、藿香正气丸同一厂家不同批号样品中脂溶性成分的种类与含量进行了测定、比较，发现藿香正气液中含有 22 个成分，其主要成分为马兜铃酮（占 28.30%），其次为广藿香醇（占 18.70%）、α–愈创木烯（占 10.27%）；藿香正气水中含有 18 个成分，其主要成分为马兜铃酮（占 29.53%），其次为广藿香醇（占 15.96%）、香薷酮（占 10.27%）；藿香正气丸中含有 16 个成分，其主要成分为广藿香醇（占 30.24%），其次为香薷酮（占 12.38%）、α–愈创木烯（占 6.27%）及芳樟醇（占 4.26%）。采用 TLC 法比较及 GC 分析藿香正气袋泡剂与汤剂中总挥发油含量，袋泡剂明显优于煎剂；定量分析上，橙皮苷含量测定结果为煎剂优于袋泡剂，水溶出率袋泡剂略高于煎剂。

采用植物化学方法对藿香正气水全方三氯甲烷提取物的化学成分进行系统研究，从中分离得到 15 个化合物：甘草苷，甘草素，异甘草素，芒柄花素，水合氧化前胡素，白当归素，橙皮苷，5,7,8,3',4'–五甲氧基黄酮，5,6,7,3',4'–五甲氧基黄酮，5,7,8,4'–四甲氧基黄酮，川陈皮素，3,5,6,7,8,3',4'–七甲氧基黄酮，地中海红橘素，和厚朴酚，厚朴酚，其来源为方中的甘草、白芷、陈皮、厚朴。采用 LC–MS/MS 和 GC 法，在藿香正气水中鉴定出百秋李醇、甘草苷、橙皮苷、柚皮苷、川陈皮素、甘草酸、珊瑚菜素、欧前胡素、异欧前胡素、和厚朴酚、厚朴酚等 11 种化学成分。利用 GC–MS 分离出藿香正气水挥发性成分中的 78 个成分，并鉴定了其中的 35 个化合物，发现这 35 个化合物的化学成分主要为萜醇、醛类、醛酮类、有机酯等。采用 GC-MS 法分析藿香正气口服液中的挥发性成分，从中共分离出 103 个组分，定性鉴定了其中的 80 个，占总挥发性成分的 94.03%。藿香正气口服液的主要挥发性成分为倍半萜烃类（51.71%）、萜醇类（24.70%）、单萜烃类（10.59%）和醛类（2.49%）等。采用 GC-MS 对藿香正气软胶囊中挥发性成分进行分离，共分离 122 个挥发性成分，鉴定了其中 62 个，占总挥发性成分的 80.49%；在 122 个挥发性成分中，相对百分含量最高的 6 种成分为广藿香醇（11.08%）、δ- 愈创烯（8.43%）、β- 桉叶油醇（6.63%）、α- 愈创烯（6.29%）、109 号峰（6.22%）、紫苏酮（4.63%），占全部的 43.28%，说明这 6 种成分是藿香正气软胶囊挥发性成分中最主要的部分。

以抑菌作用为药效指标，将作用于靶器官的药效与 HPLC 指纹图谱相关联，构建谱 - 效结合的中药质量控制模式，结果表明运用所建立的数学模型找到可控制藿香正气水质量的体内药效成分群，且证明相关成分具有抑菌作用。

（二）提取工艺研究

藿香正气散传统的散剂、汤剂服用量大，挥发性成分含量多，贮存及携带均不方便，不符合患者高效、速效等用药需求，随着制剂工艺的发展形成多种现代剂型，而各种剂型不同，性质各异，故制备、提取工艺亦存在一定的差异。

采用恒温强制循环法代替渗漉法提取藿香正气水中苍术、陈皮、厚朴、白芷有效成分，提高浸出效率，缩短生产周期 8.7 倍，产品质量稳定，降低生产工艺消耗。以橙皮苷的溶出量为指标进行评价，通过单因素试验和正交试验确定了藿香正气水中陈皮渗漉的最优化工艺条件：装罐时平铺均匀，适当压实；装罐前不需浸润，浸泡时间 24h 与 48h 无差别；药材细度的表面积约 0.5cm×0.5cm 左右；最佳浸泡溶剂 60% 乙醇，且浸泡时溶剂以刚没过药材为最优；渗漉时加入溶剂保持上面流速与下面渗漉速度一致；渗漉速度，初漉液渗速约 1mL/（min·kg），续漉液渗速约 2mL/（min·kg）。陈氏采用正交试验设计法优选藿香正气水中渗漉工艺参数，发现最佳的渗漉工艺为加 6 倍 70% 的乙醇，浸渍 24h，流速为 3mL/min。

采用正交试验研究超声提取藿香正气水中的橙皮苷，发现其最佳提取条件为提取液 40% 甲醇，温度 50℃，提取时间 15min。

对水蒸气蒸馏法提取藿香正气水中的挥发性成分的条件进行了优化，对比了作为提取溶剂乙醚和正己烷的差别，两者虽然提取的组分色谱图在色谱峰的个数上差别不大，但由于乙醚挥发性较正己烷强，导致在提取过程及提取物保存中稳定性更差，故而选择正己烷作为提取溶剂，时间在 10h 时能提取完全。

根据藿香正气水处方制备藿香正气袋泡剂，将苍术、陈皮等含较多挥发性成分的药材制成粗粉，厚朴采用有效成分双提取法，并将厚朴油与处方中的藿香油、紫苏叶油一起采用 β- 环糊精（β-CD）包结工艺进行包结，其余药材采用水提取，制成袋泡剂。本工艺制成的袋泡剂能有效地保存药材中的挥发性成分，药物溶出快，且口感好，服用剂量小，热稳定性良好；紫外及薄层层析证明其与藿香正气水所含成分一致。

采用超临界 CO_2（$SFE-CO_2$）萃取法提取藿香正气丸、胶囊剂中的挥发性成分，用

TLC 法和 GC–MS 检测，结果发现 SFE–CO₂ 萃取法能有效提取藿香正气方中挥发性成分厚朴酚、和厚朴酚、广藿香醇、广藿香酮等，且与传统制剂相比，色谱的斑点更多。

采用正交设计试验，以欧前胡素含量为指标成分进行评价，优化藿香正气合剂的提取工艺条件，结果最佳渗漉的工艺条件为：药材粉碎成最粗粉，用 70% 乙醇 10 倍量作为溶媒渗漉，流速为 7mL/min；最佳水煮提取工艺条件为：加水量为 8 倍，水煮 3 次，第一次 1.5h，第二、三次各 1h。

分别提取藿香正气胶囊处方中的挥发油和浸膏，用滴制法制备挥发油小型软胶囊；采用包衣制粒法制备丸芯和微丸，以半夏粉为丸芯辅料，60% 的糖浆作为丸芯成型的黏合剂；微丸成型时选择微晶纤维素为稀释剂，用量为浸膏的 20%；经过一定的工艺条件最后将软胶囊和微丸填充于同一胶囊中制成复合胶囊，能够有效提高该制剂中的挥发油成分的稳定性。

采用 SFE–CO₂ 流体萃取法、水煮法，分别提取藿香正气方中的脂溶性、挥发性、水溶性成分，然后将脂溶性和挥发性成分制成滴丸，再将水溶性成分包裹在外，形成滴心丸。通过正交试验得到最佳萃取工艺为萃取压力 25MPa，萃取温度 30℃，解析釜 I 压力 9MPa，解析釜 I 温度 45℃；滴丸滴制的最佳条件：基质和辅料比例为 1∶2.1。该剂型吸取了滴丸与水丸的优点，克服了两种剂型各自的不足，减少了试药用量，缩短了溶散时间，使剂型进一步优化。

以收得率和化学成分相对百分含量评价藿香正气方挥发性药材的 SFE–CO₂ 萃取和水蒸气蒸馏 2 种工艺，结果表明，水蒸气蒸馏法提取时间为 5h，收得率为 0.45%；用 SFE–CO₂ 萃取法提取时间为 3h，收得率为 2.40%。SFE–CO₂ 提取物能检测出大量峰，水蒸气蒸馏法提取物在 15min 之后几乎不能检测出成分。说明 SFE–CO₂ 萃取法提取藿香正气方挥发性药材耗时少，收得率高，提取的成分多。

在原有工艺基础上，对藿香正气片制药工艺进行了优化，细化了提取陈皮中挥发油的加水量为 8 倍量，提取时间为 8h。并对工艺中水用量和 60% 乙醇的用量进行了考察，确定工艺为陈皮药渣加 10 倍量水煎煮 1 次；大腹皮、茯苓加水煎煮 2 次，第一次加水 10 倍量，第二次加水 8 倍量；白芷、苍术、厚朴用 60% 乙醇回流提取 3 次，第一次加 10 倍量，第二次加 10 倍量，第三次加 8 倍量。

（三）质量控制研究

目前临床应用的藿香正气散有散剂、丸剂、酊剂、软胶囊、滴丸、口服液等多种制剂，不同制剂各有优势，而各种制剂的质量控制研究对于保障临床疗效具有重要意义。有关藿香正气散各制剂的质量控制指标的研究，到目前为止，主要是采用不同的方法如 HPLC– 紫外分光光度法、TLC 法、HPLC 法、GC 法、UPLC 法、RP–HPLC 法等对其中的某味药或某几味药的成分含量进行定性或定量的测定。在单味药化学成分分析的基础上，逐渐建立了双波长薄层扫描法测定藿香正气软胶囊中厚朴酚及和厚朴酚总含量；HPLC 法，以厚朴酚及和厚朴酚、橙皮苷为定量指标，分别测定藿香正气片中厚朴、陈皮的含量；HPLC 法同时测定藿香正气胶囊中甘草苷、柚皮苷、橙皮苷、麝香草酚、欧前胡素、和厚朴酚、异欧前胡素及厚朴酚共 8 个主要化学成分的含量；分散液液微萃

取 –HPLC 法测定藿香正气口服液中厚朴酚与和厚朴酚含量等成分测定方法。

采用 HPLC 法比较了藿香正气水、藿香正气液、藿香正气软胶囊、藿香正气丸、藿香正气胶囊中橙皮苷、厚朴酚与甘草酸含量，结果表明，5 种制剂日剂量中 3 种活性成分的量的平均值为：橙皮苷 14.7 ~ 19.2mg，厚朴酚 14.2 ~ 22.6mg，甘草酸 8.97 ~ 11.9mg；这 5 种制剂的含量差别很大，其中橙皮苷的量以藿香正气软胶囊、藿香正气丸和藿香正气胶囊较高，厚朴酚的量以藿香正气软胶囊和藿香正气胶囊较高；由于藿香正气丸系由生药细粉直接加工而成，它的日剂量中所含这 3 种活性成分都较高。

有学者对藿香正气水的质量控制方法进行了改进，如采用 GC 内标法测定藿香正气水中君药广藿香中的有效成分百秋李醇的含量；采用 HPLC 法同时测定藿香正气水中甘草和陈皮的有效成分甘草苷、橙皮苷的含量；采用 HPLC 法同时测定藿香正气水中臣药、佐使药，厚朴中有效成分厚朴酚与和厚朴酚、白芷中欧前胡素和异欧前胡素、甘草中甘草酸的含量。不仅对方中 50% 左右药材进行了控制，而且结合了方剂君臣佐使的组方原理进行分析，方法可靠，对建立全面科学的藿香正气质量评价方法奠定了基础。

指纹图谱技术作为控制中药质量的有效手段而得到广泛应用。如采用 HPLC 法获得藿香正气水的色谱指纹图谱，利用基于主成分分析的投影判别法和聚类分析法分析，结果表明该方法能正确对不同厂家样品进行分类，鉴别出产品质量差异，能有效地控制藿香正气水的质量。对藿香正气水水蒸气蒸馏法提取的挥发性物质进行 GC 分析，建立了藿香正气水的指纹图谱，标示了 16 个共有峰，不同批次各共有峰相对保留时间变化的 RSD 均在 0.5% 以内，各共有峰的相对峰面积存在一些差别，反映出各批次样品化学成分的含量有差异，可以将指纹图谱中相对峰面积数据作为评价藿香正气水质量的特征指标。

此外，鉴于目前藿香正气质量控制主要为单种剂型的独立研究，两种及以上剂型的共同质量控制研究缺失的现状，有学者进行了藿香正气散多种剂型共同质量控制的研究，如采用 TLC 法对藿香正气水、藿香正气软胶囊及藿香正气片 3 种制剂中的苍术、陈皮、厚朴、广藿香油、白芷及甘草进行鉴别；采用 HPLC 法，以厚朴酚及和厚朴酚为定量指标，测定厚朴的含量，以橙皮苷为定量指标，测定陈皮的含量；采用 HPLC 法，测定藿香正气片、口服液、软胶囊 3 种制剂中的苍术素的含量；采用超高效液相色谱 – 飞行时间质谱法（UPLC–QTOF）建立藿香正气方的化学物质轮廓谱，对 4 种藿香正气制剂（口服液、片剂、软胶囊、滴丸）进行测定，并使用主成分分析法对化学物质轮廓谱进行模式识别研究，不同剂型的藿香正气制剂化学物质轮廓谱存在明显差异，说明该方法可较系统地用于藿香正气方的质量控制；采用电感耦合等离子体质谱法同时测定藿香正气不同制剂中 5 种重金属元素和 9 种其他微量元素，使用聚类分析法和主成分分析法对指纹图谱进行了模式识别研究，可以分为液体制剂（水、滴丸）一类，固体制剂（片、软胶囊）一类，提示剂型之间元素量存在一定差异。

近年来又有学者将近红外光谱技术运用到藿香正气口服液、胶囊的质量控制研究中，因其具有无前处理、无污染、方便快捷、无破坏性、在线检测、多组分同时检测、测定速度快、重现性好等优点，有望实现藿香正气制剂的生产过程中样品的在线检测，及时了解生产过程中样品化学成分的含量变化，更好地控制产品的质量。

【药理作用】

（一）主要药效学研究

藿香正气散主要对消化系统、免疫系统、内分泌系统等方面有影响，其次，具有抗病原微生物、抗过敏、解热、镇痛、镇静、催眠等作用。

1. 对消化系统作用

（1）止泻 藿香正气微乳与藿香正气水对番泻叶诱导的小鼠腹泻模型均有明显的止泻作用，且作用相当。藿香正气提取物灌胃能明显降低番泻叶灌胃＋四肢束缚应激方法建立的肠易激综合征－腹泻型（IBS-D）模型大鼠小肠推进率，降低5-HT浓度，减少EC数量；藿香正气提取物灌胃能明显提高IBS-D大鼠血清一氧化氮（NO）含量，说明藿香正气提取物对IBS-D大鼠肠道功能紊乱具有正向调节作用。藿香正气液可明显改善湿阻证大鼠脾虚腹泻等症状，其机制可能与提高结肠黏膜水通道蛋白4（AQP$_4$）、回肠黏膜紧密连接蛋白（ZO-1）的表达量有关。

（2）解痉 藿香正气丸（水）能抑制家兔离体十二指肠平滑肌的自发活动，对水杨酸毒扁豆碱和氯化钡所引起的离体肠平滑肌的紧张性收缩，有显著的解痉作用；对水杨酸毒扁豆碱所引起的狗及家兔在体肠管的痉挛，有抑制作用。藿香正气胶囊、藿香正气软胶囊、藿香正气滴丸均明显拮抗甲硫酸新斯的明引起的小鼠小肠推进亢进，作用强度依次为：胶囊＞软胶囊＞滴丸。藿香正气水能够抑制由激动剂——卡巴胆碱（CCH）和KCl引起的大鼠结肠平滑肌的收缩，在结肠上皮细胞T$_{84}$的顶膜面上能激活一个由氯离子通道介导的分泌，说明其作用与抑制平滑肌细胞膜上钙通道的开放、氯离子通道有关。藿香正气水中解痉的有效成分研究表明方中的和厚朴酚、厚朴酚、异甘草素、甘草素对乙酰胆碱和磷酸组胺引起的兔离体肠管收缩均有抑制作用，作用途径可能与阻断M胆碱受体和H$_1$受体有关；甘草苷对磷酸组胺引起兔离体肠管的收缩有抑制作用，其作用途径可能与阻断H$_1$受体有关。

（3）促进胃肠动力 藿香正气液能明显提高湿困脾胃证模型小鼠胃排空、肠推进能力，减少黏液分泌以及改善胃肠组织炎症水肿。藿香正气液灌胃，能显著增强大鼠胃肠动力，以用药后1h作用更明显；明显增高血浆、胃窦及空肠组织匀浆中P物质（SP）含量、MTL水平及胃窦和空肠组织中SP、MTL的阳性产物含量；明显降低血浆、胃窦及空肠组织匀浆中血管活性肠肽（VIP）的含量，减少胃窦和空肠组织中VIP的阳性产物含量；说明藿香正气液的促胃肠动力作用可能与其对SP、MTL、VIP的影响有关。另有实验表明藿香正气液促进肠动力作用具有时间和剂量依赖性，在剂量为10～100mL/kg体重、时间为给药后1.0～2.0h的范围内，对小鼠肠推进有显著而稳定的增强效应。

（4）双向调节胃肠运动 藿香正气丸液低浓度对家兔离体小肠运动有双向调节作用，高浓度则完全表现为抑制。藿香正气滴丸对正常状态大鼠胃肠运动无明显影响；可不同程度抑制乙酰胆碱引起的家兔在体回肠平滑肌收缩幅度、大鼠离体胃底平滑肌以及家兔离体十二指肠平滑肌的收缩。藿香正气超微粉、细粉、口服液对正常小鼠胃排空和肠推进有不同程度的促进作用，可不同程度地拮抗阿托品所致胃肠功能抑制及新斯的明所致功能亢进，以藿香正气超微粉组疗效最佳。藿香正气口服液、藿香正气水均可对抗新斯的明引起的离体家兔回肠的收缩和小鼠小肠运动减弱，亦能对抗阿托品引起的离体家兔回肠收缩力和小鼠小肠运动增强。

（5）抗氧化、保护胃黏膜 藿香正气液能明显改善环境加疲劳法制造的湿阻证模型大鼠胃黏膜的充血、水肿、出血等损伤；明显增高血清中褪黑素（MT）、谷胱甘肽过氧化物酶（GSH-Px）含量，降低 MDA 含量；明显增加大鼠胃黏膜表皮生长因子受体（EGFR）的表达。

（6）肠屏障功能保护 藿香正气软胶囊能明显降低肢体缺血 – 再灌注损伤模型大鼠血清 TNF-α 水平、NO 浓度及血浆中二胺氧化酶（DAO）活性；显著减少肥大细胞（MC）的数量；显著提高小肠上皮细胞细胞膜流动性、肠组织黏液含量；明显改善肠道上皮细胞超微结构。藿香正气散超微粉不仅能减少急性腹泻大鼠腹泻次数，而且能调节腹泻大鼠水电解质平衡，降低血浆 cAMP 水平，保护肠黏膜。

（7）镇吐 藿香正气胶囊对于硫酸铜催吐之家鸽的镇吐作用明显优于藿香正气水。

2. 对免疫系统的影响

调节免疫 藿香正气丸能增高硫酸镁所致腹泻模型小鼠外周血淋巴细胞渗入 ^{3}H-TdR 指数，显著增高小鼠肠组织渗入的 ^{3}H-TdR，提高小鼠细胞免疫功能，并促进受伤肠段的修复。藿香正气胶囊高、低剂量均可明显减少福氏痢疾杆菌和鼠伤寒沙门氏菌所致菌群失调腹泻小鼠（BSD 小鼠）腹泻次数，缩短病程，调节外周血和肠道 peyer patches（PP 结）CD_4^+、CD_4^+T 淋巴细胞平衡，降低 TNF-α 水平，改善 BSD 小鼠腹泻症状及其伴随的免疫异常，这可能是藿香正气胶囊预防和治疗菌群失调腹泻的机制之一。藿香正气提取物可明显改善 IBS-D 模型大鼠的一般体征，增加胸腺、脾脏指数，明显降低 SP、IL-1β 水平，明显提高 IL-2 水平。藿香正气散药液能增加湿困脾胃型亚健康模型大鼠脾脏、胸腺脏器系数，降低血清 IL-6、增加血清 IgG 含量，降低血清 Na^+、K^+、Cl^- 含量。

3. 对内分泌系统的影响

调节代谢 藿香正气软胶囊提取物能明显提高 IBS-D 模型大鼠 Na^+、K^+-ATP 酶活性、结肠组织近端和远端 AQP_4 的表达，降低乳果糖和甘露醇比值，改善水液代谢障碍。藿香正气散药液能改善湿困脾胃型亚健康模型大鼠一般体征、饮水、大小便情况；降低血清 K^+、Na^+、Cl^- 含量，改善水液代谢障碍；同时能增加血清葡萄糖、总蛋白、甘油三酯含量，改善营养物质吸收障碍。体外实验表明藿香正气散给药浓度在 562.5 ~ 2250μg/mL 能升高连二亚硫酸钠诱导的缺氧损伤 Cajal 间质细胞（ICC）活力、增强细胞 Ca^{2+}-ATP 酶活性和细胞外 Ca^{2+} 的浓度，减少细胞内 Ca^{2+} 的浓度，从而改善缺氧 ICC 细胞 Ca^{2+}-ATP 酶代谢水平障碍，维持细胞钙稳态，提高细胞活力。

4. 抗病原微生物 藿香正气水对藤黄八叠球菌等 8 种细菌均有抗菌作用，尤以对藤黄八叠球菌、金黄色葡萄球菌的作用最强。体外抑菌试验表明，藿香正气水对金黄色葡萄球菌、白色念珠菌、副溶血弧菌、鼠伤寒沙门氏菌、痢疾杆菌均有不同程度抑制作用，其中对金黄色葡萄球菌作用最佳；灌胃给药后大鼠肠道内容物抑菌作用最强时间点在给药后 40min；运用天然药化的手段提纯单体，进行药效物质的研究发现石油醚层抑菌作用最强，并从中分离得到 10 个化合物：百秋李醇，厚朴酚，异欧前胡素，和厚朴酚，欧前胡素，白术内酯Ⅲ，8- 甲氧基 -5- 羟基补骨脂素，别欧前胡素，川陈皮素，橘皮素，其抑菌活性成分以和厚朴酚作用最强。

5. 其他作用

（1）抗过敏　藿香正气口服液不仅可以阻断已致敏的肥大细胞（MC），释放过敏介质，还可以在 MC 再次受到抗原（IgE-HRP）刺激后，起到稳定肥大细胞膜、阻止其脱颗粒的作用，说明藿香正气口服液对Ⅰ型变态反应有预防和治疗作用。藿香正气汤能明显抑制二硝基氟苯建立的变态反应性接触性皮炎（Ⅳ型变态反应）模型小鼠耳肿胀，其含药血清可阻断卵蛋白诱导的大鼠腹腔 MC 脱颗粒，抑制Ⅰ型变态反应，尤以高、低剂量的 20% 血清及末次给药后 2 小时采血制作的药物血清抑制作用较强。

（2）解热　藿香正气颗粒对伤寒菌所致发热家兔具有一定的解热作用。

（3）镇静、催眠　藿香正气片能明显抑制小鼠的自发活动，增强镇静催眠药戊巴妥钠、地西泮对小鼠的催眠作用，且与安定合用作用明显增强。

（4）镇痛　采用热板法观察藿香正气胶囊与藿香正气水对小鼠痛阈值的影响，结果发现两者镇痛作用不明显。另有实验表明藿香正气水对小鼠腹腔注射 0.7% 醋酸液化学刺激致痛有明显止痛作用；周氏援引兰氏文献，藿香正气胶囊对酒石酸锑钾的致痛有对抗作用，对热板法致痛 90min 痛阈值提高 10%。藿香正气口服液能明显提高小鼠热板刺激的痛阈值和减少出现的扭体反应的次数。

（5）缓解吗啡依赖大鼠戒断症状　藿香正气口服液高剂量（0.8mL/100g）、低剂量（0.2mL/100g）均能明显缓解大鼠实验性阿片类药物依赖的戒断综合症状，如流涎、流泪、腹泻、不安、激惹、震颤、抽搐、跳跃等。

（二）安全性评价研究

藿香正气散临床应用历史悠久，效果显著，鲜有不良反应报道。随着藿香正气散现代制剂的出现，在药物上市前开展了安全性研究，但目前仅有关于急性毒性试验的文献报道。

基础毒性试验

急性毒性试验　①藿香正气胶囊的急性毒性试验：给健康小鼠灌服 53.2% 的藿香正气胶囊溶液 25mL/kg（相当于人用量的 583 倍），每日 2 次，观察 7d，动物活动正常，无 1 只死亡。

②藿香正气微乳的急性毒性试验：以最大给药量试验观察藿香正气微乳对小鼠的急性毒性反应，给药浓度为生药 0.673g/mL，给药体积 0.04mL/g。结果发现小鼠给药后 4h 未见死亡，活动正常，第 2 次给药后 4h，小鼠未出现死亡，活动略有减少，连续观察 7d 仍未见死亡，活动未见明显异常。即小鼠 1 日内 2 次给药，累计给药剂量为 53.84g/kg，给药后 7d 内小鼠未见明显异常，未出现死亡。

③藿香正气水的急性毒性试验：以最大给药量试验观察藿香正气水对小鼠的急

性毒性反应，给药浓度为生药 0.673g/mL，给药体积 0.04mL/g。结果发现灌胃给药后 3～4min，10 只小鼠呈醉酒状，四肢松软，俯卧不动；给药 60min 后，小鼠处于濒死状态；给药 80min 后小鼠开始出现死亡；给药后 5h，小鼠全部死亡。解剖死亡小鼠均见肝脏瘀血，色暗红，有光泽，但质地未见改变。即小鼠单次给药量为 26.92g/kg 时，10 只小鼠全部死亡。另有实验采用四川蜀中制药有限公司和白云山集团有限公司生产的藿香正气水灌胃给予小鼠，浓度从 50mL/kg 开始，按 80% 的比例递减，分为 6 个剂量组，1 天 2 次，其 LD_{50} 分别为（30.20±0.03）mL/kg、（35.48±0.02）mL/kg。

④藿香正气口服液的急性毒性试验：昆明种小鼠灌胃给药，浓度分别为 100mL/kg 和 200mL/kg，1 天 2 次。结果发现藿香正气口服液的最大耐受量为 200mL/kg。

（三）体内过程研究

以中药复方藿香正气提取液中有效成分厚朴酚为指标，建立 HPLC 内标法测定厚朴酚血药浓度的方法，初步进行了藿香正气复方的药动学研究，阐述了藿香正气水的作用规律和特点。实验结果发现藿香正气提取液中厚朴酚在犬体内代谢符合二室模型，权重为 1/cc，其主要药动学参数 C_{max} 为 0.4870mg/mL，T_{max} 为 2.0000h，$AUC_{0～6}$ 为 1.59mg·h/L，$t_{1/2\alpha}$ 为 0.433h，$t_{1/2\beta}$ 为 1.256h，CL/F 为 3.937L/（h·kg），k_{10} 为 0.741h^{-1}，k_{12} 为 0.219h^{-1}，k_{21} 为 1.192h^{-1}，$MRT_{0～\infty}$ 为 8.7260h，MAT 为 11.8401h。

【临床应用】

（一）临床常用

本方临床常用于外感风寒、内伤湿滞证，临床表现主要有恶寒发热、上吐下泻，舌苔白腻等。后世医家治疗感寒伤湿证多宗本方进行加减，若内湿更甚而见口渴、小水不利者，去大枣，加泽泻、猪苓、官桂增强祛湿利水之功，如《伤寒全生集》卷 2 之藿苓汤；若兼湿热交错者，加香薷、扁豆、黄连以祛暑除湿，如《证治准绳·类方》卷一之藿薷汤；若无外感仅见胃气不和作呕者，去白芷、苏叶、桔梗、茯苓、大腹皮，加苍术以燥湿健脾、和胃止呕，如《万氏家抄济世良方》之藿香养胃汤；若霍乱吐泻之重者，白术易苍术，并加乌梅以增祛湿止呕止泻之功，如《医门八法》之藿香正气汤；若外寒内湿之轻证者，可去白芷、紫苏、桔梗、大腹皮、茯苓，白术易苍术以燥湿和胃、理气和中，如《太平惠民和剂局方》之不换金正气散。

（二）临床新用

临床常用于治疗功能性消化不良、急性肠胃炎、急性胃炎、反流性食管炎、糖尿病胃轻瘫、结肠炎、肠易激综合征、糖尿病腹泻、细菌性痢疾、病毒性腹泻、四时感冒等属于外感风寒、内伤湿滞者。此外，还可以加减治疗其他内科、外科、妇科、儿科、五官科、皮肤科等疾病，如急性上呼吸道感染、哮喘、中枢性呃逆、晕车、痔疮、妊娠恶阻、外阴炎及阴道炎、妇科术后肠胀气、肠梗阻、婴儿湿疹、婴幼儿秋季腹泻（或轮状病毒性肠炎）、老年人肠道菌群失调性腹泻、小儿手足口病、小儿病毒性肠炎、细菌性痢疾、夏季空调综合征、中暑、热痱、过敏性药疹、结节性痒疹、慢性荨麻疹、足癣、寻常疣、湿疹、春季结膜炎、咽炎、酸中毒、急性酒精中毒、Ⅰ型变态反应疾病、严重急性呼吸道症候群（SRAS）、哮喘急性发作、急性上呼吸道感染、嗜睡、慢性乙型肝炎等。

（三）不良反应

偶有过敏性休克、过敏性反应、肝脏损伤、药疹、过敏性紫癜、消化道出血、肠梗阻、小儿低血糖症、小儿抽搐、不自主运动的个案病例报道。

【使用注意】本品辛温发散，湿热霍乱者、阴虚火旺者、孕妇忌服。饮食宜清淡，服药期间忌服滋补性中药。

八正散《太平惠民和剂局方》
Bazhengsan

【处方组成】车前子　瞿麦　萹蓄　滑石　山栀子仁　甘草炙　木通　大黄（面裹煨，去面，切焙）各500g

【历史沿革】从组成上看，本方脱胎于《太平圣惠方》卷十三所载"瞿麦散"：瞿麦，车前，木通，栀子仁，川大黄，黄芩，升麻，牵牛子，滑石，川朴硝，炙甘草，葱白，灯心草。主治"伤寒，小便不通，尿血涩痛"。虽然我国古代治疗淋证的方剂众多，但自《太平惠民和剂局方》卷六指出"八正散"主治"小便赤涩，或癃闭不通，热淋，血淋"之后，本方便成为治疗热淋的最著名方剂。此外，《太平惠民和剂局方》卷六记载八正散亦主治"大人、小儿心经邪热，一切蕴毒"。后世医家在临床实践中运用此方随证加减化裁，进而另组新方，使得八正散的适用范围大大扩展。从1994年开始，对八正散的研究逐渐增多，在临床应用方面、药理方面的研究是最多的。该方传统为散剂，但临床沿用多以汤剂为主，后发展有丸、颗粒、片、合剂等多种剂型。该方药学研究可查文献始于1990年，赵钦采用薄层层析法对八正散中大黄进行定性鉴别。该方药理研究可查文献始于1957年，高应斗研究了八正散对大鼠尿量的影响，具有显著的利尿作用；现代药理研究证实，该方主要对泌尿系统有较大影响，具有利尿、抗菌、杀菌等作用，安全性较好。该方现代临床应用研究可查文献始于1959年八正散加减治疗4例尿路结石的报道。该方最初用于治疗泌尿系统之湿热下注证，后广泛用于内、妇、外、儿、男、生殖等多系统疾病总属湿热下注证者。

【功能主治】清热泻火，利水通淋。主治湿热淋证，症见尿频尿急、溺时涩痛、淋沥不畅、尿色浑赤，甚则癃闭不通、小腹急满、口燥咽干、舌苔黄腻、脉滑数。

【药学研究】

（一）物质基础研究

八正散的化学成分研究相对其组成单味药的研究薄弱，但其所含的蒽醌类、苷类、黄酮类。有机酸类成分是化学物质组成部分。

（二）提取工艺研究

八正散传统剂型为散剂，在临床应用时经常按汤剂煎服，制备工艺中的煎煮条件、样品处理等方法不同，会对其有效浓度、起效时间等产生影响。如有研究对比观察了八正散单味浓缩颗粒剂与合煎汤剂的疗效，结果发现虽然两者的疗效相当，但颗粒剂的起效时间明显快于合煎汤剂。

采用均匀设计法优化了八正合剂中车前子浸渍法提取工艺，综合应用热浸法、重浸渍法，以总黄酮含量与出膏率结合的综合评分法，提高了车前子总黄酮的提取效率，有助于稳定八正合剂的产品质量、提高临床疗效。采用高分子絮凝剂壳聚糖对八正合剂进行了澄清实验研究，通过对其外观质量和主要成分的薄层定性检测，说明该处理方法可保留药液中的主要有效成分。

根据正交试验优选八正软胶囊的囊液处方及制备工艺，并进行中试试验，结果产品稳定性良好，各项指标均能达到要求，说明八正软胶囊制备工艺合理、可行。

（三）质量控制研究

TLC法八正散鉴别以来，TLC法被广泛用于八正丸、八正颗粒的质量控制研究，且目前仍是其最主要的质量控制研究方法。

此外，HPLC法、RP-HPLC法也常应用于八正散多种剂型的质量控制研究中，如应用HPLC法以栀子苷为指标的含量测定，可作为八正丸、八正分散片、八正片、八正合剂的质量控制标准；以大黄素、大黄酚为指标的含量测定，可作为八正颗粒、八正胶囊的质量控制标准；以大黄素为指标的含量测定，可作为八正泡腾片的质量控制标准；以芦荟大黄素、大黄酸、大黄素、大黄酚为指标的含量测定，可作为八正合剂的定量分析方法。

【药理作用】

（一）主要药效学研究

八正散主要对泌尿系统方面有影响，其次，具有解热、抗炎、镇痛、解痉、增强免疫等作用。

1. 对泌尿系统作用

（1）利尿　八正散煎剂皮下注射能显著增加大白鼠的尿量；八正合剂灌胃对水负荷小鼠、大鼠、家兔均有利尿作用。八正合剂9.9～90.9g/L可降低家兔离体输尿管环最大舒张力和最大收缩力，增加舒缩频率，提示其通淋利尿机理与其对输尿管管腔的扩张作用和增强输尿管推进性蠕动作用有关，其增强输尿管蠕动作用可能强于扩张管径作用。

（2）抑菌　体内与体外实验表明八正散煎剂稀释液对尿道致病性大肠杆菌（UEC）无抑菌作用，而是通过抑制UEC黏附到上皮细胞的物质基础——P菌毛的表达，从而使其在尿道上皮细胞上的黏附能力下降，易被尿流和尿道蠕动而排出体外，起到预防和治疗细菌引起的尿路感染的作用。有实验表明八正散煎液具有较强的体外抗淋球菌作用，其抑制淋球菌的最小浓度为6.25～25mg/mL，高浓度时则能快速杀灭淋球菌，浓度为100mg/mL时杀菌时间为10min。

八正散口服液（自制，含生药材3.5g/mL）对大鼠逆行性大肠杆菌膀胱肾盂肾炎模型具有增加大鼠尿排量和有效清除尿路感染菌作用；体外对大肠杆菌、变形杆菌有较强的抗菌作用，对大肠杆菌、变形杆菌感染小鼠也具有明显的保护效果，能显著降低死亡率。

体外试验表明，八正合剂对大肠杆菌、克雷白菌、变形杆菌、铜绿假单胞菌、淋球菌、金黄色葡萄球菌、表皮葡萄球菌、粪链球菌等均有一定的抑菌作用，最小抑菌浓度分别为 500、500、250、250、120、62.5、62.5、62.5mg/mL。八正合剂灌胃给药，可降低大肠杆菌注入小鼠膀胱形成上行感染的肾脏带菌剖面百分率，ED_{50} 为（11.01 ± 1.63）g/kg。

（3）保护前列腺 八正散煎剂对慢性细菌性前列腺炎（CBP）发生的各种形态学异常有很好的防护作用，能明显改善前列腺组织的病理变化，减轻炎细胞浸润，有效阻止炎性变过程中对腺体及上皮细胞的损害，修复腺上皮，使腺体恢复正常分泌功能，对慢性细菌性炎症引起的前列腺组织间质增生有明显的抑制作用，促进前列腺质地变软。

（4）排石 八正散能增加实验动物输尿管动作电位频率，有利于尿液或结石的排出。在体外能增强草酸钙晶体表面 zeta 电位，具有抑制晶体聚集、防止草酸钙结石形成的作用，而且药液中大分子物质抑制晶体聚集的能力较强。

2. 其他作用

（1）解热作用 八正合剂对角叉菜胶致热大鼠有解热作用，也能抑制大肠杆菌内毒素诱发的家兔体温升高。

（2）抗炎作用 八正合剂灌胃给药，可抑制交叉菜胶所致大鼠足肿胀及二甲苯、巴豆油所致小鼠耳肿胀；对醋酸所致小鼠腹腔毛细血管通透性增加有抑制作用。

（3）镇痛作用 八正合剂灌胃给药能抑制醋酸所致小鼠扭体反应，减轻角叉菜胶所致大鼠足炎性肿胀局部机械压迫的疼痛反应。八正合剂能够显著提高尿道由于梗阻所造成的尿液压力异常引起的牵张痛的耐受性，能够显著降低尿道炎性组织疼痛阈降低的程度。

（4）解痉作用 八正合剂体外能抑制豚鼠离体肠管蠕动，随浓度增加作用增强，能对抗乙酰胆碱、氯化钡所致肠管痉挛。

（5）增强免疫 八正合剂能显著提高小鼠巨噬细胞吞噬率和吞噬指数，对体液免疫和细胞免疫影响不大，提示八正合剂治疗泌尿系统感染性疾病的作用机制主要与其增强巨噬细胞吞噬功能、清除尿路细菌有关。

（6）对血液黏度和血浆前列腺素 E_2 的影响 能够降低大鼠高切、中切、低切血液黏度和 PGE_2 水平。

（二）安全性评价研究

八正散临床应用历史悠久，效果显著，鲜有不良反应报道。随着八正散成方制剂的出现，在药物上市前开展了安全性研究，但鲜有文献报道。

基础毒性试验

（1）急性毒性试验 给小鼠灌胃八正合剂 320g 原生药 /kg，动物未出现死亡或异常中毒反应，与人临床日服剂量相比较，相当于人用量的 320 倍。

（2）长期毒性试验 给大鼠灌胃八正合剂 100.0g/（kg·d）（相当于临床人用量的 100 倍）、50.0g/（kg·d）（相当于临床人用量的 50 倍）、10.0g/（kg·d）（相当于临床人用量的 10 倍）连续 1 个月，其外观状态正常，摄食正常，体重逐周增加；血液学指标（RBC、HGB、RBC、MCV、HCT、MCH、PLT、WBC、W-SCR、W-LCR、PT、

RET 等）、血液生化学指标（GLU、BUN、CREA、TP、ALB、ALT、AST、AKP、T–BIL、T–CHO、GLOB、A/G、CKR 等）、系统尸解和主要脏器（心、肝、脾、肺、肾、脑、食管、气管、胃、十二指肠、小肠、大肠、垂体、脊髓、胸骨、淋巴结、膀胱、视神经、睾丸、附睾、子宫、卵巢、胰腺、甲状腺、胸腺、肾上腺、前列腺）病理组织学检查，未见有意义的毒副改变。恢复期观察，动物一般状态、血液学和血液生化学指标、系统尸解和主要脏器病理组织学检查，均未见明显异常。结果表明，大鼠灌胃八正合剂 100.0g/（kg·d），连续 1 个月，为大鼠的安全用药量和安全期限。

【临床应用】

（一）临床常用

本方常用于治疗湿热淋证，临床表现主要有尿频尿急、溺时涩痛、淋沥不畅、舌苔黄腻、脉滑数等。若治血淋，可加小蓟、白茅根、生地黄以凉血止血；若治膏淋，可加萆薢、菖蒲以分清化浊；若治石淋，可加海金沙、金钱草、石韦以化石通淋；若兼小便闭而不通者，宜与木香配伍，以助膀胱气化，如《医方考》卷四之八正散加木香汤；若痘疹而见小便不通者，可去萹蓄、车前子、栀子、大黄，加赤茯苓、连翘、升麻、猪苓、淡竹叶以增强泻火通淋之功，如《痘疹全书》之八正散；若湿热痢，无表邪而见腹痛后重者，可去大黄、萹蓄、灯心草，加赤茯苓、泽泻、淡竹叶以清利湿热，如《症因脉治》之八正散；若小儿胎热，诸热肠腑闭塞，疮毒丹斑者，可去萹蓄，加赤茯苓、黄芩、薄荷叶、绿豆以增强泻火解毒之功，如《古今医统大全》之木通汤。

（二）临床新用

本方临床常用于治疗泌尿系结石、急慢性肾盂肾炎、下尿路感染、复发尿路感染、急性膀胱炎、急慢性肾炎蛋白尿、结石性肾绞痛、尿道综合征等属于湿热下注者。此外，还可加减治疗糖尿病合并尿路感染、急性痛风性关节炎、原发性痛风性肾病、肛肠术后尿潴留、急慢性盆腔炎、排卵期子宫出血、慢性前列腺炎、包皮龟头炎、小儿肾炎、小儿泌尿系感染、小儿尿频、淋菌性尿道炎、非淋菌性尿道（宫颈）炎、男性生殖道衣原体感染、精子活力低下症等。

（三）不良反应

偶有粘连性肠梗阻的不良反应报道。

【使用注意】 本方多含苦寒渗利之品，脾胃虚寒、阴虚尿少者、孕妇忌用。

第十四章 温里剂

凡以温热药为主组成，具有散寒通脉、温里助阳等作用，治疗里寒证的方剂，统称温里剂，属"八法"之"温法"。里寒证是指寒邪在里所致的证候。里寒证的成因为外寒入里，深入脏腑经络；或素体阳虚，寒从内生；或过服生冷寒凉，损伤阳气所致。里寒证病位有脏腑经络之别，病势有轻重缓急之分，因此温里剂分为温经散寒、温中祛寒、回阳救逆三类。

里寒证在症状上类似于现代医学的消化系统疾病和心力衰竭、缓慢型心律失常等疾病，故温里方药的药理作用主要表现为强心、抗休克，兴奋胃肠道平滑肌，增强其蠕动，部分方药同时具有镇痛抗炎、解热、镇吐、抗病原微生物等作用。当前，进行温里方药的药理作用研究常用动物是青蛙、蟾蜍、小鼠、大鼠、豚鼠、家兔、家猫、犬。温里方药强心作用的研究起步较晚，1962年顾科民报道附子冷浸液与久煎液在一定范围内可以使离体蟾蜍心脏的收缩幅度增强，表明其具有强心作用。但张银娣等也发现乌头碱可使动物心率变慢、传导阻滞，或者心动过速，甚至室颤。温里方药抗病原微生物的研究早于其强心作用研究，自1935年发现肉桂的抗真菌作用以来，该类药物体外抗病原微生物的报道较多，包括丁香的抗菌作用，荜澄茄的杀灭血吸虫作用，以及吴茱萸对猪蛔虫、蚯蚓、水蛭的杀灭作用。

本章选择其中最有代表性的、临床疗效显著、实验研究报道资料丰富的四逆汤、参附汤，着重从药学研究、药理学研究、临床研究等三方面进行详细介绍，为温里剂的临床应用提供实验依据。

四逆汤《伤寒论》
Sinitang

【处方组成】炙甘草二两（6g） 干姜一两半（6g） 生附子1枚（15g）

【历史沿革】四逆汤源于张仲景《伤寒论》，乃仲景为少阴证脾肾阳虚、阴寒内盛之"脉微细，但欲寐"所设，是治疗少阴虚寒证的代表方剂，由甘草、干姜、附子组成，具有回阳救逆之功效，主要用于少阴病亡阳救逆。其药简力专而效著，堪称奇制之大剂、救逆之祖方。

自仲景创制四逆汤以来，对后世影响很大，通过历代医家的临床实践，其应用范围不断有所扩展，而且衍化出许多新的方剂，形成了四逆汤类方，如四逆加人参汤、茯苓四逆汤、通脉四逆汤、白通汤、正阳散、浆水散、茵陈四逆汤、回阳救急汤、回阳返本汤、六味回阳饮和益元汤等。古代四逆汤使用涉及病名共计60种。东汉《伤寒论》主要用于伤寒、霍乱、泄泻，也是后世历代运用四逆汤的主流病种。四逆汤主治病名自唐代开始有所拓展，涉及内、外、妇、儿等多科病种。唐朝最早运用四逆汤加味来治疗脚气、三痹、腰痛、寒疝、产后病、小儿病、外科痈疽。唐、宋、明各朝治疗病种不断增加，清朝涉及四逆汤运用的文献条文虽较多，但是病名范围反有缩减，趋于比较有限的几个病种。古代四逆汤使用中涉及的证候共计33种，在出现频次稍高的15种证候中，频率>5%的仅有6种，依次是脾胃阳虚、脾肾阳虚、阴毒、少阴病证、阳脱、真寒假热。四逆汤主治阴证，其脏腑定位主要在脾、胃、肾，尤以肾阳虚证最多见，本方还可用于寒湿阴证。从历代证候分布来看，宋、明、清涉及证候较多。与其他朝代相比，宋朝证候以脾、肾两脏阳虚较多，明朝四逆汤所用于寒湿病证较多，清朝多用于肾阳虚的相关证候，尤其是真阳衰竭之戴阳证。古代文献记载四逆汤运用涉及158个症状，其中出现频率较高的前10个症状依次是手足厥冷、汗多、泄泻、腹痛、下利清谷、上吐下利、心烦、恶寒、干呕、恶心，进一步归并为手足厥冷、恶寒、汗多、腹痛、吐利五大症，反映出四逆汤证的核心症。四逆汤运用涉及症状出现率较高的还有胸闷、便下脓血、喘息和咳嗽症，涉及胸阳不振、寒伤肠络、肾不纳气和寒饮犯肺等病机，是源于《伤寒论》主治的发展。四逆汤原方配伍在东汉用生附子、干姜，晋唐以后至明代则倾向于炮附子替用生附子，干姜与炮干姜互用，但至清朝则有回归早期的主用生附子和干姜的倾向。历朝四逆汤中均用炙甘草。

四逆汤在现代药学方面的研究也取得了很大的进展，对处方中各药味的化学成分及质量标准较为清楚和完善，对复方配伍的化学和药效学研究也有大量相关文献的报道。在制备工艺、剂型改革方面的研究有学者也进行了大量的探索，目前的剂型主要有合剂、颗粒剂、口服液、滴丸和注射剂等。

【药学研究】

（一）物质基础研究

四逆汤的化学成分主要包括四大类：双萜类生物碱，黄酮类，三萜皂苷类和姜辣素。现代研究发现苯甲酰类乌头碱、挥发油及黄酮类是四逆汤抗心肌缺血及再灌注损伤、保护心肌的主要药效成分。通过HPLC-TOF-MS分析四逆汤的化学成分，表征四逆汤的化学物质基础，从四逆汤HPLC-TOF-MS总离子流色谱图中发现156个色谱峰，其中49个色谱峰来自附片，40个色谱峰来自干姜，67个色谱峰来自炙甘草，根据准确分子量、同位素分布、元素组成和保留时间可以鉴定其中19个色谱峰为已知生物碱类化合物，18个色谱峰为已知二苯庚烷类化合物，13个色谱峰为已知姜辣素类化合物，12个色谱峰为已知三萜皂苷类化合物，23个色谱峰为已知黄酮类化合物，其余色谱峰为来自各组方药材的相应未知化合物。在HPLC-TOF-MS化学成分指纹图谱研究的基础上，进行不同配比四逆汤的抗心肌缺血作用研究，将色谱峰面积的变化与小鼠心肌组织SOD的活性相关联，采用相关分析和多元线性回归方法确认四逆汤的药效物质基础及可能的药效成分，采用相关分析的方法，确认22个化合物的色谱峰为四逆汤抗心肌缺血的可能的药效物质基础，其中11个色谱峰为已知生物碱类化合物，3个色谱峰为已知二苯庚烷类化合物，2个色谱峰为已知姜辣素类化合物，其余6个未知化合物色谱峰有4个来自淡附片，各有1个来自干姜和炙甘草；采用多元线性回归的方法，确认2个生物碱类化合物森布星B和去甲猪毛菜碱为四逆汤中可能药效成分。

从四逆汤乙酸乙酯萃取部位分离确定了6个化学成分：华良姜素B，芒柄花素，甘草素，异甘草素，尿嘧啶（来源于附子），香草酸（来源不确定）。利用高分离度快速液相–飞行时间质谱（RRLC–TOF/MS）联用技术分析出四逆汤中34个活性成分，其中有3个姜辣素类，9个三萜皂苷类，15个乌头碱类，7个黄酮类成分。

采用HPLC-DAD-TOFMS技术对四逆汤中的化学成分进行分离鉴别和结构解析，并对四逆汤给药后大鼠血浆中的吸收成分和代谢产物进行了辨识。结合数据库匹配技术和动态调节TOFMS碎片电压的方法，在四逆汤中共鉴别了53种化学成分，包括24种生物碱、12种黄酮、13种皂苷和4种姜辣素类化合物，在灌胃给予四逆汤的大鼠血浆中筛选鉴定了33种血清活性成分和5种代谢产物；结合UHPLC-DAD、UHPLC-Q-TOFMS和多变量统计分析技术的组合分析方法鉴定了四逆汤给药后大鼠尿液中102种外源性代谢物，包括53种原形成分和49种代谢产物，推断四逆汤中乌头类生物碱在大鼠体内的主要代谢途径为O–去甲基化和水解，黄酮化合物的主要代谢途径为葡萄糖醛酸化、硫酸化、还原、去甲基化、羟化等。

采用反相色谱和亲水作用色谱–质谱联用技术建立了大鼠全面的血清代谢指纹谱，以冠脉结扎诱导的大鼠心肌梗死为模型，对四逆汤治疗心肌梗死的作用进行了血清代谢组学研究，筛选鉴定了21种心肌梗死潜在的血清生物标志物，它们主要涉及鞘脂代谢、磷脂代谢、脂肪酸转运和代谢、色氨酸代谢等代谢途径，研究发现四逆汤通过调节这些失衡的代谢途径而发挥治疗心肌梗死的作用。采用液质联用技术和核磁共振波谱技术建立了大鼠尿液代谢指纹谱，以冠脉结扎诱导的大鼠心肌梗死为模型，对四逆汤治疗心肌梗死的作用进行了尿液代谢组学研究，筛选鉴定了19种心肌梗死潜在的尿液生物标志物，主要涉及糖酵解、三羧酸循环、氨基酸代谢、嘌呤代谢和嘧啶代谢等代谢途径。

四逆汤强心作用的物质基础主要是氯化甲基多巴胺、去甲乌药碱、去甲猪毛菜碱、姜酚、姜烯酮等。

（二）提取工艺研究

以传统水提法、有效部位组合法（附子酸水提取液、炙甘草碱水提取液、干姜提油后的水煎液）制备四逆汤，采用HPLC–MS联用技术对不同提取方法制备的四逆汤中主要化学成分进行研究，HPLC–MS共定性出传统水提液中28个化学成分（14个色谱峰来自黑附子，7个色谱峰来自干姜，7个色谱峰来自炙甘草），有效部位组合液中30个化学成分（14个色谱峰来自黑附子，8个色谱峰来自干姜，8个色谱峰来自炙甘草），并对各成分的药材归属进行了确认。以乌头碱类生物碱的含量作为指标，用HPLC法作为检测方法，经过正交实验筛选，结果表明，全方的提取方法宜采用单煎混合法，提取液的除杂最好采用超滤法，干姜提取挥发油之后应保留水提液。四逆汤的精制应用D_{101}大孔吸附树脂精制，条件为四逆汤上柱药液的浓度为0.5g/mL，乙醇洗脱浓度为70%，流速为1mL/min。在此条件下，乌头类生物碱的解吸率为83.57%，干膏量为总量的 5.23%。

（三）质量控制研究

四逆汤（制附子、干姜、炙甘草）收载于《中国药典》2010 年版，采用 TLC 法以干姜、甘草对照药材为对照，供试品色谱中，在与对照药材色谱相应的位置上，显相同颜色的斑点。采用 TLC 法以乌头碱对照品与次乌头碱对照品为对照测定乌头碱限量，供试品色谱中，在与对照品色谱相应位置上，出现的斑点应小于对照品斑点，或不出现斑点。采用 HPLC 法以甘草酸单铵盐对照品为对照，本品每 1mL 含甘草以甘草酸计，不得少于 0.50mg。应用 HPLC 法标定出四逆汤中的 20 个特征峰，其中 6 个特征峰来源于甘草和附子干姜汤，6 个特征峰来源于甘草，与单味甘草相比四逆汤中甘草特征峰的峰面积降低，表明配伍会使甘草中的甘草苷等特征成分溶出量降低。

采用 LC-MS/MS 法同时测定四逆汤（生附子、干姜和炙甘草）水提液中 11 个有效成分（乌头碱、新乌头碱、次乌头碱、苯甲酰乌头原碱、苯甲酰新乌头原碱、苯甲酰次乌头原碱、乌头原碱、次乌头原碱、甘草苷、甘草酸和 6- 姜酚）的量，在 Agilent Eclipse XDB-C18 色谱柱（4.6mm×150mm,5μm）上分离，流动相为乙腈 – 水（4mmol/L 乙酸铵和 0.08% 甲酸），梯度洗脱；地西泮乙腈溶液作为内标。MS 采用电喷雾离子源，多反应监测方式进行正离子扫描。11 种成分在测定浓度范围内均具有良好的线性关系，LC-MS/MS 定量分析方法可靠准确、灵敏高，可用于四逆汤的质量控制方法。

建立同时测定四逆汤（制附子、干姜、炙甘草）中乌头碱、新乌头碱和次乌头碱含量的 HPLC 法。方法采用 HPLC 色谱法，Eclipse XDB-C18 色谱柱（4.6mm×150mm，5μm），流动相为甲醇 –0.1% 三乙胺（65：35），流速为 1.0mL/min，柱温为 30℃，检测波长为 240nm。结果乌头碱、新乌头碱、次乌头碱分别在 0.1204～6.02μg（r=0.9997）、0.0412～2.06μg（r=0.9995）、0.0808～4.04μg（r=0.9999）范围内与峰面积呈良好的线性关系，平均回收率分别为 100.74%（RSD=1.88%）、99.9%（RSD=2.98%）、102.9%（RSD=1.32%），提示该方法简便可行、重现性好，可作为四逆汤的质量控制方法。

采用 HPLC 法建立四逆汤（制附子、干姜、炙甘草）的指纹图谱，并比较传统汤剂、经方颗粒及配方颗粒的相似性，确定 22 个共有峰，相似度均 >0.97。采用薄层层析 – 分光光度法测定四逆汤中甘草酸、甘草次酸的含量。可以采用萃取 – 分光光度法、HPLC 法、电喷雾串联质等测定四逆汤（制附子、干姜、炙甘草）中乌头总生物碱的含量。

【功能与主治】温中祛寒，回阳救逆。用于阳虚欲脱，冷汗自出，四肢厥逆，下利清谷，脉微欲绝。

【药理作用】

（一）主要药效学研究

具有强心、升压、抗休克、保护心肌缺血、保护脑缺血、抗氧化、抗动脉粥样硬化、调节免疫功能等。

1. 强心　四逆汤具有明显的强心和改善冠脉血流量的作用，能够明显增强家兔在体心脏和离体心脏心肌收缩力，全方强心作用强弱主要取决于附子，干姜对附子的强心作用能够协同增效，附子干姜配伍后可明显升高附子总生物碱和干姜姜辣素的煎出率，协同作用受附子干姜配伍比例的影响，在附子总生物碱与干姜提取物 2∶1 配伍、附子总生物碱与干姜挥发油 1∶1 配伍时，强心作用增强。"附子无姜不热"，两药相须配伍后可增强心衰大鼠的心肌收缩力，减少心肌能量需求，改善冠脉血流量，达到回阳救逆的目的。干姜中的主要活性成分姜酚可以抑制 CYP3A 的活性，可能使附子中的有效成分代谢减少，从而显示出增效的作用。全方除甘草外都有强心作用，但全方优于各单味药。

四逆汤对放血致低血压状态的家兔能够增加心脏收缩幅度，且强心升压效果优于其他各单味药，还能减慢窦性心律，避免单味附子所产生的异位心律失常。

四逆汤能增加离体兔心的心肌收缩力和冠脉流量，而对心率影响不明显。如先用 β 受体阻断剂普萘洛尔，后再用四逆汤则冠脉流量降低，心脏收缩幅度变小，心率减慢，说明四逆汤有 β 受体兴奋作用。四逆汤作用于在体、离体蟾蜍心脏，可使收缩频率略微减慢而振幅增高，收缩强而有力；可对抗 5% 水合氯醛和缺钙任氏液引起的心脏抑制，使受抑制的离体兔心的心率明显增加，同时可见，小剂量使心脏收缩加强，大剂量使心脏受抑。四逆汤腹腔注射能显著对抗普萘洛尔减慢小鼠心率的作用。四逆汤能使离体兔心乳头肌收缩力增强，收缩幅度明显增大，给药 5min 时达高峰，并可维持 30min 以上，而对兴奋性、自律性与不应期几乎无影响。随着剂量增大保护心衰心肌作用加大，与地高辛比较无明显差异。

四逆汤的强心作用可能与其能增强心肌收缩力、抑制心肌细胞的氧化应激效应和调节神经内分泌系统有关。强心作用的物质基础主要是氯化甲基多巴胺、去甲乌药碱、去甲猪毛菜碱、姜酚、姜烯酮等。

2. 保护心肌缺血 四逆汤能增加心肌供血，改善心肌缺血。森布星 B 和去甲猪毛菜碱为四逆汤抗心肌缺血的可能有效成分。

四逆汤能够明显提高心肌糖原指数（糖原颗粒数/线粒体），显著减少因缺血而引起的糖原消耗；显著增大心肌线粒体比表面，明显减小心肌线粒体密度，显著减轻因缺血所致的线粒体肿胀，提示四逆汤可显著减轻心肌的缺血性损伤，对缺血心肌具有保护性效应。兔心 Langendoff 模型实验表明四逆汤对再灌注至恢复稳定心跳节律的时间、稳定心跳时的心率、心肌收缩力恢复情况，再灌注 0、5、10、15、30min 各时点的冠脉流量和心肌耗氧量，再灌注前和再灌注末 ATP、MDA、SOD 含量，再灌注末超微结构等各项指标均有改善。

在 Langendorff 心脏灌流模型上观察四逆汤对缺血心肌功能的保护作用时，发现四逆汤可提高缺血心肌的电兴奋程度，减少心律失常的发生率，加强缺血心肌的收缩，扩张冠状动脉，增加冠状动脉血流量。

四逆汤能显著降低结扎犬冠状动脉所致急性心肌缺血犬的心电图缺血范围和缺血程度，降低血磷酸肌酸激酶（CPK）、磷酸肌酸激酶同工酶（CPK-MB）、ALD、LDH 等酶的活性，提高 SOD 的活性，降低 MDA 的含量，保护急性缺血犬心肌的损伤。

四逆汤保护缺血心肌的作用机制，一般从氧自由基、能量代谢、细胞凋亡、蛋白组合、核因子等角度来进行研究。①从氧自由基角度，四逆汤可降低小鼠垂体后叶素（Pit）性缺血心肌的氧自由基（OFR）浓度和 MDA 含量，增加营养血流量（NBF）和 SOD 活性。提示四逆汤保护缺血心肌是通过改善缺血心肌的灌流、减轻自由基损伤反应、加强自由基防御能力等多种机制实现的。②从细胞凋亡角度，四逆汤有效部位能够降低小鼠 Pit 性缺血心肌的凋亡指数和神经酰胺含量，减少心肌细胞凋亡，从而达到保护心肌的作用。四逆汤可以增加 Bcl-2 的 mRNA 转录和表达来对抗心肌缺血再灌注导致的心肌细胞凋亡。③从蛋白角度，四逆汤能够调节缺血心肌的能量代谢、信号转导、机能、心肌细胞修复和抗氧自由基损伤等多组相关蛋白的表达，对缺血心肌产生保护作用。④从能量代谢角度，四逆汤能够显著减轻小鼠垂体后叶素性缺血心肌线粒体损伤，糖原消耗显著减少，乳酸浓度显著下降，心肌营养血流量显著上升，氧自由基浓度显著降低，提示四逆汤具有显著改善缺血心肌能量代谢的作用。⑤从核因子角度，NF-κB 是心脏应激反应快速表达基因，转录产生的细胞因子和黏附分子 1、白细胞介素 8、肿瘤坏死因子和选择素等，直接引起血管内皮细胞和心肌细胞的损伤，NF-κB 还可直接激活上述多种炎症因子表达，并且 NF-κB 与细胞凋亡密切相关。四逆汤能明显减小冠脉结扎再灌注大鼠的心肌梗死面积、MDA 的含量，明显升高 SOD 活性、MnSOD mRNA 的表达和 NF-κB 蛋白表达，说明四逆汤能诱导心肌延迟预适应，其机制可能与 NF-κB 的激活相关。⑥从肾上腺素角度，在心肌组织，肾上腺素 β 受体（β-adrenine receptor，β-AR）具有舒张冠状动脉的作用，能对抗心肌缺血，产生保护作用。四逆汤能减少心肌缺血时的 β1-AR 脱敏，促进心肌 β-AR 信号转导。⑦从血管活性因子角度，一氧化氮和内皮素等血管活性因子具有舒血管的作用，可直接影响缺血状态。一氧化氮既可发挥抗氧化、抑制白细胞和血小板的黏附聚集、抑制细胞凋亡、减少钙超载等有利效应，又可与过氧化物反应生成过氧化亚硝酸盐，对细胞产生毒害作用。内皮素是心肌缺血 / 再灌注损伤的重要化学信号分子。四逆汤能够明显减少缺血再灌注大鼠心肌梗死面积、血清 CK、LDH、MDA，升高 SOD 的活性，显著增加 NO 含量并伴随 iNOS mRNA 的表达明显升高，说明四逆汤能诱导心肌延迟预适应，其机制与 NO 密切相关。四逆汤能显著降低心肌组织内皮素的浓度。⑧保护心肌缺氧。四逆汤水提物可延长缺氧状态下心肌细胞的搏动时间，减缓收缩力的衰减，减少细胞膜损伤及提高缺氧复氧心肌细胞的存活量，表现出对心肌细胞的直接保护作用。⑨改善心电图。四逆汤对垂体后叶素引起的家兔缺血性心电图有显著的改善作用，s-T 段的下移显著减轻、T 波的增高明显受到抑制，四逆汤也显著延长了缺氧小鼠的心电活动时间，四逆汤对缺血（氧）心肌的此种保护作用可能与其显著增加心肌营养血流量有关。因此，四逆汤抗心肌缺血的作用可能是通过增加缺血心肌血流量、抗自由基损伤、减轻心肌细胞凋亡、改善缺血心肌能量代谢、促进心肌 β1-AR 信号传导、抗缺氧等多途径实现的。

3. 对血管和血压的影响　四逆汤对放血致低血压状态的家兔能够升高颈动脉压、增大脉压，而减慢心率，对低血压的回升平均 12min 达到最高值，持续时间平均可长达 29min 左右，且全方升压效果优于其他各单味药。四逆汤能够减弱去氧肾上腺素所致的大鼠主动脉血管环收缩，量效曲线右移，表现为非竞争性的拮抗作用；能够降低高钾刺激血管的最大收缩效应，提示四逆汤能够阻断 α 受体，但不阻滞钙通道。四逆汤发挥其血压调节和保护高血压靶器官的作用机制可能是通过调节肾性高血压大鼠血浆和肾组织中 Ang Ⅱ 和降钙素基因相关肽（CGRP）的水平。四逆汤中挥发油和姜辣素有扩张血管作用；去甲乌药碱具有阻断 α1 受体和兴奋 β 受体的双重作用，是其降压的有效成分；去甲猪毛菜碱对 α 受体和 β 受体均有兴奋作用，氯化甲基多巴胺为 α 受体激动剂，二者是其升压的有效成分。

4. 抗休克 四逆汤对失血性休克、缺血损伤性休克、内毒素性休克、烫伤性休克、心源性休克有对抗作用，抗休克作用与其强心、升压、改善微循环及改善冠脉血流量有关。

（1）对失血性休克的作用 四逆汤对股动脉放血所致的急性失血性休克犬有明显升压作用，能显著延长血压维持时间、心脏的停搏时间，但对正常犬无影响。四逆汤能够改善失血性休克早期大鼠出现的四肢青紫、体温低、尿少或无尿症状，出现四肢颜色转红，尿量明显增多。四逆汤对失血性休克的作用机制可能是抗氧化损伤和降低一氧化氮水平，四逆汤能通过提高休克体内天然酶类自由基的清除剂和天然低分子清除剂等体内抗氧化物质的抗过氧化损伤能力，减轻休克时体内自由基所造成的组织损伤，防止过氧化损伤对休克发展的促进作用。

（2）对肠缺血损伤性休克的作用 四逆汤能够降低肠系膜上动脉闭塞性休克大鼠的死亡率、腹腔渗出液，改善小肠病变，黏膜色泽仍红润，出血点极少，未出现大片坏死。其作用机制是四逆汤具有抗肠黏膜细胞凋亡的作用，能明显增强 SOD 活性，降低肠黏膜组织 MDA 及神经酰胺含量，减少肠黏膜组织鞘磷脂酶（SMase）的基因表达；改善小肠上皮细胞超微结构，对大鼠肠缺血再灌注后小肠上皮细胞有保护作用，微绒毛及上皮细胞排列基本整齐，有少量上皮细胞脱落，嵴清，线粒体丰富，肿胀轻微；四逆汤对大鼠肠缺血/再灌注（I/R）后肠黏膜具有保护作用，可能与促进 Bcl-2 蛋白表达来抑制肠黏膜细胞凋亡有关；能够减轻 I/R 所致急性肺损伤，四逆汤通过抗氧化作用并减少 NO 的生成，维持 NO/ET-1 正常比例而减轻肠 I/R 引起的急性肺损伤。

（3）对内毒素性休克的作用 四逆汤对内毒素性休克有一定的治疗作用，其作用机制是减少内毒素血症大鼠血清中 IL-2、TNF 和血浆中 Ag Ⅱ 含量，增加血浆中 6-酮-前列腺素 $F_{1\alpha}$（6-keto-$PGF_{1\alpha}$）含量。

（4）对其他休克的作用 四逆汤对实验性烫伤休克小鼠具有保护作用。此外，四逆汤对单纯缺氧性休克、心源性休克和血管栓塞性休克等也有治疗作用。

5. 抗动脉粥样硬化 四逆汤有一定的抗动脉粥样硬化作用，其机制可能是通过调节血脂、清除氧自由基、抗氧化损伤、调节一氧化氮/内皮素平衡等来实现的。四逆汤能明显降低高胆固醇性动脉粥样硬化家兔的主动脉脂质斑块面积、内膜斑块面积和厚度、血浆和血管 MDA 的含量，降低血清 TC、TG、LDL-C、ApoB，明显增加血和血管 SOD 活性、血管超氧化物歧化酶蛋白和基因表达。

6. 对免疫系统的影响 四逆汤显著提高正常大鼠血清 IgG 水平，说明四逆汤方药可提高正常大鼠体液免疫。提高细胞免疫，四逆汤对正常机体无明显影响，但能明显对抗经免疫抑制剂环磷酰胺（cy-clophosphamide，CTX）处置小鼠的巨噬细胞吞噬率、吞噬指数及溶菌酶含量，提高腹腔巨噬细胞吞噬功能。

四逆汤能增加正常小鼠血浆中 cAMP 含量及淋巴细胞内 cAMP/cGMP 之比值，提示它具有参与机体免疫调控的负反馈作用，结果还发现四逆汤能降低免疫功能低下小鼠淋巴细胞内和血浆中 cAMP 含量并增加 cGMP 含量至正常对照水平，从而降低 cAMP/cGMP 的比值至正常对照水平。提示四逆汤具有纠正机体免疫功能低下时环核苷酸系统代谢失调的作用。

7. 保护脑缺血　四逆汤对结扎双侧颈总动脉和给颈部软组织加压所致的小鼠全脑缺血 – 再灌注损伤有明显保护作用。四逆汤组能提高大脑中动脉局部阻塞模型（MCAO）大鼠 SOD 的活性，减少 MDA 的产生，降低神经酰胺含量，提示四逆汤能对局部脑缺血大鼠产生保护作用，其可能机制是减轻氧化损伤、减少神经酰胺的生成量、抑制 baxmRNA 的转录及其蛋白的表达、增加 Bcl-2 蛋白的表达。

8. 抗氧化　通过大量的实验研究已证实四逆汤能清除氧自由基，抑制心肌脂质过氧化，提高体内抗氧化物质的抗过氧化损伤能力，减轻休克时体内自由基所造成的组织损伤，防止过氧化损伤对休克发展的促进作用。四逆汤抗氧化作用的机制，可能是四逆汤含药血清有较好的抗氧化应激性损伤、保护心肌细胞的作用，通过增加过氧化氢诱导损伤所致乳鼠心肌细胞氧化应激性损伤模型 Bcl-xL mRNA 的表达，降低 Bcl-xS mRNA 的表达来实现；四逆汤对于过氧化氢所致心肌细胞损伤的保护作用还与保护线粒体膜电位的稳定有关，四逆汤含药血清能降低细胞培养液中的 LDH 活性以及细胞内 MDA 的含量，减少细胞的凋亡率和坏死率，降低心肌细胞线粒体膜电位的下降速度。

9. 其他作用　①对膈肌的影响：四逆汤不仅可使正常膈肌电活动增强，收缩力增加，而且还能够使疲劳膈肌的收缩力增强，电活动增多。②对垂体 – 性腺系统激素水平的影响：四逆汤能在一定范围内干扰大鼠的动情周期。而该作用可能是通过影响垂体 – 性腺系统激素水平来实现的。

（二）安全性评价研究

1. 基础毒性试验

（1）急性毒性试验　四逆汤（附子：干姜：甘草 =4：3：3）给小鼠腹腔注射，LD_{50} 为 $5.821 \pm 0.5999 g/kg$；口服 LD_{50} 为 $71.78 \pm 6.84 g/kg$。四逆汤缓释片未能测出其 LD_{50}，其最大耐受量（MTD）为 8.50g 生药 /kg，相当于拟临床给药日剂量的 33.5 倍。四逆汤缓释片的亚急性毒性试验未见明显毒性。急性染毒时，心肌和脑组织 Na^+-K^+-ATP 酶活力均比正常对照组显著降低。双酯型二萜类生物碱（乌头碱、新乌头碱和次乌头碱）是四逆汤的毒性成分，易导致严重的心律失常、呼吸抑制和休克，甚至死亡。其毒性机制研究很多，主要与 Na^+、K^+ 通道的改变、能量代谢障碍和细胞凋亡等有关。

（2）长期毒性试验　采用长期毒性试验方法观察传统饮片四逆汤和超微四逆汤对大鼠产生的毒性反应。传统饮片四逆汤（取附子、干姜、甘草传统饮片，用水煎煮 2 次，过滤，滤液浓缩至相当于生药量 4.28g/mL），超微四逆汤（四逆汤超微饮片由 D90 为 75μm 的超微粉制备而成，取超微附子、超微干姜、超微甘草混匀，加 6 倍量 80℃水冲泡 20min，过滤，取滤液低温浓缩至 4.28g 生药 /mL、2.14g 生药 /mL），四逆汤传统饮片推荐成人日用量为 30g，四逆汤超微饮片成人拟日用量为 15g。连续给药 12 周和停药 2 周，传统饮片四逆汤和超微四逆汤对大鼠动物行为、活动、毛色、大小便、饮食、饮水无明显影响，眼、鼻、口腔无异常分泌物出现；对红细胞、血红蛋白和血小板、凝血酶原时间无明显影响；对血液生化、心电图指标亦无明显影响。提示超微四逆汤及传统饮片四逆汤在一定给药剂量和时间范围内均安全。

2. 四逆汤的减毒机制研究 与附子单煎液比较，附子 – 甘草合煎液对大鼠心脏的毒性程度显著降低。附子中主要含乌头类生物碱，甘草中主要含有甘草酸和甘草次酸等酸性皂苷类成分，两者是一对酸碱药对。附子与甘草同煎后，附子中的乌头类生物碱与甘草中的甘草酸发生沉淀反应，生成不溶于水的大分子络合物，降低了药液中乌头碱和次乌头碱的含量。附子 – 甘草配伍减毒作用也与甘草影响附子毒性成分在胃肠道的吸收过程有关，乌头碱、新乌头碱和次乌头碱的 C_{max} 和 AUC 均降低，减缓了有毒成分的吸收，从而发挥解毒作用。甘草对细胞色素 P450（CYP）有诱导作用，附子具有抑制 CYP 酶活性的作用，当附子与甘草合用时，对肝药酶的诱导起到了主导作用，通过加速附子的代谢而缓和其毒性。甘草对附子在体内的排泄过程也有影响，甘草酸的水解产物葡萄糖醛酸可与乌头类生物碱的羟基形成低毒或无毒的葡萄糖醛酸络合物，经尿液排出体外，从而显示出一定的减毒活性。对附子 – 干姜合煎液的化学成分的分析，毒性较大的双酯型生物碱含量降低，干姜能够抑制附子中毒性较大的双酯型生物碱的吸收，使其在小肠中的生物利用度明显降低，其机制可能为干姜通过诱导 P– 糖蛋白（P–gp），从而抑制作为 P–gp 底物的双酯型生物碱的吸收，最终起到减毒的作用。对附子与甘草、附子与干姜以及三味药配伍前后主要有效成分进行定性与定量分析，结果表明附子与甘草配伍，乌头碱类生物碱含量降低 28.68%；附子与干姜配伍，其含量增加 36.40%；三药配伍后，其含量增加 17.54%。对生甘草和蜜炙甘草对附子有效成分的影响进行了比较，结果显示附子与炙甘草配伍，乌头碱类生物碱的含量降低 28.68%；附子与生甘草配伍，其含量降低 81.18%。提示四逆汤中不能用生甘草代替炙甘草入药，亦科学证实和丰富了"附子无姜不热、得甘草则缓"这一药性理论。用 TLCS 法对不同配伍四逆汤中的三种乌头生物碱毒性成分进行测定，认为甘草对附子确有显著的佐制作用，随甘草用量的增加，乌头生物碱含量减少，且对三种生物碱有明显的一致性，体现了甘草对附子的解毒作用。干姜也有类似甘草的解毒作用，但效力次之，而甘草、干姜交互作用亦高度显著，提示组方用药时合理搭配甘草和干姜的比例，能使复方毒性显著降低，充分发挥全方配伍的解毒作用。

（三）体内过程研究

以四逆汤、附子水煎液、附子加炙甘草水煎液和附子加干姜水煎液给大鼠灌胃，并测定了大鼠血浆中乌头碱、新乌头碱、次乌头碱的浓度，结果表明，四逆汤复方给药后，乌头碱、新乌头碱、次乌头碱的达峰时间均比单味附子水煎液给药后延迟，但平均滞留时间缩短。研究四逆汤的化学成分以及大鼠口服四逆汤后血浆中的化学成分变化，结果表明，四逆汤中包含了 24 种双萜类生物碱、12 种黄酮、13 种三萜皂苷、4 种姜辣素类化合物在内的共 53 种化学成分，这些成分在各自的单味药中都能够检测到，而口服给药后，可以在大鼠血浆内检测到 33 种原形成分（主要为二萜生物碱、黄酮类成分和少量的皂苷类化合物）以及 5 种代谢产物（分别为葡萄糖醛酸甘草素、葡萄糖醛酸芒柄花素、葡萄糖醛酸异甘草素、葡萄糖醛酸 –6– 姜酚和甘草次酸）。

给狗肌内注射四逆汤精制物，分别于给药前、给药后不同时段股动脉取血，取同一时相的血清测定乌头类生物碱含量及 NO 含量，所得实验数据用 MCPKP 自动化药物动力学程序软件处理，计算药动学参数，进行 PK–PD 相关性研究。结果表明，乌头类生物碱血药浓度及 NO 净增率在狗体内的动态变化均符合开放一房室模型，在 0～6h 之间乌头类生物碱血药浓度与 NO 净增率存在良好的相关性。相关方程为：$y=0.4478x-0.1123$，$r = 0.9939$。结论：乌头类生物碱的体内动态变化在一定时间范围内可以反映四逆汤升高血清 NO 含量的药效程度，血药浓度法与药理效应法在一定程度上存在良好的相关性，乌头类生物碱是四逆汤回阳救逆的物质基础；药动学参数表明四逆汤有效部位起效快，维持时间长，与四逆汤"走而不守，守而不走"的配伍规律相吻合。

四逆汤以减慢小鼠心率为指标，从体存量的经时变化判断有效成分衰减模式，结果 $t_{1/2\alpha}$、$t_{1/2\beta}$ 分别为 0.56h 和 6.67h。

四逆汤以抗实验性心律减慢为指标，腹腔注射不同剂量的四逆汤能够对抗小鼠普萘洛尔减慢心率的作用，此效应在一定范围内呈剂量依赖关系；将四逆汤的对数剂量和相应组小鼠的心率作直线回归分析，求出四逆汤的量效关系式为 $y=43.4x+286.44$，$r=0.9997$。提示四逆汤的对数剂量与抗心率减慢效应呈良好的正相关。

四逆汤以抗心肌脂质过氧化为指标，给小鼠灌胃四逆汤在 0.05～0.2mL/（20g·d）这个剂量范围内均有显著拮抗垂体后叶素所致心肌缺血小鼠的心肌脂质过氧化作用；同时，对于时效关系研究结果表明：用药 1 天没有显示出显著的抗 LPO 作用，从第 2 天起才显示出作用，第 5 天达到高峰，从第 2 天至第 7 天这种作用都是显著的，提示 SD 抗缺血心肌 LPO 的作用在一定剂量条件下需要有一个时间的累进。

四逆汤以小鼠热板法镇痛为指标，量效关系研究表明，腹腔注射四逆汤的对数剂量 – 镇痛效应标准曲线：四逆汤 $y=-125.14+61.68x$（$y=$ 痛阈提高百分率，$x=\ln$ 剂量），由此可见四逆汤的镇痛效应强度与剂量呈正相关。时效关系研究表明，以痛阈提高百分率作为药效指标，腹腔注射四逆汤符合静脉注射后的二室模型，说明四逆汤腹腔注射后很快进入血循环，药效消除半衰期为 6.84h，消除速率为 0.6/h，γ 值为 0.92。

四逆汤以大鼠蛋清足容积法抗炎为指标，计算肿胀率（E%）及肿胀抑制率（F%），量效关系研究表明，腹腔注射四逆汤的对数剂量—抗炎效应曲线：四逆汤 $Y=-46.73+39.12x$（$y=$ 肿胀抑制率，$X=\ln$ 剂量），由此可见，四逆汤的抗炎作用强度与药物剂量呈正相关。时效关系研究表明，利用 ED50 补量法测定药效半衰期，结果发现 L95（g/kg）为 11.84±3.97，存留系数为 0.77，6h 药效存留率 r 为 0.69，抗炎效应的半衰期为 11.35h。

四逆汤以毒性为指标，进行了以下研究：①表观药动学参数的测定：用 LD_{50} 补量法测定四逆汤的体存量，从体存量的经时性变化判断药物在体内的衰减模式并计算表观药动学参数。实验结果提示所测药物均符合静脉注射二室动力学模型，消除相半衰期为 5.8h。②血药浓度法：给大鼠尾静脉注射四逆注射剂，于给药后 0.0833h、0.167h、0.333h、0.5h、0.75h、1.0h、1.5h 眼眶取血，静置分离血清，将各时间点血清分别合并，采用 HPLC 法测定乌头生物碱的血药浓度。将实验时间所对应的血药浓度数据用 MCPKP 药动学软件进行处理，用非线性最小二乘法拟合药时曲线并将各种模型结果进行比较，选择其中最佳者定为四逆注射剂中乌头生物碱的正式药时曲线。结果表明，该制剂中乌头生物碱在大鼠体内呈一级动力学消除，符合静脉注射后的开放一房室模型（R=0.992，S=0.145）的特征。所得各项药动学参数为：给药量 0.53339mg/kg，初始浓度 1.36194μg/mL，表观分布容积 0.39164L/kg，消除速率常数 0.69576/h，生物半衰期 0.99604/h，AUC1.9575h·mg/L，总清除率 0.27249L/（kg·h）。拟合血药浓度–时间的动力学方程为 $\rho=1.36194e^{-0.69576t}$；据动力学方程计算所得四逆注射剂中乌头生物碱在大鼠体内的血药浓度计算值与实测值基本吻合。③药物累积法：采用药物累积法观察不同间隔时间累积给药的毒性效应，实验结果在不同间隔时间累积给药后，动物的死亡率不同，反映出不同大小的毒性效应。提示四逆汤制剂的毒性效应在大鼠体内呈一级动力学过程，其药动学参数 $C0$、V、Kel、$t_{1/2}$、AUC、CL 分别为：3520.062mg/kg，1.53406kg/kg，0.74356/h，0.93201h，4734.1h·mg/kg，1.14066kg/（kg·h）。④药物累积法与血药浓度法两种方法之间的相关性研究：用药物累积法测得的药动学参数，反映了四逆注射剂中附子等总成分体存量的动态变化规律，能体现药物中多种成分的协同效应，符合中医整体观念。用血药浓度法测得的药动学参数，是以四逆注射剂君药制附子中所含乌头碱、次乌头碱、新乌头碱及其水解产物为指标，反映乌头生物碱在体内分布、消除的量变规律。研究药物累积法与血药浓度法两种方法之间的相关性，将 0～6h 的血药浓度、时间与体存量、时间曲线进行相关性分析，结果如下：回归直线方程 y=0.00038642x+0.0211339，相关系数 r=0.9996，式中 y 为附子体存量，x 为乌头生物碱血药浓度。回归分析结果表明，在 0～6h 内，四逆注射剂中乌头生物碱血药浓度与以附子为指标的总成分体存量之间存在良好的线性相关关系。说明乌头生物碱是四逆注射剂的主要成分，其药动学特征在很大程度上可反映总成分在体内的变化规律。

【临床应用】

（一）临床常用

本方是回阳救逆法的基础方、代表方，常用于治疗阳虚阴盛、心肾阳虚寒厥证，临床表现为四肢厥逆、神衰欲寐、苔白、脉微细。若阴寒甚者，可加大附子、干姜的量；若阳衰寒凝而致瘀血者，可加红花、桂枝以活血通络；若阳衰兼气脱者，可加人参益气固脱。此外，还可加减治疗：①汗下误治，亡阳虚脱证：恶寒、四肢厥冷、拘急、心烦、汗出淋漓、脉沉细欲绝；②脾阳虚衰证：腹满胀痛、下利清谷、呕恶不食，脉沉迟；③虚阳外越，真寒假热证：大汗出，下利清谷、内寒外热，脉微欲绝；④阳虚发热：少阴里寒，格阳于外引起的发热，伴腹痛，四肢厥冷等；⑤五脏中寒：《济生方》治口噤，四肢强直，失音不语或卒然晕闷，手足厥冷者；⑥伤寒阴证：《伤寒集要》用于唇青面紫，身背强直，四肢厥冷，及诸虚寒证；⑦少阴伤寒：神疲欲睡，手足发凉，脉沉，舌淡而胖白；⑧霍乱：真性霍乱之脱水，脉沉细，呕吐下利等，必予四逆汤加人参，或四逆加吴茱萸、生姜汤，并加乌梅、黄连等。蒲辅周也用此方治霍乱，大吐大泻，四肢厥冷，脉微欲绝，呈阳衰欲脱之证。

（二）临床新用

本方常用于治疗急性心肌梗死（AMI）、冠心病心绞痛、心力衰竭、休克属于阳衰阴盛者，此外，还可以加减治疗急性胃肠炎吐泻过多、胃下垂、黄疸型肝炎、白细胞减少症等。

（三）不良反应

误服多服可能出现心律失常。

【使用注意】附子生用有毒，需久煎；若服药后出现呕吐拒药者，可将药液置凉后服用；非阴盛阳衰者，不可服用；本方纯用辛热之品，达到手足温和时中病即止，不可久服；真热假寒者忌用。

参附汤《重订严氏济生方》
Shenfutang

【处方组成】人参 15g　附子（炮，去皮，脐）30g

【历史沿革】根据现有文献考证，以"参附汤"命名的方剂中，《圣济总录》所载的参附汤（人参、附子、青黛）为最早（约于公元 1111～1118 年）。但由人参、附子二味构成的参附汤始载于宋·严用和的《济生续方》，历代医家在此基础上灵活加减有所发挥。此类参附汤主要有薛氏参附汤、严氏参附汤、艾氏参附汤、妇人良方参附汤、奇效良方参附汤以及危氏参附汤等有明确记载，治疗范围涉及内外妇儿等诸多病证。参附汤功可大补元气，回阳固脱，药简效宏，用于阳气虚脱之证，其效甚捷，故备受后世医家所推崇。

宋元明清时期的医书对参附二味成方的参附汤有诸多记载，然而在药物用量、用法、主治等方面却不尽相同。参附比例为 1:2 的有严氏、危氏和元氏参附汤三方，参附比例 1:1 的有薛氏参附汤，这两种比例下的参附汤主要用于"真阳不足""阳虚气虚"之证；更多的参附汤是附子用量少于人参者，所针对的病证在阳虚气虚加重的基础上，或多或少地伴有阴脱虚寒之象。在药物用量方面，有附子用量下降及人参用量上升的趋势，如在宋代，附子多用 1 两，明清常降至几钱；而人参则由半两增加至几两，与现在临床应用基本相同。一方面，药量的演变可能缘于对附子毒性的认识，正如《医学广笔记》所云"勿过用桂附，以防其毒"；另一方面，可能与后世对参附汤的临证加减、拓展应用有关。MEDLINE 数据库中有关参附汤的研究最早在 1990 年，国外参附汤相关研究首次发表时间是 2004 年，发表在新加坡的美洲中国医学杂志（The American Journal of Chinese Medicine，Am J Chin Med）。参附汤主要具有抗休克、强心、升压、增加冠脉血流量、抗心律失常、抗心肌缺血、改善血液流变学、抗缺氧、抗氧化、促进免疫、提高甲状腺功能等药理作用。通过科研人员的不断努力，利用现代科技手段对参附汤进行了广泛深入研究，取得了较大的进展，尤其是参附注射液的研究和应用取得了巨大的社会效益和经济效益。

【药学研究】

(一) 物质基础研究

血中移行成分（人参皂苷 Rg_1、Rb_1、Re、Rg_2、乌头碱、乌头次碱）是参附汤治疗心衰的药效物质基础。

以 AAPH 引发的人血红细胞溶血为实验模型，研究了参附注射液、参附注射液中的总皂苷、总生物碱、总皂苷与总生物碱的混合物、10 种常见人参皂苷混合物、10 种稀有人参皂苷混合物的抗溶血作用，结果表明，参附注射液具有最明显的抗溶血作用，证明其对心肌缺血再灌注损伤具有的保护作用可能与其清除自由基作用有关，且这种作用除了与其中含有的人参皂苷与生物碱有关外还与其他物质有关。另外参附注射液的抗溶血活性在浓度为 10% 时最为明显，当浓度增大或减小时，其抗溶血活性减弱甚至表现出促溶血活性，说明参附注射液的疗效可能与其临床用量有关。

(二) 提取工艺研究

运用水提醇沉法提取参附汤（红参、黑顺片）总多糖（SFP），用响应面法优化 SFP 的制备工艺，并用苯酚 – 硫酸法测定参附多糖的含量，结果表明，当料液比为 1：40，提取时间为 102min，醇沉浓度为 86% 时，SFP 含量最高，为 6.72%，所建立的响应面曲线模型显著，可用于 SFP 制备工艺的分析和优化。以附子总生物碱提取率、人参总皂苷提取率及干浸膏得率为考察指标，采用比色法进行含量测定，经多指标综合评分法结合正交设计，对附子与人参配伍比例、料液比、提取时间以及提取次数等因素进行优选，附子与人参配伍的最佳比例及最佳制备工艺为：附子与人参的质量比为 1：1.5，料液比为 1：8g/mL，煎煮 3 次，每次 2.5h。

采用正交实验设计，考察水的用量、提取时间、提取次数 3 个因素，以人参总皂苷含量、附子总生物碱含量和浸膏得率为评定指标，用综合评分法进行数据处理，对参附汤的提取工艺进行优化，结果，所考察的因素中，对提取工艺影响程度依次为：提取次数 > 水的用量 > 提取时间。参附汤最佳提取工艺为加 10 倍量的水，提取 3 次，每次提取 0.5h。

(三) 质量控制研究

对于样品溶液中人参皂苷的鉴别可以采用 Liebermann Burchard 反应，观察是否出现棕红色环。采用 TLC 法，供试品色谱中，在与对照药材色谱相应的位置上，显相同颜色的斑点；在与对照品色谱相应的位置上，显相同颜色的斑点。对于乌头类生物碱限量的检测可以用溴甲酚绿酸性染料比色法进行测定。此外，如是注射剂，则按照《中国药典》2015 版注射剂相应项下进行检查。

采用 Intersil ODS-SP（4.6mm×250mm，5μm）色谱柱，柱温 25℃，流动相为乙腈（A）：水（B），梯度洗脱，洗脱程序：0～10min，A 为 19%；10～40min，A 为 19%～25%；40～45min，A 为 25%～31%；45～60min，A 为 31%～37%，进样量均为 20μL。流速：1.0mL/min，检测波长 203nm。方法学考察符合定量要求，结果准确，可

用于同时测定参附汤中人参皂苷 Rg_1、Re、Rb_1 的含量。

【功能与主治】回阳救逆，益气固脱。主要用于阳气暴脱的厥脱证（感染性、失血性、失液性休克等），也可用于阳虚（气虚）所致的惊悸、怔忡、喘咳、胃疼、泄泻、痹症等。

【药理作用】

（一）主要药效学研究

参附汤具有抗休克、强心、升压、增加冠脉血流量、抗心律失常、抗心肌缺血、改善血液流变学、抗缺氧、抗氧化、促进免疫、提高甲状腺功能等作用。

1. 抗休克

（1）失血性休克　参附汤可通过纠正急性失血性休克模型大鼠血浆皮质酮及肝胞液、胸腺细胞糖皮质激素受体（GR）的减少而发挥其救治休克、回阳固脱的作用。参附汤对失血性休克大鼠脑、肝、胸腺等部位的糖皮质激素受体（GCR）活性有明显的上调作用，参附汤通过保护 GCR，提高机体皮质酮系统在失血性休克过程中的生物学效应，可能是其临床益气回阳救逆功效的重要作用机制之一。参附汤上调失血性休克大鼠糖皮质激素受体的作用未见器官特异性。参附汤大鼠血清可增加人白血病细胞株 HL60GR 及其信使核糖核酸（GRmRNA）的含量，对 GR 的表达有正向调节作用，结合临床上的抗休克作用，提示这一作用可能是通过正向调节 GR 表达后，增加了 GC 的生物学效应来实现的，其作用点在 mRNA 转录水平。可上调 HL60 细胞热休克反应时 HSPmRNA 和 GRmRNA 表达，提高糖皮质激素的生物学效应和抗细胞损伤能力，从而提高 HL60 细胞在热休克时的存活率，这可能是临床上参附汤用于治疗失血性休克的机制之一。参附注射液对家兔失血性休克再灌损伤有保护作用。参附液体外可明显抑制肝匀浆 MDA 生成，随着剂量增加，抑制作用进一步加强；对不同浓度 H_2O_2 引起的血浆 MDA 和 PKh（游离血红蛋白）升高均有明显的抑制作用。

（2）心源性休克　参附汤及其血中移行成分对大鼠急性心源性休克具有一定的治疗作用并能调整心脏能量代谢。参附汤（3g/kg）、参附汤血中移行成分（相当于生药 3g/kg）可升高结扎冠状动脉左前降支（LAD）所致心源性休克大鼠的左室内压（LVSP）、$\pm$dp/dtmax；提高休克大鼠心肌细胞 ATP、ADP 含量，降低 AMP 含量，降低 MOD 含量，可降低心衰大鼠心肌中 MDA 活性，升高 SOD 活性。血中移行成分（人参皂苷 Rg_1、Rb_1、Re、Rg_2、乌头碱、乌头次碱）是参附汤治疗心衰的有效成分。

2. 对血液循环系统的影响

（1）强心　参附汤明显增加离体兔心的冠脉流量，增加心肌收缩幅度。参附液明显抑制大鼠心肌细胞膜 ATP 酶活性，且强度随浓度的增加而加强。将不同用量的人参总皂苷、附子总碱混合后，对心肌细胞膜 ATP 酶均有抑制效果，但抑制程度较参附液明显减弱，提示参附液可能具有正性肌力作用。用人参注射液、附子注射液及参附液测定麻醉犬的 Vpm、LVSP（左室内压峰值）、HR（心率）、P-R 间期等指标，也有类似结果。对戊巴比妥钠所致急性心衰的豚鼠，静脉给参附液，1min 后，左心室压升高 117％，其上升最高速率增加 347％；3min 后，MAP 升高 90％，其中四只出现 T 波倒置或 / 及 J

点提高，给药后有三只转为正常。对于离体大鼠缺氧所致心衰的参附液可使发生时间后移，心缩幅度增加 44.4%，且参附液较单味药（人参或附子）作用更明显，说明两药配伍后有协同作用。参附汤能增加心肌的传导能力，增加心肌细胞膜上 Na^+ 通道开放的速度，改善 Na^+ 通道的效率，增加 0 相去极化的最大速率，但不影响动作电位的其他参数。

（2）抗心力衰竭　参附汤能改善阿霉素致心衰大鼠血流动力学相关指标，抑制心肌细胞自噬和凋亡，可保护缺氧复氧的心肌细胞。参附汤水煎液、参附汤萃取液成分（Rg_1、Rb_1、Re、Rg_2、乌头碱、乌头次碱）能够显著升高阿霉素所致心衰大鼠的左心室内压、左心室内压最大上升速率及左心室内压最大下降速率，明显降低自噬相关基因 Beclin1、Atg5 mRNA、凋亡相关基因 Caspase mRNA 的表达量。参附汤能够使腹腔注射阿霉素所致的心阳虚型慢性心力衰竭大鼠心功能升高，体重增加，心脏指数降低，SOD 活性升高，MDA 含量降低，心肌钙调神经磷酸酶（CaN）含量、钙含量、大鼠心肌组织中活化 T 细胞核因子 3（NFAT3/β-actin 吸光度比值降低；参附汤对受损伤的心肌组织和心阳虚症状有一定的改善作用，其作用机制是通过抑制 CaN-NFAT3 信号转导通路治疗心阳虚型慢性心力衰竭。

参附汤能够显著改善结扎大鼠左冠状动脉前降支所致心力衰竭模型的血流动力学各项指标，增加 LVSP、±dp/dtmax，降低 LVEDP，提示参附汤通过改善心肌梗死后心力衰竭大鼠血流动力学指标，从而有效改善心功能。参附汤及其有效成分治疗后组能够通过改善相关血流动力学指标而增强心肌的舒缩功能，进而控制或缓解心衰，发挥其回阳救逆之功，血中移行成分（人参皂苷 Rg_1、Rb_1、Re、Rg_2、乌头碱、乌头次碱）是参附汤治疗心衰的有效成分。附子配伍人参后能增强附子的强心作用，从而达到治疗急性心衰的目的，其作用机理可能与增强心肌收缩力、改善血流动力学指标有关，参附汤可改善戊巴比妥钠所致急性心衰大鼠的 LVSP、dp/dtmax、-dp/dtmax 血流动力学指标。

（3）抗心律失常　参附汤能增加兔心肌细胞膜上 Na^+ 通道开放的速度，增加 0 相去极化最大速率而增加心肌细胞的传导能力，同时不影响动作电位的其他参数。对垂体后叶素所致的心律失常和心肌缺血，给药前大鼠心律失常的发生率在 70% 以上，且持续时间长而严重；给予本药后，心律失常的发生率下降至 25%，且心律失常表现轻而持续时间短，并且明显对抗 ST 段下移，其中以 5mg/kg 的效果最为明显。对乌头碱所致大鼠的室性或室上性心律失常、传导阻滞、结性心律等有效率可达 87.5%，单味附子注射液为 75%，而单味人参注射液仅为 9%。本药有时甚至很小剂量也能对抗室性或室上性心律失常，使心律明显减慢，说明本药可能具有降低异位节律点、改善传导性能、改善房室间及心室的传导等作用。参附液给豚鼠静注能显著增加毒毛花苷引起各种心律失常和死亡时的用量，其与毒毛花苷合用灌流离体豚鼠心脏，明显推迟和减轻毒毛花苷中毒时表现的心脏收缩力降低，并明显减轻毒毛花苷所致心脏静息张力的增高，因而提示参附汤可保护性地减缓毒毛花苷引起的心脏毒性反应。对三氯甲烷所致小鼠室颤发生率也有明显降低，并呈量效关系，而单味人参或附子均无明显作用，证明二药合用有协同作用。采用 Langendorff 心脏灌流，急性酶解法获得单个心室肌细胞，全细胞膜片钳技术研究参附汤有效组分抗心律失常的作用机制，结果表明，参附汤有效组分人参皂苷 Rg_1、Re 抑制 L 型钙通道电流，而乌头原碱对 L 型钙通道电流有不可逆的增强作用，人参皂苷 Rg_1、Re 配伍对 L 型钙通道电流的抑制作用增强，乌头原碱配伍后对人参皂苷 Rg_1、Re 的 L 型钙通道电流抑制作用无明显影响。

（4）抗心肌缺血　参附汤具有抗急性心肌缺血的作用。参附汤可明显缩小结扎冠状动脉前降支所引起的急性心肌缺血犬的急性心肌缺血范围，减轻急性心肌缺血程度，明显缩小心肌梗死范围（IS）。参附汤可减少家兔左心室一次性采血所致急性心肌缺血性损伤的范围和程度。对垂体后叶素引起的家兔急性心肌缺血也有一定的对抗作用，但对正常家兔的心电图无明显影响。

参附汤可改善心肌缺血血瘀证模型（腹腔注射异丙肾上腺素 + 冰水游泳）大鼠的血液流变学性状，同时提高血瘀动物的认知能力，各给药组心电 ST 振幅偏移减少，低、中、高切值显著降低，MCV、RDW–CV、MPV 值显著降低，跳台实验的错误次数显著减少。减轻心肌缺血血瘀证大鼠的心肌损伤，减轻模型动物血液的黏、浓、凝、滞状态，缩短模型大鼠的跳台、水迷宫的潜伏期，减少跳台实验中模型动物的错误次数，提示参附汤在改善血瘀心肌缺血症状的同时具有改善动物行为学症状的作用。

（5）增加冠脉流量　参附汤明显增加离体兔心冠脉流量，较人参、附子单味药增加明显；能够增加正常离体大鼠心脏冠状动脉血流量；对于缺血致衰的心脏可使冠状动脉血流量增加。

（6）对心脏缺氧的作用　能明显提高小鼠耐缺氧能力，显著延长小鼠耐缺氧时间，在一定剂量范围内成正相关；参附汤能显著延长小鼠常压耐缺氧时间，降低动物死亡后残余氧分压。

（7）对外周血管血流量的影响　参附汤能够增加兔耳灌流量、大鼠后肢血管灌流量。

（8）对血液流变学的作用　参附液能明显减低家兔血细胞压积、全血比黏度、血浆比黏度和红细胞聚集率，显著加快红细胞电泳速度，缩短红细胞电泳时间。明显降低家兔血浆总胆固醇、甘油三酯和纤维蛋白原的含量。参附液有明显对抗腺苷二磷酸（ADP）诱导的血小板聚集作用，给药后 15min 出现作用，持续 10h 以上；其抑制血小板聚集作用起效快，持续时间长，作用较弱。

3. 对免疫系统的作用　参附汤能显著促进小鼠脾淋巴细胞产生 IL–2，具有免疫调节作用。参附液对环磷酰胺致小鼠免疫功能低下具有调节作用，可增加小鼠因环磷酰胺所致的白细胞降低，使缩小脾脏恢复正常。参附液可增强小鼠迟发型超敏反应的细胞免疫功能。参附汤的 100% 煎剂和水煎醇提液能够提高淋巴细胞转化率、花斑形成率，提示参附汤能明显促进反映机体细胞免疫功能的淋巴细胞发生转化和活性花斑形成。

4. 抗氧化　参附汤能够升高阿霉素心脏毒性损伤大鼠的心肌细胞 SOD、GSH–Px 活性，降低心肌细胞 MDA 含量，提示参附汤能通过抗氧化应激作用减低阿霉素心脏毒性，保护心肌细胞。参附总多糖对慢性心力衰竭大鼠具有较好的抗氧化、清除氧自由基的作用，能明显升高腹主动脉结扎所致慢性心力衰竭大鼠的血浆和心肌组织中的 SOD 含量，降低 MDA 的含量。

5. 促进造血干细胞归巢 以转 GFP 基因的 Balb/c 荧光小鼠作为供鼠，以普通 Balb/c 小鼠为受鼠，进行造血干细胞移植，采用流式细胞技术检测骨髓单个核细胞的 Sca-1+ 细胞表面黏附分子 CD44 及 CD62L 的表达率。结果表明，参附汤组第 3、7、14 天 CD44 和 CD62L 的表达水平明显升高，提高造血干细胞表面 CD44 及 CD62L 的表达水平可能为参附汤促进造血干细胞归巢的机制之一，通过提高造血干细胞表面黏附分子表达水平来促进造血干细胞的黏附，从而顺利跨越骨髓内皮细胞迁入骨髓腔造血微环境，与骨髓造血微环境中的基质细胞和基质相互识别、黏附，促使基质细胞分泌细胞因子，调节干细胞的生存、增殖、分化。

6. 提高甲状腺功能 参附汤对甲状腺功能减退症有治疗作用。参附汤能够对抗甲巯咪唑所致肾阳虚大鼠的耗氧量降低，显著提高肾上腺占体重的百分比，对胸腺、脾脏、心、肝、内分泌腺等器官组织的病理改变有不同程度的改善。

7. 对肾脏的影响 参附液有防治初发期急性肾小管坏死的作用。给大鼠肌注甘油引起急性肾小管坏死，参附汤能使大鼠的存活率增高，使血清 BUN、Scr 的升高值降低，使肾小管管型数、肾小管坏死数减少，并使光镜、电镜下的肾脏病理形态改变减轻。

肾缺血可造成肾损伤，再灌注可加重损伤。阻断兔双侧肾血管 60min 造成肾缺血，于缺血前及再灌注后静注参附液或生理盐水，肾缺血后的第 1、3、5 天，参附组的 BUN 和 Scr 升高值明显低于生理盐水组，Scr 的复常速度快于生理盐水组，第 7 天的肾组织形态学改变亦较之为轻，表明参附液对兔热缺血肾有保护作用。参附注射液还可减轻肾缺血再灌注引起的 SOD 活性降低，抑制 MDA 的生成，并能减轻缺血再灌注引起的肾组织的损伤，使肾外髓水肿明显减轻，以上结果表明参附注射液具有抗脂质过氧化作用，对缺血再灌注肾有保护作用。

（二）安全性评价研究

基础毒性试验

（1）**急性毒性试验** 按序贯法静脉注射，小鼠 LD_{50} 为 27g/kg，参附汤对小鼠的 LD_{50} 有昼夜节律之不同，午时最低，子时最高。

以不同粒径的超微参附汤最大浓度、最大体积进行小鼠灌胃，测定其 1 日最大给药量，观察不同粒径的超微参附汤对小鼠灌胃给药的急性毒性反应，超微参附汤小鼠 1 日最大给药量，800 目（18.75μm）为 8.352g，400 目（37.5μm）为 8.472g，200 目（75.0μm）为 8.664g，传统饮片为 10.248g，分别相当于成人临床日用量的 167 倍、169 倍、173 倍、102 倍，未见由药物引起的毒性反应。提示超微参附汤及传统饮片参附汤无急性毒性。

运用均匀设计和固定附子剂量与人参不同配比两种方法考察人参附子不同比例配伍对小鼠急性毒性的影响。均匀设计实验的研究结果表明，随着附子给药剂量的增多，小鼠的死亡率呈上升趋势，且随着人参对附子的比例增大减毒作用呈现增大趋势。固定附子 LD_{50} 与人参不同配比的减毒作用研究结果表明，人参与附子配伍的减毒作用在一定范围内随着人参剂量的增加而增加，尤其在人参：附子为 1：1 及 >1：1 时更明显。人参附子配比 1：1 为人参附子配伍减毒作用的分界点。

（2）**长期毒性试验** 采用长期毒性试验方法观察传统饮片参附汤和超微参附汤对大

鼠产生的毒性反应。传统饮片参附汤（取附子、人参传统饮片，用水煎煮 2 次，过滤，滤液浓缩至相当于生药量 2.14g/mL）；参附汤超微饮片 1 由 D90 为 18.75μm 超微粉制备而成，参附汤超微饮片 2 由 D90 为 37.5μm 超微粉制备而成，参附汤超微饮片 3 由 D90 为 75.0μm 的超微粉制备而成；取参附汤超微饮片用水煎煮 2 次，过滤，滤液浓缩，参附汤超微饮片 1 与超微饮片 2 浓缩至 1.07g/mL，参附汤超微饮片 3 浓缩至 2.14g/mL。参附汤传统饮片推荐成人日用量为 15g，参附汤超微饮片成人拟日用量为 71.5g，连续给药 12 周和停药 2 周，传统饮片参附汤和超微参附汤对大鼠脏器系数、组织形态学和组织病理学无明显影响。提示超微参附汤及传统饮片参附汤在一定给药剂量和时间范围内均安全。

（三）体内过程研究

1. 毒代动力学研究　采用 HPLC 法测定参附汤传统饮片与超微粉单次给药后血浆中乌头碱的含量来研究乌头碱在大鼠体内的毒代动力学过程。参附汤超微粉 1 组（D90 为 18.75μm）、参附汤超微粉 2 组（D90 为 37.5μm）、参附汤超微粉 3（D90 为 75μm）低剂量组给药剂量均为 10.7g/kg，按体重折算相当于 70kg 成人日用量的 100 倍；参附汤超微粉 3 高剂量组给药剂量为 21.4g/kg，按体重折算相当于临床用量的 200 倍；参附汤传统饮片组灌胃剂量为 21.4g/kg，按体重折算相当于临床用量的 100 倍。结果表明，参附汤超微粉中乌头碱在大鼠体内呈一级动力学消除，具有开放二房室模型的特征，口服给药吸收快、起效快、消除慢，提示参附汤超微粉符合急救用药的特性，可作为临床急救用药，但有体内蓄积的可能，不可久服。

2. 参附汤传统饮片、参附汤超微粉单次及多次给药在大鼠体内的组织分布研究　采用 HPLC 法测定参附汤传统饮片与超微粉单次及多次给药后组织中乌头碱的含量，参附汤超微粉 3 组、参附汤传统饮片组（每组下设 A、B、C、D4 个亚组，每亚组 6 只），雌雄各半，单次给药分别以 10.7g/kg、21.4g/kg 灌胃给药 1 次，多次给药分别以 10.7g/kg、21.4g/kg 连续给药 90 天。给药前大鼠禁食过夜直至实验结束，不禁水。各亚组大鼠分别在给药后 1、3、5、7h 股动脉放血处死，取心、肝、脾、肺、肾、脑等脏器，冷冻保存，匀浆，用饱和 NaHCO₃ 溶液调各个脏器的匀浆上清液 pH 值至 8~9，用乙酸乙酯分别提取各脏器上清液，供 HPLC 分析，采用中国药理学会的 3p97 实用药代动力学计算程序计算处理，获得各项组织分布参数。参附汤超微粉与参附汤传统饮片经过重复给药 90 天后，在大鼠体内的暴露量均有增加，药物的清除能力均下降，表明参附汤在大鼠体内有蓄积现象。重复给药后的组织分布实验表明各组织中的参附汤浓度均有所升高，且肝、肾、心中药物浓度升高的较多。组织分布试验表明，乌头碱在大鼠各脏器中的分布程度由大到小顺序为：肝、肾、心、脾、肺，其中在肝脏中的分布量占绝对优势，这也进一步说明了乌头碱的体内代谢、排泄主要通过肝脏，其次为肾脏；乌头碱在心、肺中的分布与其较强的抑制呼吸和致心律失常的中毒机理相关。

3. 参附汤大鼠体内代谢　通过大鼠整体实验方法研究了参附汤体内代谢情况。结果显示：口服参附汤后，乌头类生物碱卡米查林（carmichaeline，Ⅰ）、塔拉胺（talatisamine，Ⅱ）、附子灵（fuziline，Ⅲ）以原形形式被吸收，人参皂苷经肠内细菌代谢后以代谢产物 CompoundK 形式吸收进入体内。参附汤大鼠经口投与后，乌头类生物碱几乎以原形形式被吸收，人参皂苷以肠内菌代谢产物形式吸收进入体内，且均通过尿液排出体外。

【临床应用】

（一）临床常用

本方为益气回阳固脱法的代表方，临床常用于治疗元气大亏、阳气暴脱证，临床表现为四肢厥逆、冷汗淋漓、呼吸微弱、脉微欲绝。若阳气虚脱、大汗不止者，可加煅牡蛎、煅龙骨、白芍以敛汗潜阳。参附汤临床还常用于加减治疗心悸、阳虚水肿、肾阳虚等。

（二）临床新用

本方临床常用于心力衰竭、缓慢性心律失常、失血性休克、创伤性休克等属于阳气暴脱者。此外，还可以加减治疗冠心病、雷诺病、新生儿硬肿症、心肌炎、慢性阻塞性肺疾病合并肺源性心脏病心功能不全、支气管哮喘、椎基底动脉供血不足、小儿特发性血小板减少性紫癜、白细胞减少症、再生障碍性贫血、脑部手术、肿瘤手术和麻醉过程等。

（三）不良反应

偶有过敏性休克、口舌干燥、烦热感的报道。

【使用注意】本方为急救方，应中病即止，不可多服。方中人参不可用党参代替。

第十五章　行气剂

　　以行气药为主组成，具有行气作用，治疗气滞证的方剂，统称为行气剂，属于八法中的"消法"。

　　气的升降出入运动，是人体生命活动的根本，一旦遭受各种致病因素的侵犯，就有可能导致气的升降出入运动异常而发生疾病，所以《素问·举痛论》说："百病生于气也。"《素问·至真要大论》中概括了行气的治疗原则，如"逸者行之""结者散之"与"木郁达之"。后世医家在此理论依据上创制了一批行之有效的行气方剂，且自金元时期朱丹溪提出"气血冲和，万病不生，一有怫郁，诸病生焉，故人身诸病，多生于郁"（《丹溪心法》）之后，将郁证纳入行气剂的治疗范围内。

　　气滞证以肝气郁滞、脾胃气滞多见，临床表现多为胸胁、脘腹胀闷疼痛，或兼见恶心呕吐、嗳腐吞酸等症，临床应用需针对病证选择相应功效的药物并进行适当的配伍。如兼饮食积滞者，配伍消食导滞药；兼血瘀者，配伍活血化瘀药；兼湿热中阻者，配伍清热除湿药；兼寒湿中阻者，配伍苦温燥湿药；见正虚者，配伍补益药等。代表方剂为越鞠丸。行气方药所治之症相当于现代医学的消化系统、呼吸系统疾病，如慢性胃炎、胆道疾病、急性或慢性肝炎、肠炎、支气管哮喘、乳腺包块、痛经及疝气等，因此，理气方药主要是通过调节胃肠功能、影响消化液的分泌、利胆、松弛支气管平滑肌及调节子宫平滑肌、抗抑郁、抗炎、镇痛、镇静等作用而发挥药效。当前，理气方药药理作用研究常用动物是小鼠、大鼠、豚鼠、家兔。理气方药的研究始于20世纪上半叶，1912年Dale等创立豚鼠离体子宫平滑肌法，国内张发初等于1935年首次应用此法证实香附子对受孕与未孕的豚鼠、家兔及猫的离体子宫平滑肌具有抑制其收缩作用。阎应举于1955年用家兔在体子宫平滑肌法证实枳壳与枳实有增强子宫收缩和抑制家兔肠管运动作用。临床方面对于消化系统疾病、神经－内分泌系统疾病等疗效显著。剂型应用方面除传统的汤剂、丸剂、散剂之外，还研制了滴丸剂、片剂、胶囊、口服液等很多现代剂型，并且利用药学手段对其物质基础、质量标准、提取工艺等进行了研究。

越鞠丸《丹溪心法》
Yuejuwan

　　【处方组成】香附　川芎　栀子　苍术　神曲各6～10g

　　【历史沿革】本方是治疗六郁证的基础方、常用方。关于郁证早在《素问·六元正纪大论》就提出了五郁及其治疗大法。元代的王安道在《医经溯洄集·五郁论》中明确提出了郁证的含义:"郁者,滞而不通之义也。"金元时期的朱震亨于《丹溪心法》开辟"六郁"门,首次提出"六郁"之说:气郁,湿郁,痰郁,热郁,血郁,食郁;认为其病位主要在中焦脾胃,治疗重在调理中焦气机升降,结合活血、清热、祛湿、消食或祛痰等法,创制六郁汤、越鞠丸两首方剂。此后,越鞠丸成为临床治疗郁证的基础方、常用方,后世医家或取其组方之意而创建新方,或通过加减变化而扩展其应用范围。从2000年开始,对越鞠丸的研究逐渐增多,在临床应用方面、药理方面的研究是最多的。该方临床应用有汤剂、丸剂、滴丸剂、片剂、胶囊、口服液等多种剂型。该方药学研究可查文献始于1985年,朱志峰等研究了栀子及越鞠丸等六种中成药中栀子的薄层层析鉴别,认为以栀子的主要有效成分栀子苷作为对照品采用薄层层析法鉴别中成药中的栀子,具有方法简便、重现性好的优点。该方药理研究可查文献始于2003年,周晓棉对越鞠胶囊内容物的药理作用进行了研究,具有抗实验性溃疡、消炎、镇痛、利胆作用;现代药理研究证实,该方对神经－内分泌系统、消化系统等方面均有影响,安全性较好。该方现代临床应用研究可查文献始于1961年陶君仁总结无黄疸型传染性肝炎的辨证论治,应用逍遥散合越鞠丸加减治疗气滞型的报道。本方最初用于治疗气、血、痰、火、湿、食之六郁证,后广泛用于内、外、妇、皮肤、五官、儿、口腔、男科等多系统疾病总属六郁证者。

【功能主治】行气解郁。主治六郁证,症见胸膈痞闷、脘腹胀痛、嗳腐吞酸、恶心呕吐、饮食不消。

【药学研究】

(一)物质基础研究

越鞠丸的化学成分研究相对其组成单味药的研究薄弱。越鞠丸的化学成分包括挥发油、黄酮类、有机酸类、酚类、多糖、酶类等。在单味药化学成分分析的基础上,逐级建立了HPLC法测定越鞠丸中栀子苷含量,HPLC法测定越鞠异型滴丸中栀子苷、阿魏酸的含量,HPLC法同时测定越鞠丸提取物YJ–XCC1Z3中藁本内酯、α–香附酮、苍术素的含量等成分测定方法。

(二)提取工艺研究

越鞠丸临床应用的传统剂型多为以生药入药的丸剂或者入汤剂煎煮,药物服用量过大,溶出速度受限,生物利用度不高,因此有学者开始研制溶解迅速、吸收快、生物利用度高及便于患者服用的新剂型。如采用现代固体分散体技术,将原料、辅料按不同比例制成固体分散物的药料后,制备越鞠异型滴丸。采用正交实验设计方法,以栀子苷含量作为提取工艺的评价指标,对越鞠泡腾颗粒剂的提取工艺条件进行优化,发现较优提取工艺为加入10倍量的水浸泡60min,回流提取30min。采用单因素实验和正交设计以多指标综合评分筛选越鞠口服液的最佳工艺条件:挥发油提取工艺为药材加10倍量水,浸泡0.5小时,蒸馏时间为8小时;栀子最佳水提工艺为药材加6倍量水,浸泡0.5小时,提取3次,每次1小时;神曲采用25%乙醇适量浸泡24小时后,以1～3mL/min的速度渗漉。

在越鞠丸水提液的纯化工艺中,比较研究了高速离心法、乙醇沉淀法、澄清剂(包括壳聚糖和 ZTC1+1－Ⅲ型）吸附法对其的除杂效果，确定最佳纯化工艺为：提取挥发油后的药液与栀子水提液合并，浓缩至生药：水 =1：4，加入壳聚糖量 0.8mg/mL，pH 值 6.0，温度 50℃，搅拌速度 100r/min，搅拌 15min，滤过，浓缩至生药：水 =1：1；神曲渗漉液减压回收乙醇，以 5000r/min 离心 30min 后加入上述浓缩液，以 2% 吐温 –80 为增溶剂，0.2% 山梨酸为防腐剂，0.2% 甜菊苷为矫味剂，灌封，灭菌，即得。

结合越鞠丸抗抑郁的药理作用，学者对其提取方法、工艺进行了探讨研究，如对比研究了方中川芎、栀子的不同提取方法对小鼠悬尾实验及小鼠强迫游泳实验模拟的抑郁模型的影响，结果发现川芎用水蒸气蒸馏法提取挥发油后的药渣与栀子用水煎煮法提取，水煎液采用薄膜浓缩，浓缩至 2g 生药 /mL 的浓度；川芎挥发油用适量吐温 –80 乳化增溶，与药液混合均匀制备的提取物具有明显的抗抑郁作用，而将两药共同水煎提取、95% 乙醇提取制备的提取物则无明显的抗抑郁作用。提示第一种制备提取工艺能保留川芎、栀子的抗抑郁活性成分。

研究越鞠丸全方水提物与醇提物的抗抑郁作用比较：醇提物的制备是将方中 5 种药材分别粉碎，过 22 目筛，按原处方比例称取各药材共 2500g，加乙醇 8000mL，浸泡 48h，过滤；滤渣继续加 6000mL 乙醇，浸泡 24h，过滤，重复 2 次（6000mL×3）。滤渣加 5000mL 乙醇，浸泡 24h，过滤。弃去滤渣，滤液合并，减压浓缩至 1500mL（每 1mL 相当于原药材 1.67g）。水提物的制备是将方中 5 种药材分别粉碎，过 22 目筛，按原处方比例称取各药材共 100g，加水 800mL，浸泡 30min，加热回流提取 2h，滤过；药渣继续加水 800mL，加热回流提取 2h，滤过。弃去滤渣，合并滤液，减压浓缩至 150mL（每 1mL 相当于原药材 0.67g）。实验发现对于小鼠悬尾试验和小鼠强迫游泳试验模拟的动物抑郁模型醇提物具有一定的抗抑郁样作用，而水提物作用不明显，提示越鞠丸抗抑郁作用的物质基础可能为极性较小的化学成分，这与临床上越鞠丸全方多以药材全粉入药（丸剂），而少用煎煮（汤剂）是一致的，醇提为越鞠丸方药抗抑郁活性部位（成分）的有效提取方法。

（三）质量控制研究

自采用 TLC 法用于越鞠丸鉴别以来，TLC 法、HPLC 法被广泛用于越鞠丸多种剂型的质量控制研究。如对越鞠异型滴丸中的栀子采用 HPLC 法测定栀子苷、阿魏酸的含量，经精密度、稳定性、回收率等的实验考察，表明定量方法可行，可作为成品质量控制的依据；成品中栀子苷、阿魏酸及挥发油总量不少于 10.0%、0.05% 和 0.10%。采用 TLC 法对越鞠胶囊中的栀子、川芎、香附、苍术 4 味药材进行定性鉴别，采用 HPLC 法对成品中的栀子苷进行了含量测定。采用 HPLC 法同时测定越鞠丸提取物 YJ–XCC1Z3 中藁本内酯、α– 香附酮、苍术素的含量，操作简便，结果可靠，重复性好，可作为越鞠提取物 YJ–XCC1Z3 的质量控制方法。采用 TLC 法对越鞠口服液中香附、栀子、川芎及苍术药材进行了定性鉴别，斑点分离效果好，阴性对照无干扰，证明所选方法专属性强；采用 HPLC 法对制剂中栀子苷进行含量测定，进行了系统的方法学研究，制订了栀子苷的含量限度，暂定本品每 1mL 含栀子苷不得少于 2.60mg。采用 RP–HPLC 法测定越鞠片中栀子苷含量，方法灵敏、简便、准确、重现性好，适用于本制剂的质量控制。

【药理作用】

（一）主要药效学研究

越鞠丸主要对神经－内分泌系统、消化系统方面有影响，其次，具有抗炎、镇痛作用。

1. 对神经－内分泌系统作用 越鞠丸对获得性、药物性和慢性应激性抑郁症模型均具有明确的抗抑郁作用，有加强 5-HT（5-HT）和 DA 的作用趋势，能改善肝郁证动物血液流变学的各项指标，增加模型动物脑内递质含量，且具有一定的镇静作用，提高模型动物的生存质量；推测其作用机理可能是通过增加模型动物脑内递质的方式，或者是通过改善脑内递质的传递通路状况的方式达到抗抑郁的作用。越鞠丸水煎液能明显改善慢性轻度不可预见性的应激抑郁（CUMS）模型小鼠的行为学指标，并通过升高抑郁症模型小鼠脑组织中的 5-HT 含量，降低血浆皮质醇含量发挥抗抑郁作用。越鞠丸醇提物能不同程度地缩短小鼠悬尾不动时间和小鼠强迫游泳不动时间，具有较强的抗抑郁作用，而水提物活性不明显，提示乙醇冷浸为越鞠丸方药抗抑郁活性部位的较佳提取方法。在进一步探讨越鞠丸全方及各单味药（香附、川芎、栀子、苍术、神曲）醇提物的抗抑郁活性中发现：除神曲外，越鞠丸全方及各单味药醇提物均能不同程度地缩短小鼠悬尾不动时间和小鼠强迫游泳不动时间，具有抗抑郁样活性；越鞠丸全方醇提物、苍术和川芎可显著缩短小鼠悬尾不动时间和游泳不动时间，提示越鞠丸全方及香附、苍术、川芎、栀子醇提物均有不同程度的抗抑郁活性，其抗抑郁活性部位 / 成分可能主要存在于苍术、川芎二味药材之中。越鞠丸提取物（YJ-XCC1Z3）高剂量组能明显缩短小鼠强迫游泳不动时间与悬尾不动时间；高、低剂量组均可显著拮抗利舍平所致的小鼠体温下降；高剂量组可明显增加 5-HT 诱导小鼠甩头总次数，高、低剂量均使 5-HT、去甲肾上腺素（NE）的含量增加，高剂量组可使 DA 含量减少；低剂量组使 5- 羟基吲哚乙酸（5-HIAA）含量增加，对高香草酸（HVA）和 3,4- 二羟基苯乙酸（DOPAC）的含量无影响；高、低剂量组均使 5-HIAA/5-HT 比值减少，其机制可能是通过增加脑内5-HT、NE 的含量而发挥抗抑郁作用。此外，越鞠丸对慢性应激大鼠抑郁模型海马脑源性神经营养因子表达有显著性影响，提示越鞠丸的抗抑郁作用机制可能与增加海马脑源性神经营养因子的表达有关。

2. 对消化系统作用 越鞠丸高、低剂量组能显著降低高脂饲料喂饲方法复制的非酒精性脂肪肝（NAFLD）模型大鼠的血脂和肝脏脂质含量，明显减轻肝脂变程度；能明显降低血清内皮素 -1（ET-1）含量，升高 NO 含量，降低 ET-1/NO 比值，促进肝脏微循环，修复损伤的内皮细胞；明显降低血清及肝组织中血栓素 B_2TXB_2、6-Keto-$PGF_{1\alpha}$ 含量，明显降低 TXB_2/6-Keto-$PGF_{1\alpha}$ 比值，调整血管平滑肌收缩与舒张的相应浓度，改善肝脏微循环。其机制可能是越鞠丸能显著增强 NAFLD 大鼠肝脏过氧化物酶增殖活化受体（PPAR-α）mRNA 的表达。

越鞠胶囊内容物（IYC）灌胃给药对乙醇致小鼠胃黏膜损伤和冰醋酸所致大鼠胃溃疡模型均有显著的保护作用，具有一定的量效关系；对正常大鼠具有明显的促进胆汁分泌作用，呈明显的量效关系，在给药 30min 内作用最强，之后作用逐渐减弱，但高剂量 90min 仍能显著促进胆汁分泌。

3. 其他作用

（1）抗炎作用　IYC 中、高剂量（相当于生药量的 4.0、8.0g/kg）灌胃给药对二甲苯所致小鼠耳肿胀具有明显地抑制作用。

（2）镇痛作用　IYC 中、高剂量（相当于生药量的 4.0、8.0g/kg）灌胃给药对于醋酸致痛小鼠具有显著的镇痛作用。

（二）安全性评价研究

1. 基础毒性试验

（1）急性毒性试验　针对越鞠丸中川芎挥发油与川芎、栀子水提取物的混合液进行急性毒性试验，取昆明种小鼠 50 只，禁食 24h 后，随机分为 5 组，组间剂量比为 0.7，分别灌胃给药，观察 7 天，未发现动物死亡，测不出实验药物提取物的 LD_{50}，故只能测药物的最大耐受量。取昆明种小鼠 40 只，按 0.4mL/10g 体重给药，即 80g 生药/kg 体重，观察 10 天，动物健康活泼，无死亡，计算最大耐受量为人用剂量的 160 倍。

（2）长期毒性试验　有关越鞠丸及其制剂的长期毒性试验尚未见报道。

2. 特殊毒性试验　有关越鞠丸及其制剂的特殊毒性试验尚未见报道。

（三）体内过程研究

有关越鞠丸及其制剂的药动学研究至今未见报道。

【临床应用】

（一）临床常用

本方是治疗六郁证的代表方，临床常用于治疗气、血、痰、火、湿、食六郁证，临床表现主要有胸膈痞闷、脘腹胀痛、嗳腐吞酸、恶心呕吐、饮食不消等。若六郁当中气郁为主者，可重用香附，酌加木香、枳壳、厚朴以助行气；若见胸膈痞闷、脘腹胀痛甚者，可加柴胡、川楝子、青皮等增强疏肝理气之功；若血郁为主者，可重用川芎，酌加桃仁、红花、赤芍等加强活血之功；若见胸腹刺痛者，可加桃仁、红花等增强活血化瘀之功；若火郁为主者，可重用栀子，酌加黄连、黄芩以助清热；若见吞酸嘈杂、胸脘不舒、齿痛者，可加左金丸、青黛等增强清肝和胃之功；若湿郁为主者，可重用苍术，酌加茯苓、泽泻等以助利湿；若见胸脘痞闷、恶心呕吐，可加茯苓、白芷等增强祛湿之功；若外感风湿，头重如裹，鼻塞流涕，苔腻者，可用苍术、白芷、川芎，以祛风除湿止痛，如《玉机微义》卷十二之越鞠丸；若肝气郁滞、湿热下注之白淫带下者，可去苍术，加半夏、郁金、龙胆以行气解郁、清热化湿，如《女科切要》卷二之越鞠丸；若肝气郁结，痰湿郁阻化热而见嘈杂吞酸，胸脘痞闷、胀痛，咳嗽痰多或痰黄者，可去神曲加海石、胆南星、瓜蒌、青黛，以行气解郁、清热化痰，如《寿世保元》卷三之越鞠丸；若痰郁为主者，可合用二陈汤再加山楂、海石、南星、天花粉、枳壳以化痰消食、行气解郁，如《寿世保元》卷二之越鞠二陈丸；若食郁为主者，可重用神曲，酌加山楂、麦芽以助消食；若气郁食滞而见胸腹胀闷、饮食不消者，可加山楂、麦芽，以增强消食化滞之功，如《口齿类药》之越鞠丸。

（二）临床新用

本方临床常用于治疗胃溃疡、十二指肠溃疡、胃神经官能症、胆囊炎、胆石症、肝炎、肋间神经痛、痛经、月经不调等属于六郁证者，此外，还可以加减治疗胆汁反流性胃炎、反流性食管炎、功能性消化不良、慢性胃炎、2 型糖尿病、糖尿病胃轻瘫、肠易激综合征、脂肪肝、头痛、精神失调症、抑郁症、失眠、高血压病、冠心病心绞痛、无症状性心肌缺血、心脏神经官能症、高脂血症、代谢综合征、肾病综合征、腹部手术后痞胀、乳腺增生、多囊卵巢综合征、盆腔炎、围绝经期综合征、慢性咽炎、痤疮、黄褐斑、口腔黏膜扁平苔藓、亚健康状态、慢性疲劳综合征、支气管哮喘等。

（三）不良反应

偶有轻微腹泻轻度不良反应报道。

【使用注意】本方药物辛散温燥，脾胃虚弱、阴血不足者慎用。

第十六章　消食剂

　　凡以消导药为主组成，具有消食导滞、健脾化积作用，治疗食积停滞的方剂，统称消食剂，属于"八法"中的"消法"。

　　消食剂，适用于食积内停之证，症见胸脘痞闷、嗳腐吞酸、恶食呕逆、腹痛泄泻等。本类方剂常用消食药如山楂、神曲、莱菔子、麦芽等为主组成。由于食积易阻气机，故常配伍行气药，如木香、青皮、陈皮、枳壳、槟榔之类。食积则易于蕴湿生热，故常配伍化湿清热药，如连翘、黄芩、黄连、茯苓、泽泻等。现代药理研究证实，消食方药具有促进消化、促进消化液分泌、增进胃肠运动等作用。进行消食方药药理作用研究常用动物是小鼠、大鼠。消食方药的研究始于 20 世纪 40 年代后期，徐仲吕（1947）最先报道山楂具有体外抗志贺氏痢疾杆菌作用，继其后，有麦秆驱杀蛔虫、莱菔子抑制真菌等消食方药抗病原微生物研究的报道；1957 年胡天孚用蟾蜍、狗、兔三种动物证实了山楂具有降血压功效；后有关于山楂降血脂、增加冠脉流量、增强免疫功能等报道。早期消食方药药理作用的研究主要集中在抗病原微生物、降血脂、调节免疫 3 方面，而有关其消化功能作用的研究见刊较晚，直至 1983 年王浴生出版的《中药药理与应用》一书明确提出山楂、麦芽、鸡内金等中药具有促进人体消化的功能。消食剂可根据其功能主治将其动物实验方法主要归结为 3 类，即消化酶实验法、消化液实验法、胃肠调节法。

　　本章选择消食剂代表方剂保和丸，着重从药学研究、药理研究、临床研究等方面进行详细介绍。

保和丸《丹溪心法》
Baohewan

　　【处方组成】山楂六两（180g）　神曲二两（60g）　半夏　茯苓各三两（各 90g）陈皮　连翘　莱菔子各一两（各 30g）

　　【历史沿革】本方源于《古今医统大全》卷八十九引《直指小儿方》之保和丸，该方由白术、茯苓、半夏、山楂、神曲，陈皮、连翘、萝卜子、苍术、积实、香附子、厚朴、黄芩、黄连等 14 味药组成，药味较复杂，主治小儿食滞，脾胃不和之证。《丹溪心法》所载保和丸共三首，除本方外，余两方分别是：山楂、白术各四两，神曲二两，为末，蒸饼丸如梧子大，每服七十丸，白汤下；山楂三两，白术二两，陈皮、茯苓、半夏各一两，连翘、黄芩、神曲、莱菔子各半两，为末，蒸饼丸如梧子大，每服五十丸，食后姜汤下。从组方结构分析，《丹溪心法》保和丸皆系《直指小儿方》保和丸之减味而成，但本方较为合理而全面，所以影响最为深远，后世医书转引本方时，有的组成稍有出入，其中《医学正传》加麦蘖面；《证治准绳·类方》卷二十加麦芽与黄连；而《医方集解·消导之剂》的小保和丸，为本方去半夏、莱菔子、连翘，加白术、白芍而成，可谓保和丸的衍化方。在适应证方面，原书记载十分概括："治一切食积。"随后，《医学正传》卷二指出治"腹中有食积癖块"；《赤水玄珠》卷十三治"食积痢"；《证治准绳·类方》卷二十进一步阐明其主治症候"饮食停滞，胸膈痞满，嗳气吞酸，或吐泻腹痛"。《医宗金鉴·幼科杂病心法要诀》卷五十二强调："乳食过饱蓄胃中，乳片不化吐频频，身热而黄腹膜胀，消乳保和有神功。"以上内容于临床应用颇有指导意义。保和丸主要具有促进消化液和消化酶的产生、调节胃肠运动、降血脂、抗溃疡等药理作用。研发的新剂型主要有丸剂（水泛丸、浓缩丸）、颗粒剂、片剂等。

【功能主治】 消食和胃。主治食积证，症见胸脘痞满、腹胀时痛、嗳气吞酸、厌食呕恶，或大便泄泻、舌苔厚腻微黄、脉滑。

【药学研究】

（一）物质基础研究

关于保和丸复方作用的物质基础研究较少，所含的挥发油类、黄酮类、苷类、萜类、生物碱类是其药效物质基础。有文献提示保和丸中水溶性有机酸可促进消化腺活动，有助于食物的吸收，改善患者的食欲，是消食药效的主要成分之一。

（二）提取工艺研究

应用于临床的保和丸为传统全粉末水泛丸和大蜜丸，存在服用量大、崩解时限和卫生学指标难以控制等缺陷，无法满足临床与患者的要求，故对该传统丸剂进行剂型改革具有较重要意义，应采用适宜的提取工艺、有效地提取原处方的主要成分，如有学者以保和丸总黄酮的含量为指标评价水提取法总黄酮苷类成分的转移率，从化学等效性角度评价该水提取工艺的合理。结果显示，水提法总黄酮苷类成分的转移率达87.74%，从工艺角度分析，采用水提法是可行的；从工艺参数分析，水提法能适宜于大生产。亦有学者采用二氧化碳超临界萃取保和丸中含挥发性成分药材后，再将萃取药渣与其余药材合并水提的工艺路线，总黄酮的提取率和药效最佳，且该提取工艺所得剂型在小鼠小肠炭末推进与胃排空等药效学指标上均优于保和丸，从而确定超临界二氧化碳萃取和水提相结合的工艺路线可作为保和丸剂型改革的提取工艺。

（三）质量控制研究

保和丸质量标准收载于《中国药典》（2010年版）一部。有学者认为原标准含量测定用索氏提取器回流法时间长、耗资大，应予以改进，故分别用索氏提取器回流法、超声提取法对保和丸中的橙皮苷进行提取，并用HPLC法对橙皮苷进行含量测定。结果提示超声提取法简便、快捷、准确，能有效地控制该制剂的质量。

另有学者认为虽然《中国药典》已有保和丸的质量标准，其定性质量检测是以连翘为对照药材进行检测，而定量检测则以陈皮中的橙皮苷为对照成分进行测定，药典检测对象缺乏统一性，同时检测的对象比较单一。未见草酸、酒石酸、苹果酸、柠檬酸、琥珀酸 5 种有机酸同时测定的报道，而保和丸中水溶性有机酸可促进消化腺活动，有助于食物的吸收，改善患者的食欲，是消食药效的主要成分之一，所以保和丸中有机酸的测定具有重要的意义。研究了保和丸成药中有效成分的 HPLC 定量分析方法，其中齐墩果酸在 0.015 ~ 1.232mg/mL 范围内线性良好，熊果酸在 0.015 ~ 1.216mg/mL 范围内线性良好；草酸、酒石酸、苹果酸、柠檬酸、琥珀酸的检出限分别为 $6.4 \times 10^{-9}g$、$7.5 \times 10^{-9}g$、$1.2 \times 10^{-8}g$、$1.8 \times 10^{-8}g$、$2.0 \times 10^{-8}g$。

还有学者采用 TLC 法对山楂、半夏、连翘进行了定性，结果显示各薄层斑点不受样品中其他各药的干扰，专属性较强且简单易行，可用于定性鉴别本品。同时采用 HPLC 法对连翘苷的含量进行了测定，该法简便、快速、无干扰，能够反映该制剂的质量。

【药理作用】

（一）主要药效学研究

保和丸主要具有对消化液和消化酶的影响、调节胃肠运动、降血脂、抗溃疡、镇吐、利尿等作用。

1. 对消化液和消化酶的影响　保和丸具有助消化作用，灌胃后使大鼠胃液酸度增加，提高胰液分泌量、胃蛋白酶活性和胰蛋白酶活性。保和丸剂量较大时能减少胃酸分泌量和总酸排出量，小剂量时无明显影响，增加胃蛋白酶排出量。超微保和丸能提高胃蛋白酶活力、抑制胃液分泌，能够轻度增加麻醉大鼠胰液、胆汁分泌量和胰蛋白浓度，明显增加胰蛋白排出量。

2. 调节胃肠运动　保和丸能促进胃排空和小肠推进。保和丸能抑制小鼠胃排空和家兔十二指肠自发活动，拮抗乙酰胆碱、氯化钡、组织胺所致家兔和豚鼠离体回肠痉挛性收缩，部分解除肾上腺素对肠管的抑制。保和丸对脾虚模型小鼠，可明显加快胃蠕动速度，提高排空速度，降低甲基橙残留率。保和丸能提高大鼠血清 GAS 和血浆 MTL 水平，且与剂量呈正相关关系，提示保和丸增加血中 GAS、MTL 的含量可能是其促胃肠动力作用的机制之一。

3. 降血脂　保和丸对高脂乳剂诱导 SD 大鼠非酒精性脂肪肝有明显的治疗作用，能明显降低血清 ALT、AST、LDL、TC、TG 水平，升高 HDL 水平，病理学组织学显示保和丸能明显减轻肝的病理损伤及脂肪变性程度。降低 MDA 水平，升高 SOD、脂联素水平，降低 CYP2E1 的表达及胰岛素抵抗指数，电子显微镜显示对肝细胞超微结构有保护作用；降低 TNF-α 水平，抑制 NFκB 蛋白的表达。提示其作用机制可能与其调节脂质代谢，抑制脂质过氧化，降低 CYP2E1 表达，保护肝脏超微结构及线粒体功能，减少 NFκB 活化，抑制 TNF-α 表达有关。

4. 抗溃疡　保和丸对幽门结扎模型大鼠，可减少胃液量，降低胃液总酸度，减少总酸排出量，促进损伤胃黏膜的修复。

5. 镇吐　对硫酸铜所致家鸽呕吐反射有一定的抑制作用，使家鸽呕吐次数减少。

6. 利尿　可增加大鼠排尿量，提高饮食失节型脾虚模型大鼠尿木糖排泄率。

（二）安全性评价研究

基础毒性试验

（1）急性毒性试验 保和丸小鼠灌胃的最大耐受量为 96g/kg，腹腔注射的最大耐受量为 72g/kg。

（2）长期毒性试验 给大鼠连续灌胃给药 4 周，对大鼠的肝功能、肾功能、血常规和生长发育无明显毒性损害作用，脏器未见病理改变。

（三）体内过程研究

有关保和丸及其相关制剂的药动学研究至今未见报道。

【临床应用】

（一）临床常用

本方为消导平剂，是治疗一切食积的常用方，主治食滞胃脘证，临床表现主要为脘腹胀满、嗳腐吞酸、厌食吐泻、苔腻、脉滑。若食积较重、胀满明显者，可加枳实、厚朴、木香、槟榔等以增强消食导滞之力；食积化热较甚而见苔黄脉数者，酌加黄芩、黄连等清热之品；大便秘结者，加大黄以泻下通便；兼脾虚者，宜加白术、党参、甘草等健脾益气药物。

（二）临床新用

本方常用于治疗消化不良、急慢性胃炎、急慢性肠炎、婴幼儿腹泻等消化系统疾患属于食积内停者，此外，还可加减治疗脂肪肝、小儿反复呼吸道感染、小儿感冒、小儿食积咳嗽、糖尿病胃轻瘫、肥胖型糖耐量减低、癫痫、婴幼儿湿疹、儿童痤疮等。

（三）不良反应

有关保和丸及其相关制剂的不良反应未见报道。

【使用注意】本方属于攻伐之品，不宜久服。泄泻无积滞及孕妇均不宜使用。

第十七章　活血化瘀剂

活血化瘀剂是指凡以活血化瘀药物为主组成，具有通畅血行、祛瘀除滞作用，治疗由血瘀、血郁以及血结所致疾病的方剂。中医认为血瘀证的成因，或因寒邪入血、寒凝血滞，或情志不遂、气郁血滞，或津血亏虚、血结停滞，或久病体虚、阳气不足、温煦推动无力致瘀。血瘀证的主要症状包括局部刺痛，痛处不移，痛而拒按，夜间加剧，肌肤粗糙如鳞甲，面色晦暗，口唇色紫，舌质紫黯，或有瘀点、瘀斑，脉沉涩为主。血瘀证的治则一般为活血化瘀，具体治疗须根据病因、病情轻重和血瘀证之虚实，而结合补气、养血、行气、温经、凉血、破瘀消积进行。

活血祛瘀剂最早可追溯至先秦时期，早在《治百病方》《五十二病方》及《黄帝内经》中即记载有治瘀血的方剂，这些方剂虽然已有组方配伍的苗头，但因较为粗略，并且大多没有方名，后世医家很少采用。《神农本草经》总结了 365 种药物的性能功用，其中有 41 种具有极为明确的活血、化瘀、破血、消瘀和攻瘀的作用，反映了公元前200 多年西汉时期运用活血化瘀药物品种之丰富。东汉张仲景是血瘀学说的奠基人，他在《金匮要略·惊悸吐衄下血胸满瘀血病病脉证治第十六》中总结前人的经验，首先提出了"瘀血"这个名称；《金匮要略》22 篇中，有 18 篇涉及瘀血，与瘀血相关的病证有30 多种，具活血化瘀功效的方剂 30 多首；在治疗蓄血、血痹、虚劳、癥瘕、产后腹痛等疾病中，叙述了瘀血的几种主要症状及脉象，在其他篇章中谈到了瘀血产生的原因和治疗；并在《伤寒论》的太阳和阳明病篇中，对蓄血证作了比较详细的阐述；他创立了瘀血的辨证论治，创制了桂枝茯苓丸、下瘀血汤、桃核承气汤、抵当汤（丸）、鳖甲煎丸等多个活血化瘀名方，开拓了杂病、伤寒和妇科瘀血论治的新领域，垂范后世。活血化瘀方药的实验研究始于 20 世纪 20 年代，1920 年 G.E.Ewe 发现斑蝥有发泡引赤作用，久保田晴光等于 1930 年对益母草碱的药理作用进行了深入的研究。至今，活血化瘀方药研究动物实验方法主要形成 10 类，即器官血流和血流动力学实验方法、微循环实验方法、血液流变性测定法、抗血栓形成法、血小板功能测定法、血管壁和内皮细胞活性测定法、抗凝血实验法、促进纤溶法、降血脂和抗动脉粥样硬化法、治疗跌打损伤和调节结缔组织代谢法，这些实验方法对于验证或揭示活血化瘀方药的治疗物质基础和分析其作用机制是必不可少的手段。现代药理研究多从血流动力学、微循环、血液流变学、血液凝聚性异常等方面切入对活血化瘀方进行药效学研究与评价。

尽管活血化瘀方由于针对不同兼证，名方众多，但本章选择活血化瘀方中有代表性的、实验研究报道资料丰富的复方丹参滴丸、桂枝茯苓丸、血府逐瘀汤及补阳还五汤四首方剂，着重从药学研究、药理学研究、临床研究等三方面进行详细介绍。

血府逐瘀汤《医林改错》
Xuefuzhuyutang

【处方组成】当归 9g　生地黄 9g　桃仁 12g　红花 9g　枳壳 6g　赤芍 6g　柴胡 3g　甘草 3g　桔梗 5g　川芎 5g　牛膝 9g

【历史沿革】王清任认为膈膜的低处，且如池，满腔存血，名曰"血府"。根据"血府"产生"血瘀"的理论，王氏创立血府逐瘀之剂，从桃红四物汤化裁而来，可行血分之瘀滞，亦可解气分之郁结，使"血府"之瘀逐去而气机畅通，从而诸证悉除，故名"血府逐瘀汤"，方由桃红四物汤合四逆散加桔梗、牛膝而成。其中桃红四物汤活血化瘀兼能养血，四逆散疏肝理气兼能和血。桔梗载药上行，牛膝引血下行，同一首方配伍两味引经药。在《医林改错》记载中，血府逐瘀汤宜治"胸中血府血瘀"，而现代药理实验证明，血府逐瘀汤具有改善血液流变性、微循环和血液凝固性，增强机体免疫功能，保护心肌细胞，双向调节血管，增加毛细血管开放数量等多种药理作用，故在多脏腑的辨证论治过程中，得"瘀"即可投用本方。临床广泛用于内外妇儿各科疑难病证属气滞血瘀者，尤多用于心脑血管疾病的治疗。治疗心血管疾病如瘀血阻络型高血压、稳定型心绞痛合并高脂血症、不稳定型心绞痛、冠心病心绞痛、慢性充血性心力衰竭等；治疗神经科疾病如急性脑梗死、抑郁症失眠、顽固性失眠、脑外伤致难治性癫痫、精神分裂症等；治疗外科疾病如肋骨骨折、带状疱疹后遗神经痛、术后粘连性肠梗阻。随着现代科学技术的发展，对血府逐瘀汤进行了广泛深入的药学研究、药理毒理研究、临床研究，已成功开发上市了新药，包括血府逐瘀胶囊、血府逐瘀口服液、血府逐瘀丸、血府逐瘀软胶囊等。

【功能与主治】活血祛瘀，行气止痛。主治胸中瘀血证，见胸痛、头痛日久，痛入针刺而有定处，或呃逆日久不止，内热烦闷，心悸失眠，急躁易怒，入暮潮热，唇黯或两目黯黑，舌黯红或有瘀斑。

【药学研究】

（一）物质基础研究

血府逐瘀汤防治心血管疾病的物质基础主要有有机活性分子和微量元素等。对血府逐瘀汤全方整方提取，选择 D101 大孔吸附树脂为分离载体，在定性鉴别反应和指纹图谱指导下进行切割和流份合并，进行全方合理分离，并通过大鼠高脂血症动物模型药效试验筛选出该方降血脂作用的两个活性部位（赤芍总苷、FP），并确定它们具有配伍增效作用。利用部位与全方各药材成分溯源分析方法明确了赤芍总苷来自方中活血药组，有效部位（FP）主要来自理气药组。以精制血府逐瘀汤降血脂 FP 为研究对象，对有效部位 FP 中的 16 个色谱峰进行了归属分析，确定其主要来源于枳壳、川芎、赤芍、红花，为黄酮及萜类化合物。从复方的水煎液中分离获得 11 个化合物，分别为软脂酸、硬脂酸、谷甾醇、齐墩果酸、孕烯醇酮、蜜橘素、4-羟基-3-丁基-苯酞、异鼠李素、木栓醇、β-蜕皮甾酮、阿魏酸。此外，血府逐瘀汤中的铜、锌、钙、镁、锰、铁、铬、硒、镍与复方中有机活性分子一起发挥协同作用。

　　（二）提取工艺研究

　　血府逐瘀汤制剂多采用全方水提合煎的方式，符合中医临床复方用药的习惯。目前主要对水提工艺的浸泡时间、提取时间、水用量等参数进行了考察研究。新型提取方法超临界 CO_2 萃取法也被应用到血府逐瘀汤提取工艺的研究，并与传统的水煎煮提取法进行对比。采用 TLC 法、HPLC 法测定比较两种提取工艺所得提取物的组成和含量，结果两种工艺所得提取物的有效成分组成一致，而超临界 CO_2 萃取法提取的有效成分含量明显高于传统煎煮法，为传统煎煮法的 1.2～2 倍，提示血府逐瘀汤应用超临界 CO_2 萃取能明显提高有效成分的提取率。

　　（三）质量控制研究

　　据 2010 版《中国药典》《中药部颁标准》和《现代中成药手册》记载，该方中成药剂型主要有丸剂、胶囊剂和口服液。相关制剂的质量控制方法依然以薄层色谱鉴别和 HPLC 含量测定为主。以 HPLC 法同时对血府逐瘀汤中羟基红花黄色素 A、芍药苷和柚皮苷等 3 种主要成分进行含量测定，甲醇－乙腈（26：2）–0.7％磷酸为流动相，进行梯度洗脱；检测波长为 403、283、230nm；流速为 1mL/min。

【药理作用】

　　（一）主要药效学研究

　　血府逐瘀汤主要具有改善血液流变性、抗凝血、改善微循环、对血管生成的影响、抗动脉粥样硬化、增强免疫功能、抗纤维化、抗氧化、抗炎等作用。

　　1. 改善血液流变性　拆方研究表明，血府逐瘀汤全方组、行气组、活血组均能显著降低全血比黏度和增强红细胞变形能力，全方组作用最强，行气组与活血组具有明显的协同作用。全方组、行气拆方四逆方、活血拆方桃红四物方均能显著降低高脂喂饲家兔血液黏度（高、中、低切）和红细胞压积，全方组作用最好。

　　2. 抗凝血　血府逐瘀汤能明显抑制胶原所致的血小板聚集，明显延长出血时间、凝血时间。能够抑制血栓形成、减轻血栓长度，升高 6–keto–$PGF_{1\alpha}$ 含量，降低 TXB_2 含量，显著降低 TXA_2/PGI_2 比值。血府逐瘀汤能够显著改善家兔急性心肌缺血所致的抗凝血功能和纤溶功能低下，能够使 t–PA 和 AT–Ⅲ 在心肌缺血 3h 过程中始终保持较高活性。

　　3. 改善微循环　拆方研究表明，血府逐瘀汤全方组、行气组、活血组均能显著改善高分子右旋糖酐所致的大鼠急性微循环障碍，扩张微血管，增加毛细血管开放数量，加快血流速度，其中全方组作用最强，行气组与活血组对改善微循环具有明显的协同作用。

　　4. 对血管生成的影响　血府逐瘀汤 1.25％、2.50％、5.00％ 含药血清均可促进内皮细胞参与管腔形成，尤其以 1.25％、2.50％ 含药血清诱导形成的管腔形态规整，且能显著提高细胞培养上清液中碱性成纤维细胞生长因子的含量和其转录水平；血府逐瘀汤通过上调 bFGF、提高 ID3、干扰素 d1、转化生长因子 β2（TGFβ2）和血管表皮生长因子 C（VEGFC）4 个血管新生相关因子的表达，下调趋化因子（CXCL5、CXCL6、CXCL10、CCL11）、表皮生长因子（EGF）、血小板反应素（ITGB3）、胶原蛋白Ⅳ

（COIAA3）、凝血酶敏感蛋白（THBS2）、血管内皮－钙黏附素（CDH5）和酪氨酸激酶受体 Eph 亚族（EFNAl）在内的 10 个血管新生调控因子的表达从而参与血管生成作用；在含药血清对人脐静脉内皮细胞（HUVE-12）增殖作用比较实验中，灌胃给药 7d 制备的含药血清作用优于其他时间点。血府逐瘀汤能提高大鼠体内 H_2S 含量、肝组织及颈总动脉平滑肌细胞 CSE 表达水平，提示该方可上调硫化氢 / 胱硫醚 -γ- 裂解酶（H_2S/CSE）体系，而 H_2S 作为气体递质，能够通过 CBS、CSE 和半胱氨酸转移酶三种酶催化产生，具有舒张血管、抑制血管重构、保护心肌等作用，因此此方对血管的生成有重要意义。

5. 抗动脉粥样硬化　拆方研究表明，全方组、四逆组、桃红组能够降低高脂喂饲家兔的平滑肌细胞 c-Fos、c-Jun 蛋白表达水平，提示三者在 AS 治疗过程中有共同的靶点；全方组、桃红组能够降低高脂喂饲家兔的平滑肌细胞外调节蛋白激酶（extracellular regulated protein kinases，ERK），说明二者对 AS 的治疗有共同靶点。血府逐瘀汤能够明显降低动脉粥样硬化家兔主动脉内膜斑块面积与中膜比值，明显降低冠状动脉病变发生率。血府逐瘀汤对动脉粥样硬化模型大鼠外周血 IgG、C3、C4 有改善作用，可降低血清 TC、TG、LDL-C 的含量，提高 HDL-C 的含量，有效降低血清 MDA 的含量；血府逐瘀汤可以降低血清内皮素（ET）与 Ang Ⅱ 的含量，升高 NO 的含量，调节 NO/ET，使 NO 与 ET 基本处于平衡状态；血府逐瘀汤可以升高 6-keto-$PGF_{1\alpha}$ 含量，降低 TXB_2 含量，抑制炎症反应，保护内皮细胞，调节凝血与抗凝系统的平衡，从而阻断了血管平滑肌细胞的增殖，防止动脉粥样硬化的形成。血府逐瘀汤能显著抑制血管平滑肌细胞（VSMCs）的增殖和迁移，能明显下调 MMP-2 mRNA 的表达、上调 TIMP-1 mRNA 的表达，血府逐瘀汤含药血清能通过抑制 MMP-2 表达和 TIMP-1 的表达升高来抑制 VASMCs 迁移和侵袭的作用；血府逐瘀汤可以通过下调细胞间黏附分子 -1（ICAM-1）的表达，明显改善高脂血症患者甲襞微循环，清除脂质过氧化物，显著降低总胆固醇、甘油三酯、保护内皮细胞起到抗 AS 的作用。观察血府逐瘀汤不同剂量（成人剂量的 20、10、5 倍）给药后，能抑制血管细胞黏附分子 -1（VCAM-1）、血小板 - 内皮细胞黏附分子 -1（PECAM-1）和诱生型一氧化氮合酶（iNOS）表达，而且随着药物剂量的减少，表达呈递增趋势的量效关系。血府逐瘀汤能通过阻断糖蛋白Ⅱb/Ⅲa 复合体的表达来抑制二磷酸腺苷以降低血小板活性，从而有效改善动脉粥样硬化。因此，血府逐瘀汤抗 AS 的作用机制可能与降血脂、抗凝、抗血小板凝集、稳定斑块及血管内皮、抑制炎症反应、调节凝血与抗凝系统等有关；可能通过影响 AS 形成的相关基因，如 PDGF、MMP-2、TIMP-1、VCAM-1、ICAM-1、ET 及 NOS mRNA 等的表达，抑制血管平滑肌细胞（VSMCs）的增殖和迁移。

6. 抗纤维化

（1）抗心肌组织纤维化　血府逐瘀汤可明显降低 SHR 大鼠的心肌组织和血浆血管紧张素Ⅱ（Ang Ⅱ）、醛固酮（ALDO）含量，有一定的抗心肌纤维化作用，其机制可能与抑制肾素 - 血管紧张素 - 醛固酮系统的激活有关；可能与抑制大鼠心肌组织中 TNF-α、G-CSF、MCP-1 的表达和提高 IFN-1 的表达有关；可能与降低心肌纤维化有关的因子如Ⅰ、Ⅲ型前胶原（PCⅠ、PCⅢ）、层粘蛋白（LN）和透明质酸（HA）、ET、NO等有关。

（2）抗肝脏组织纤维化　血府逐瘀汤对小鼠血清PC-Ⅰ、PC-Ⅲ型前胶原、肿瘤坏死因子TNF-α及白细胞介素6、肝组织中羟脯氨酸有抑制作用，能有效阻断及逆转早期血吸虫性肝纤维化病理过程。

（3）抗肺组织纤维化　血府逐瘀汤通过降低肺间质纤维化模型动物血清HA、肺组织HYP、胶原蛋白含量及提高弹性纤维含量，改善其细胞外基质（ECM）代谢，减轻氧自由基损伤。

7. 抗氧化　血府逐瘀汤可降低血清ⅧA、纤维蛋白原的含量，升高SOD的含量和降低MDA含量，具有抗氧化作用。

8. 增强免疫功能　血府逐瘀汤能够显著增强腹腔巨噬细胞的吞噬功能，提高网状内皮系统对染料的廓清速度，促进非特异性免疫功能；能增加抗体生成细胞数量和分泌抗体水平及维持时间，能激活T、B淋巴细胞功能，并参与免疫应答调节作用。明显改善外周血中性粒细胞的趋化、吞噬、氧化呼吸爆发功能，提高大鼠脾淋巴细胞HLA-DR百分比，促进淋巴细胞增殖，降低脾淋巴细胞caspase-3阳性细胞表达，使Th1/Th2水平明显下降，从而改善脓毒症时的特异性免疫功能状态。

9. 抗炎　血府逐瘀汤能够显著抑制慢性肉芽肿生成，其作用机理可能与抑制肉芽组织增生过程中DNA的合成、抑制成纤维细胞增生、增强肾上腺皮质功能有关。

10. 对肝脏组织药物代谢作用　血府逐瘀汤可促进大鼠肝脏的解毒和排泄，可诱导肝组织内药物代谢酶细胞色素P450（CYPs）谷胱甘肽-s-转移酶GSTs、CYPlA1、GSTA2基因的表达，明显抑制CYP2c11、GSTML基因的表达。

11. 其他作用

（1）对尿酸代谢的影响　血府逐瘀汤可降低高尿酸血症大鼠UA、Scr、BUN水平，保护、修复肾单位，减轻肾小管及肾间质的损伤，抑制炎症的发展，血府逐瘀汤可通过上调OAT3的表达，下调URAT1的表达，促进尿酸排泄，降低血尿酸水平。

（2）对视神经作用　血府逐瘀汤能促进视神经轴突修复，延缓视网膜萎缩变薄，保护视神经超微结构。增强组织中生长相关蛋白（GAP-43）的表达，明显抑制Rho激酶（ROCKII）的表达，阻断Rho/ROCK信号转导通路，在一定时间一定程度上缓解TON大鼠视网膜组织水肿，提高视网膜神经节细胞（RGCs）存活率。

此外，血府逐瘀汤还可明显降低药物所致的乳酸脱氢酶（LDH）、谷草转氨酶（AST）升高；还可以较温和地抑制血小板GP2b/3a复合物活性；血府逐瘀汤可能通过参与Desmin和α-actin的表达从而体外诱导大鼠骨髓基质干细胞（MSC）分化为心肌样细胞，为冠心病的治疗提供了一个方向。

（二）安全性评价研究

未见关于血府逐瘀汤毒理学研究。

（三）体内过程研究

有关血府逐瘀汤及其相关制剂的药动学研究至今未见报道。

【临床应用】

(一) 临床常用

本方是治疗胸中血瘀证的常用方，临床表现主要为胸痛、头痛，痛如针刺而有定处、烦闷、失眠多梦、心悸怔忡、入暮潮热，舌黯红或有瘀斑，脉涩或弦紧。临床可根据瘀滞部位的不同进行加减化裁，若瘀阻于头面部，可加老葱、麝香以通阳开窍；瘀阻于肢体经络，去柴胡、桔梗，加羌活、秦艽、地龙等增强通络之功；若瘀阻于胁肋部，加乌药、香附等疏肝理气之品。

(二) 临床新用

本方临床常用于治疗冠心病、心绞痛、胸部挫伤、风湿性心脏病、顽固性呃逆、急性脑梗死、高血压、血栓闭塞性脉管炎、高脂血症、脑震荡后遗症等属于气滞血瘀证者。此外，还可以加减治疗缺血性脑卒中抑郁症、前列腺炎、子宫肌瘤、视网膜震荡症、血管神经性头痛、术后肠粘连、中心性浆液性视网膜炎、糖尿病周围神经病变、泌尿系结石、支气管哮喘、糖尿病、顽固性口腔溃疡、椎间盘突出、慢性胰腺炎、慢性硬膜下血肿、糖尿病周围神经病变。

(三) 不良反应

有关血府逐瘀汤及其相关制剂的不良反应未见报道。

【使用注意】 忌食辛冷。方中活血祛瘀药较多，孕妇忌服。

补阳还五汤《医林改错》
Buyanghuanwutang

【处方组成】 生黄芪 120g　当归尾 6g　赤芍 4.5g　地龙 3g　川芎 3g　红花 3g　桃仁 3g

【历史沿革】 补阳还五汤是由清代著名医家王清任所创，他认为人身之阳气有十成，左右各得其半，若阳气亏五成，十去其五则气亏，归并一侧则发生半身不遂。应用此方，可使气旺血行，瘀祛络通，从而促其所亏之五成还复而十全，故命名为"补阳还五汤"，具有补气、活血、通络的功能，主要治疗气虚血瘀所致的中风。补阳还五汤由黄芪、当归尾、赤芍、地龙、川芎、红花、桃仁组成。方中黄芪为君，辅以活血化瘀药当归尾、赤芍、川芎、红花、桃仁，并以通络药地龙为佐，开创了以补为通、以通为补、通补兼施的益气活血法。临床现多运用辨证加减方式来治疗疾病，如气虚甚者重用黄芪，加用人参、党参或太子参等，血瘀甚者加用益母草、鸡血藤、丹参、三七、乳香、没药等。在治疗中风恢复期半身不遂、言语不利等症时，还应适当增加原方中补气药及活血药的用量，同时应加入活血祛风通络之药，如鸡血藤、路路通、桑枝等。

现今，随着医疗科技的飞速发展，补阳还五汤的药理作用越来越广泛，如改善心肌缺血，改善血液流变学，抗动脉粥样硬化与降血脂作用，抗血栓作用，抗氧化，抗炎和调节免疫，对周围神经损伤的修复作用等药理作用。随着深入研究，现已广泛应用于多种病症的治疗。临床上仍沿用汤剂，现发展到颗粒剂、胶囊剂、口服液，如抗栓口服液。

【功能与主治】 补阳还五汤具有益气活血的功效。主治中风后半身不遂，口眼歪斜，语言謇涩，口角流涎，大便干燥，小便频数，遗尿不禁。

【药学研究】

（一）物质基础研究

补阳还五汤物质基础研究分为整方的化学成分研究和整方的药效物质基础研究。补阳还五汤水煎液化学成分研究表明其化学成分主要为黄酮类、生物碱类、有机酸及其酯类、苷类、多糖类、挥发油类、氨基酸类、微量元素及其他类。黄酮类主要有芒柄黄花素、毛蕊异黄酮、右旋儿茶酚、柚皮素、山奈酚、二氢山奈酚等；生物碱类主要有川芎嗪、腺嘧啶、胆碱、尿嘧啶等；有机酸类主要有阿魏酸、丁二酸、烟酸、香草酸、棕榈酸、叶酸、咖啡酸、原儿茶酸、亚油酸、月桂酸、硬脂酸、亚麻酸、亚油酸等；苷类主要有黄芪皂苷、胡萝卜素苷、红花醌苷、新红花苷、红花苷、芍药苷、芍药内酯苷、氧化芍药苷、芍药新苷等；挥发油类主要有苯甲醛、松油醇、芹子烯、匙叶桉油烯醇、棕榈醛、丁烯基酞内酯、藁本内酯、十八醛、四氢萘酚等。

补阳还五汤药效物质基础研究多按照组成该方各药材化学成分类别进行整方成分分类提取，将各类提取物进行动物药效试验研究，从而研究其药效物质基础。从补阳还五汤中提取 7 类有效部位，分别为总生物碱、总多糖、总苷、总苷元、挥发油、蛋白质、氨基酸，以双侧颈总动脉和迷走神经结扎法致小鼠脑缺血模型研究各有效部位的作用，结果表明总生物碱、总多糖、总苷、总苷元、挥发油单独应用均可使小鼠耐缺血时间延长，为补阳还五汤抗脑缺血作用的主要有效部位。以颈内动脉线栓法致大鼠大脑中动脉闭塞（MACO）模型研究补阳还五汤总生物碱、总多糖、总苷、总苷元 4 类有效部位对大鼠 MACO 模型局灶性脑缺血再灌注诱导的多形核细胞浸润的影响，结果补阳还五汤 4 类有效部位中总多糖、总生物碱能降低脑组织过氧化物酶活性，减轻大脑中动脉闭塞后再灌注脑组织中多形核细胞的浸润，是补阳还五汤抗脑缺血再灌注损伤的物质基础。有研究表明，抗脑缺血作用的有效成分部位主要为生物碱、多糖、总苷、苷元和挥发油。

（二）提取工艺研究

补阳还五汤成药剂型主要有口服液、颗粒剂、胶囊剂。不同剂型，提取工艺有所差异。口服液提取工艺采用正交实验设计，以黄芪甲苷和总多糖为指标，考察煎煮次数、煎煮时间、浓缩比、澄清剂和稳定剂对提取效果的影响，得到最佳工艺为水煎煮 2 次，每次 0.5h，浓缩比为 1:3，70% 醇沉，琼脂作稳定剂。颗粒剂采用正交实验法，以黄芪甲苷为指标，考察提取工艺，糖粉配比及糊精用量对颗粒成型效果的影响，结果最佳提取工艺为单提挥发油后，药渣与方中其余药材水煎煮提取，提取液浓缩成稠膏（相对密度 1.30），按 1:5 比例加入糖粉，干燥后喷入挥发油制成颗粒。补阳还五胶囊剂采用水提取工艺，采用正交实验法，以总皂苷和黄芪甲苷为指标，考察提取次数、提取时间、加水量、浸泡时间和 pH 值对提取效果的影响，结果最佳提取工艺为药材加水煎煮 3 次，第 1 次用 8 倍量水，煎煮 1h；第 2 次、第 3 次分别用 4 倍量水，各煎煮 1h，调

pH 值为 12。

（三）质量控制研究

补阳还五汤的质量控制研究以薄层色谱鉴别和 HPLC 含量测定为主。有研究采用 HPLC 法建立中药复方补阳还五汤的指纹图谱分析方法，进行方法学考察，以芍药苷为参照峰，计算各共有峰的相对保留时间和相对峰面积的 RSD，考察精密度、稳定性、重复性；色谱条件：C18 色谱柱（4.6mm×250mm，5μm），流动相为乙腈 –0.1% 磷酸水溶液，梯度洗脱，检测波长为 220nm，流速 1.0mL/min，柱温 30℃。有研究采用紫外光分光光度法测定补阳还五汤中总多糖含量。

【药理作用】

（一）主要药效学研究

补阳还五汤主要具有抗心脑缺血、改善血液流变学、抗动脉粥样硬化与降血脂、抗血栓作用，其次，还有抗氧化、抗炎和调节免疫、修复周围神经损伤等作用。

1. 抗心脑缺血　补阳还五汤可改善心功能，减轻心肌缺血再灌注损伤，能够抑制急性心肌缺血大鼠 ST 段抬高，显著降低大鼠血清中 LDH、CK 活性，通过调节各种酶活性，从而改善冠脉循环，保护缺血心肌。能显著地增强家兔心肌的收缩幅度，持续时间 20min 以上；可降低麻醉家兔和麻醉犬的心肌张力时间指数，但不增加心肌耗氧量。能够增加小鼠心肌对 ^{86}Rb 的摄取率，表明该方能增加心肌的营养性血流量，但剂量过大，作用反而减弱。

补阳还五汤具有抗脑缺血再灌注损伤的作用，全方组优于拆方活血组（桃仁、红花、地龙、赤芍、当归、川芎）和补气组（黄芪）；全方组及活血组能够明显减小脑缺血大鼠的皮层梗死面积并降低血浆 ET–1 水平，而补气组作用不明显。补阳还五汤抗脑缺血的作用机制可能是：①抑制脑缺血再灌注钙超载作用，降低脑组织含水量，减轻脑水肿；②抑制神经细胞凋亡；③降低脑组织过氧化物酶活性，减轻脑缺血后的炎症反应；④抗氧化；⑤影响花生四烯酸的代谢产物 TXB_2、$6-keto-PGF_{1\alpha}$ 的含量；⑥提高 NOS 活性，促进 NO 合成。

2. 抗血栓作用　补阳还五汤可抑制血栓形成，对光化学诱导大鼠血栓模型的血管损伤半暗带面积及程度、组织型纤溶酶原激活剂抑制剂（PAI）活性、t–PA 及 ET 含量有显著影响，活血组及补气组可减轻血管损伤程度、抑制 PAI 活性；补气组可显著提高血浆 t–PA 活性、缩小血管损伤半暗区的范围；活血组明显降低血浆 ET 含量。提示补阳还五汤补气组与活血组有协同作用。补阳还五汤抗血栓的作用机制可能是：①能降低血流变学参数、内皮素 –1、TXB_2、血小板 α– 颗粒膜蛋白 –140 等各血栓参数；②通过与 AT– Ⅲ 结合而发挥抗凝作用，又可防止血栓形成后血浆中蛋白 C 的消耗，从而发挥抗凝作用；③促进 PGI_2 合成及抑制 TXA_2 合成。

3. 改善血液流变性　补阳还五汤能明显改善慢性脑缺血大鼠的大脑皮层血流量，可明显改善血液流变学多项指标。能改善大鼠的全血比黏度，降低血沉速度，改善其血液浓、黏、凝、聚状态。补阳还五汤能够改善脑梗死恢复期患者的血液高凝、高黏的状态，降低血脂。

4. 抗动脉粥样硬化   补阳还五汤能明显降低高脂饮食兔血清总胆固醇和甘油三酯、血浆 FV Ⅱ促凝活性和 NO；显著减少主动脉、腹主动脉和冠状动脉粥样斑块面积。补阳还五汤能显著降低 AS 大鼠 CRP（C 反应蛋白）、总胆固醇、甘油三酯、低密度脂蛋白水平。补阳还五汤抗动脉粥样硬化作用机制可能是下调血脂水平、改善血管内皮功能，从而减轻 AS。

5. 其他作用

（1）抗氧化   补阳还五汤可显著提高脑组织 SOD 的活性，减轻自由基对血管内皮的损伤，减少血小板聚集释放反应，减轻线粒体损伤。通过提高脑组织的抗氧化能力，从多个方面减轻缺血再灌注对脑组织所造成的损伤。

（2）抗炎和调节免疫   补阳还五汤能抑制大鼠足肿胀的程度，同时降低免疫调节因子 IL-1、循环免疫复合物（CIC）。补阳还五汤对免疫器官有显著增重作用，促进巨噬细胞吞噬功能，增加溶血素含量，明显增强机体的特异性和非特异性免疫功能。对小鼠耳肿胀炎症、腹腔毛细血管通透性及角叉菜胶性关节炎均有显著的对抗作用。

（3）降血脂   补阳还五汤对高脂饮食大鼠脂代谢紊乱具有明显的调节作用；能明显降低高脂饮食兔血清总胆固醇和甘油三酯含量；能够显著降低 AS 大鼠 CRP、总胆固醇、甘油三酯、低密度脂蛋白水平。

（4）修复周围神经损伤   补阳还五汤对大鼠实验性视神经损伤有一定的修复保护作用，能提高周围神经损伤后脊髓前角运动神经元和脊神经节感觉神经元存活率，减轻神经元胞体萎缩程度；在一定程度上防止脊髓神经细胞丢失，保护细胞尼氏体数量及功能并维持细胞形态，有利于周围神经损伤后神经功能的恢复。

（二）安全性评价研究

基础毒性试验

急性毒性试验   小鼠腹腔注射补阳还五汤观察 7 日，测 LD_{50} 及 95% 平均可信限为 $150.12 \pm 6.96g/kg$。给小鼠静脉注射补阳还五汤测得 LD_{50} 及 95% 平均可信限为 $149 \pm 13g/kg$。补阳还五汤颗粒对小鼠 ig 最大耐受量 >27.5g/kg，iv 最大耐受量 >3g/kg。

给小鼠腹腔注射补阳还五汤各类有效成分部位，按序贯法测定 LD_{50}，结果表明，总生物碱的 LD_{50} 为生药 13.66g/kg 体重，总多糖的 LD_{50} 为生药 58.27g/kg，总苷的 LD_{50} 为生药 52.15g/kg。其他 4 类有效成分部位的 LD_{50} 不能测出。总苷元在剂量为生药 93.24g/kg 时出现毒性反应，在最大剂量生药 116.55g/kg 体重时出现严重毒性反应，动物挣扎、翻倒、呼吸急促，但不死亡；挥发油在剂量为生药 6.25g/kg 体重时出现毒性反应，在最大剂量生药 12.5g/kg 时虽出现严重毒性反应，但动物不死亡；蛋白质和氨基酸类均在最大剂量生药 116.55g/kg 时无任何毒性反应出现。

（三）体内过程研究

给大鼠灌胃补阳还五汤水提醇沉液，经 9.108h 代谢 50%，经 $9.108 \pm 1.96 \times 9.062h$ 后 95% 的成分被排出体外，说明补阳还五汤的体内代谢基本遵循药物代谢的一般规律。补阳还五汤中川芎嗪在家兔体内药动学为单室模型，与川芎嗪静脉注射给药在体内呈二室模型不同，可能是由于中药复方配伍的缘故。补阳还五汤中芍药苷、黄芪甲苷的药动学符合二室模型，$t_{1/2\alpha}$ 分别为 2.57min、1.39h，$t_{1/2\beta}$ 分别为 64.53min、14.24h；总苷中芍药苷药动学符合二室模型，$t_{1/2\alpha}$ 为 1.83min、2.64h，$t_{1/2\beta}$ 分别为 72.27min、37.12h。

【临床应用】

（一）临床常用

本方是益气活血法的代表方，常用于治疗气虚血瘀之中风后遗症，临床表现为半身不遂、口眼歪斜、语言謇涩、口角流涎、大便干燥、小便频数、遗尿不禁。若半身不遂以上肢为主者，加桑枝、桂枝以活血通络、引药上行；若半身不遂以下肢为主者，可加杜仲、牛膝以补益肝肾、引药下行；若半身不遂日久效果不显著者，加水蛭、虻虫以逐瘀通络；若气虚甚者重用黄芪，加用人参或党参或太子参等；血瘀甚者加用益母草、鸡血藤、丹参、三七、乳香、没药等；阳虚甚者加用附子、淫羊藿、桂枝、仙灵脾、菟丝子等；气阴两虚者加用党参、麦冬、石斛、五味子、生地黄、玄参等；痰浊甚者加制半夏、竹茹、瓜蒌等；风痰者加胆南星等；若坐骨神经痛加全蝎、乌梢蛇、乳香、没药；半身不遂加全蝎、蜈蚣、僵蚕；高血压重用黄芪，加决明子、夏枯草、天麻、钩藤。

（二）临床新用

本方常用于治疗脑血管意外后遗症、脑外伤后遗症、面神经麻痹、冠心病、心功能不全等属于气虚血瘀者。此外还可以加减治疗多发性神经炎、雷诺病、坐骨神经痛等。

（三）不良反应

补阳还五汤所致不良反应以肢痛、高血压、胸闷、心衰为主。

【使用注意】

1. 本方证是由于气虚血瘀所致，以正气亏虚为主，原书称为"因虚致瘀"，故生黄芪用量宜重（可从 30～60g 开始，效果不显著再逐渐增加），祛瘀药宜轻。

2. 使用时，以病人清醒，体温正常，出血停止，脉缓弱者为宜。

3. 使用本方，需久服缓治，疗效方显。愈后还应继续服用一段时间，以巩固疗效，防止复发。

4. 若中风半身不遂属阴虚阳亢、痰阻血瘀，见舌红苔黄、脉洪大有力者；或阴虚血热，或风、火、痰、湿等余邪未尽者，均忌用。

桂枝茯苓丸《金匮要略》
Guizhifulingwan

【处方组成】桂枝 茯苓 牡丹皮 赤芍 桃仁各100g

【历史沿革】桂枝茯苓丸来源于《金匮要略·妇人妊娠病篇》，书云："妇人宿有癥病，经断未及三月，而得漏下不止，胎动在脐上者，为癥痼害……所以血不止者，其癥不去故也，当下其癥，桂枝茯苓丸主之。"方以桂枝、茯苓命名，可见二药所起的作用是举足轻重的。桂枝温阳化气、和营而通血脉，茯苓健脾化湿、引湿下行，与桂枝同用，可以通阳化气、利水除湿；芍药除血痹，与桂枝相伍，则又起调和气血之功；牡丹皮、桃仁活血化瘀。其总的作用是调和气血而祛瘀化癥、温散水湿。程云来的论述则更为简洁明了，曰："牡丹、桃仁以攻癥痼，桂枝以和卫，芍药以和营，茯苓以和中，五物相须，为治癥之剂。"凡此皆表明，本方之配伍、用药确实十分严谨精细。在煮服法方面也颇有特色，原文谓："上五味末之，炼蜜和丸，如兔屎大，每日食前服一丸，不知，加至三丸。"概括起来是说，既作丸剂，又取小量逐步递增，其平稳而安全的特点显而易见。《妇人良方》用来治疗妇人小产，下血甚多，子死腹中，证见其人憎寒，手指唇口爪甲青白等，或食毒物，或误服草药，伤动胎气，下血不止者，并概括说："胎尚未损，服之可安；已死，服之可下。"甚至断言："胎腐烂腹中，危甚者，定可取出。"并因此而易名为"夺命丸"。《济阴纲目》则用以催生，指出："产如腹痛、腰痛，见胞浆下方服更佳。"命名为"催生汤"。根据其经验，对"经水不通，虽通亦寡，或前或后，或一月两至，两月一至等，蓄泄失常者，皆用之，无不效。"在加减变化方面他还认为："加大黄水煎，其效更好。"桂枝茯苓丸主要具有抑制多囊卵巢综合征、子宫肌瘤，抗动脉粥样硬化、抗纤维化、保护脑组织，抗肿瘤、抗凝血、抗心肌缺血等药理作用。古今中外医者对古方桂枝茯苓丸的应用与研究，历千百年而未衰，除沿袭古人的传统，广泛应用于妇产科领域之外，还广泛用于其他疾病如子宫肌瘤、经期综合征、习惯性流产、子宫外孕、子宫恢复不全、盆腔炎、不孕症、子宫内膜异位症等。

【功能与主治】 活血化瘀，缓消癥块。主治瘀阻胞宫证。用于妇人宿有癥块，妊娠胎动不安，漏下不止，血色黯或紫黑，腹痛拒按，或血瘀经闭，行经腹痛，产后恶露不尽。

【药学研究】

（一）物质基础研究

有关桂枝茯苓丸整方的物质基础研究非常薄弱，少见报道。其物质基础研究主要局限于方中各味药材的物质基础研究。桂枝主含挥发油约 0.2% ~ 0.9%，油中主要含桂皮醛 70% ~ 80%；茯苓化学成分主要为三萜、多糖类成分，此外，还包括茯苓素、茯苓酸等；牡丹皮主要含丹皮酚、芍药苷、挥发油、苯甲酸、植物甾醇、多糖、氨基酸类等共约 50 多种有机化合物；赤芍含有芍药苷、羟基芍药苷、芍药内酯苷、苯甲酰芍药苷以及丹皮酚、鞣质、β-谷甾醇、挥发油等；桃仁含苦杏仁苷、苦杏仁酶、尿囊素酶、乳糖酶、维生素 B_1、蛋白质 PR-A 和 PR-B 及脂肪油。

（二）提取工艺研究

桂枝茯苓丸为全药材粉末的丸剂，根据 2010 版《中国药典》一部桂枝茯苓丸的制备工艺为以上五味药材，粉碎成细粉，过筛，混匀，每 100g 粉末加炼蜜 90 ~ 110g 制成大蜜丸，每丸重 6g 即得。由于大蜜丸的单次服用量较大，故目前有人对桂枝茯苓丸进行提取工艺研究以减少服用量。一种是传统工艺研究，采用正交设计，以各味药材有效成分提取率为评价指标，确定最佳提取工艺为：桂枝和牡丹皮加 6 倍量的 90% 乙醇提取 2 次，每次 2h；加水提取，桃仁捣碎与赤芍和茯苓加 6 倍量水提取 2 次，每次 1h。另有人将提取新技术应用到桂枝茯苓丸的提取研究中，将方中含挥发性成分的中药超临界 CO_2 萃取后，药渣与方中茯苓混合，以芍药苷、肉桂酸、苦杏仁苷、茯苓酸、总多糖、干浸膏为指标，采用均匀设计优选其半仿生提取法的提取工艺参数为：水煎煮 3

次，每次水的 pH 值依次为 5.0、7.5、8.0，煎煮时间依次为 2.0、1.5、1.5h。

虽然经过提取工艺后可降低桂枝茯苓丸的服用剂量，但制备工艺的改变导致了制剂中有效成分组成和含量的改变，经过水煎后，提取液中三油酸甘油酯、茯苓酸等活性成分丧失，挥发性成分几乎不含，苦杏仁苷和五没食子酰葡萄糖明显减少，丸剂和水煎剂的疗效存在差异，因此对其制备工艺的改动应谨慎。

在进行提取工艺研究时，先将方中含挥发性成分的中药（桂枝、牡丹皮、赤芍、桃仁）用超临界流体萃取，以均匀设计 U_7（7^4）表布点实验，桂皮醛、肉桂酸、丹皮酚、总萃取物为指标，综合评判，优选出方药 SFE-CO$_2$ 的较佳工艺条件；再将超临界萃取后的药渣与方中剩余的茯苓混合，用 SBE 法提取，以 U_9（$9^1 \times 3^3$）表布点实验，芍药苷、肉桂酸、苦杏仁苷、茯苓酸、总多糖、干浸膏为指标，综合评判，优选出 SBE 法较佳工艺条件。在优选出该方药 SFE-CO$_2$ 法和 SBE 法较佳提取工艺的基础上，用比例分割法优选 SBE 液和 WE 液（水提液）较佳醇沉浓度，以及该药醇提（AE）的较佳浓度；在此基础上，对 SBE 法、WE 法、SBAE 法（半仿生提取醇沉法）、WAE 法（水提醇沉法）、AE 法的 5 种提取液进行了多指标成分、HPLC 指纹图谱比较。因为化学等值不一定生物等效，又对 5 种提取液作活血化瘀、抗实验性痛经、抗炎、增强免疫和改善大鼠乳腺增生作用的主要药效学及急性毒性比较，同时对 5 种含药血清进行了 HPLC 指纹图谱和对缩宫素所致大鼠离体子宫平滑肌活动影响作用的比较研究。最后综合评判，优选出桂枝茯苓丸方药的较佳提取工艺条件。在提取工艺研究的基础上，进行了桂枝茯苓丸的剂型改革研究，确定了桂枝茯苓软胶囊的制备工艺，制定了质量标准（草案）。结果表明：①优选出的桂枝茯苓丸方药中含挥发性成分的中药超临界流体萃取的工艺条件为：萃取压力 30MPa，萃取温度 36℃，分离温度 32℃，萃取时间 3.5h；②优选出桂枝茯苓丸方药的 SBE 法工艺条件为：3 煎用水 pH 值依次为 5.0、7.5、8.0，提取时间依次为 2.0h、1.5h、1.5h；③ SBE 液醇沉较佳浓度为 60%。④ WE 液醇沉较佳浓度为 70%；⑤醇提较佳浓度为 70%；⑥ 5 种方法提取液（SBE、SBAE、WE、WAE、AE）指标成分的综合评判值顺序为：$Y_{SBE} > Y_{AE} > Y_{WE} > Y_{SBAE} > Y_{WAE}$；⑦ 5 种方法提取液指纹图谱相对应的特征峰总面积以 SBE 液最大；⑧ 5 种方法提取液血清指纹图谱以 SBE 液含药血清色谱峰特征峰总面积最大，共有峰重叠率最高；⑨ 5 种方法提取液及含药血清对大鼠离体子宫平滑肌活动试验表明，SBE 液及其含药血清综合评价值最大。

（三）质量控制研究

据 2010 版《中国药典》《中药部颁标准》记载，该方中成药剂型主要为丸剂。相关制剂的质量控制方法采用显微鉴别、理化鉴别和薄层色谱鉴别等定性鉴别方法相结合控制桂枝茯苓丸的质量，采用 HPLC 法测定桂枝茯苓丸有效成分含量。

1. 薄层色谱鉴别

（1）桂枝茯苓丸中桂枝药材的鉴别　取本品 6g，切碎，加乙醚 50mL，低温加热回流 1 小时，滤过，药渣备用；滤液低温挥去乙醚，残渣加乙醇 1mL 使溶解，作为供试品溶液。另取桂皮醛对照品，加乙醇制成每 1mL 含 1μL 的溶液，作为对照品溶液。照薄层色谱法（附录Ⅵ B）试验，吸取供试品溶液 10μL，对照品溶液 2μL，分别点于同一硅胶 G 薄层板上，以石油醚（60℃ ~ 90℃）- 乙酸乙酯（17：3）为展开剂，展开，取出，晾干，喷以二硝基苯肼乙醇试液。供试品色谱中，在与对照品色谱相应的位置上显相同颜色的斑点。

（2）桂枝茯苓丸中牡丹皮的鉴别　取丹皮酚对照品，加乙醇制成每 1mL 含 1mg 的溶液，作为对照品溶液。照薄层色谱法（附录Ⅵ B）试验，吸取薄层色谱鉴别 1 项下的供试品溶液及上述对照品溶液各 10μL，分别点于同一硅胶 G 薄层板上，以环己烷 - 乙酸乙酯（3：1）为展开剂，展开，取出，晾干，喷以盐酸酸性 5% 三氯化铁乙醇溶液（每 100mL5% 三氯化铁乙醇溶液中，加入 5 滴盐酸），加热至斑点显色清晰。供试品色谱中，在与对照品色谱相应的位置上显相同颜色的斑点。

（3）桂枝茯苓丸中赤芍的鉴别　取薄层色谱鉴别 1 项下的备用药渣，加乙醇 20mL，超声处理 15min，滤过，滤液蒸干，残渣用水 15mL 溶解，用以水饱和的正丁醇振摇提取 2 次，每次 20mL，合并正丁醇液，用水洗涤 2 次，每次 10mL，弃去水洗液，正丁醇液置水浴上蒸干，残渣加乙醇 1mL 使溶解，作为供试品溶液。另取芍药苷对照品，加乙醇制成每 1mL 含 1mg 的溶液作为对照品溶液。照薄层色谱法（附录Ⅵ B）试验，吸取供试品溶液 10μL、对照品溶液 5μL，分别点于同一硅胶 G 薄层板上，以三氯甲烷 - 乙酸乙酯 - 甲醇 - 甲酸（40：5：10：0.2）为展开剂，展开，取出，晾干，喷以 5% 香草醛硫酸溶液，加热至斑点显色清晰。供试品色谱中，在与对照品色谱相应的位置上显相同紫色斑点。

2. HPLC 含量测定研究

（1）桂枝茯苓丸中肉桂酸的含量测定

色谱条件与系统适用性试验：以十八烷基硅烷键合硅胶为填充剂；以乙腈 -0.1% 磷酸溶液（30：70）为流动相；检测波长为 285nm。理论塔板数按肉桂酸峰计算应不低于 2000。

对照品溶液的制备：取肉桂酸对照品适量，精密称定，置棕色量瓶中，加 50% 甲醇制成每 1mL 含 5μg 的溶液，即得。

供试品溶液的制备：取本品，剪碎，混匀，取约 10g，精密称定，置具塞锥形瓶中，精密加入 50% 甲醇 50mL，密塞，称定重量，超声处理 30min，放冷，再称定重量，用 50% 甲醇补足减失的重量，摇匀，滤过，取续滤液，即得。

测定法：分别精密吸取对照品溶液与供试品溶液各 10μL，注入液相色谱仪测定。

（2）桂枝茯苓丸中丹皮酚的含量测定

色谱条件与系统适用性试验：以十八烷基硅烷键合硅胶为填充剂；以甲醇 - 水（60：40）为流动相；检测波长为 274nm。理论塔板数按丹皮酚峰计算应不低于 2000。

对照品溶液的制备：取丹皮酚对照品适量，精密称定，加甲醇制成每 1mL 含 4μg 的溶液，即得。

供试品溶液的制备：取本品，剪碎，混匀，取约 0.2g，精密称定，用 50% 甲醇 45mL 分次研磨，转移至 100mL 量瓶中，超声处理 30min，放冷，加 50% 甲醇至刻度，摇匀，滤过，取续滤液，即得。

测定法：分别精密吸取对照品溶液与供试品溶液各 10μL，注入液相色谱仪测定。

【药理作用】

（一）主要药效学研究

桂枝茯苓丸主要具有抑制多囊卵巢综合征、子宫肌瘤，抗动脉粥样硬化，抗纤维化，保护脑组织，抗肿瘤，抗凝血，抗心肌缺血等。

1. 对卵巢、子宫的影响　桂枝茯苓丸能够显著降低多囊卵巢综合征模型大鼠的血清睾酮、升高血清雌二醇、黄体酮的水平，提示桂枝茯苓丸能够通过调整内分泌及性腺功能，促进卵泡的发育成熟及排卵；能抑制雌二醇诱导的大鼠子宫肌瘤的形成；桂枝茯苓丸可能通过抑制大鼠子宫内膜组织中 MMP-2 及 MMP-9 表达而抑制异位内膜的生长，其止痛机制与平衡前列腺素水平、缓解子宫平滑肌痉挛、升高内啡肽有关。

2. 抗动脉粥样硬化　桂枝茯苓丸能明显降低动脉粥样硬化大鼠血清 slCAM-1、sVCAM-1、MCP-1、M-CSF、TNF-d、ET 水平，降低血浆胆固醇及甘油三酯，抑制单核细胞向血管内皮下迁移、巨噬泡沫细胞的形成、单核细胞向巨噬细胞的转化，减缓动脉粥样大鼠血管病变程度；桂枝茯苓丸能够降低自发性高血压（SHR）大鼠血液黏度，清除氧自由基，增强 NO 舒张血管的功能，抑制血管平滑肌细胞增殖。

3. 抗纤维化　桂枝茯苓胶囊能延缓肾小管纤维化的大鼠肾小管间质纤维化，下调 OPN/CD$_{44}$ 在梗阻肾中的表达；桂枝茯苓胶囊能降低小鼠子宫腺肌病（Ad）的发生率，抑制 MMP-2、MMP-7 蛋白表达水平；桂枝茯苓丸可减轻肝炎大鼠肝组织炎症、胶原纤维增生以及组织超微结构病变；桂枝茯苓丸可下调肝组织中 α-SMA、TGF-β1、CTGF、Ⅰ型以及Ⅲ型胶原蛋白和 mRNA、血管生成因子（VEGF）的表达，且呈剂量依赖性；桂枝茯苓胶囊能延缓肾小管间质纤维化的进程，机制可能是通过调节基质金属蛋白酶 -9（MMP-9）/金属蛋白酶组织抑制因子 -1（TIMP-1）的失衡，促进病变肾组织 ECM 的降解，从而在肾小管间质纤维化过程中起到保护作用。

4. 保护脑组织　桂枝茯苓丸能降低脑缺血再灌注大鼠的血清半胱氨酸蛋白酶 -3（Caspase-3）水平，降低血浆中红细胞压积（HCT）、低切变率全血黏度的含量，升高大鼠转化生长因子（TGF-β1）水平，改善神经细胞凋亡，扩张微血管，保护脑组织；桂枝茯苓丸能抑制脑缺血再灌注大鼠血清中 IL-6、IL-8 的表达、降低神经元特异性烯醇化酶（NSE）含量，能抑制 CRI 大鼠脑内炎症反应，可能是通过抑制 NSE、IL-6 的表达实现的；桂枝茯苓丸能提高脑缺血再灌注大鼠损伤的脑组织 Na$^+$-K$^+$-ATP 酶活性，降低 NOS 活性，减少补体 C3 的沉积，使钙超载延迟；能提高受损脑部组织的 SOD 活性，减少 C4 含量，其保护机制可能是通过降低自由基的生成，阻断脑缺血性神经元损伤，抑制脂质过氧化反应，促进微血流，从而改善微循环状态，保护损伤脑组织。

5. 抗肿瘤　桂枝茯苓丸对荷瘤鼠的抑瘤作用可能与其能调节脾脏中 T 淋巴细胞凋亡相关蛋白 Fas、促进肿瘤细胞中 nm23 蛋白、降低肿瘤细胞中 P53 蛋白、抑制细胞核抗原 PcNA、肿瘤细胞凋亡抑制基因 Survivin mRNA 转录、促进抑癌基因 P21waf/cip 的表达有密切联系；桂枝茯苓汤通过影响肿瘤细胞周期调控基因 p53 和细胞黏附分子 CD44 的表达而影响肿瘤细胞增殖周期，降低肿瘤细胞与基质之间的黏附，同时还能促进 CD8、IL-2、TNF-α、细胞因子的表达，逆转 Th1 向 Th2 漂移过程，恢复 Th1 表达优势，恢复 CD4/CD8 平衡，通过增强机体免疫功能发挥抑瘤作用；此方抑制肝癌模型大鼠的端粒酶、突变型 P53、C-erbB-2、Bcl-2 基因的表达，其抑制肿瘤转移的机制可能与红细胞免疫功能相关。

6. 其他作用

（1）抗凝血　桂枝茯苓丸能抑制血小板聚集率，降低"血瘀症"大鼠的血液黏度，延长凝血时间、凝血酶原时间（PT）和白陶土部分凝血活酶时间（KPTT），可通过降低红细胞膜外侧唾液酸酶活性而改善瘀血状态。桂枝茯苓丸能降低脑缺血再灌注大鼠血浆中红细胞压积（HCT）、低切变率全血黏度的含量。

（2）抗心肌缺血　桂枝茯苓丸对垂体后叶素所致心肌缺血具有一定的保护作用，降低 LVEDP，升高左心室内压最大变化速率（+LVdp/dtmax），能改善心脏舒缩功能以及缺血心肌组织的病理损伤。

（3）血管重构　桂枝茯苓丸能阻断磷酸化细胞外信号调节激酶（P-ERK）的表达，抑制核内的转录因子 c-Jun、c-Fos 这些原癌因子参与细胞增殖、凋亡，从而阻断 ERK 信号通路，抑制肺动脉高压血管重构。

（4）保护糖尿病肾功能　桂枝茯苓丸对糖尿病大鼠肾功能（尿蛋白排泄量）、慢性高血糖状态引起的氧化应激、糖化反应增强以及多元醇途径被激活有改善作用，还可抑制 AGEs 蓄积；桂枝茯苓丸可显著降低自发性糖尿病 WBN/Kob 大鼠尿蛋白排泄量、血清肌酸酐、肾组织中的过氧化脂质和高级糖基化终产物水平，增强超氧化物歧化酶活性，提示桂枝茯苓丸对糖尿病大鼠的肾脏有抗氧化作用。

（二）安全性评价研究

急性毒性试验：桂枝茯苓丸采用半仿生提取法（SBE 法）、水提法（WE 法）、SBAE 法（半仿生提取醇沉法）、WAE 法（水提醇沉法）、AE 法（醇提法）制备的 5 种提取液以 SBE 液最佳，最大耐受量试验动物无一死亡。

（三）体内过程研究

研究桂枝茯苓胶囊中主要成分芍药苷、芍药内酯苷、苦杏仁苷在比格犬体内的药代动力学特征，比格犬口服给予桂枝茯苓胶囊 0.0448、0.1792g/kg 后，前肢静脉收集血浆样本，经固相萃取小柱富集后，HPLC-MS/MS 检测血药浓度，DAS 2.0 软件计算药代动力学参数。结果表明，芍药苷、芍药内酯苷、苦杏仁苷体内检测定量限分别为 0.25、2.64、0.04μg/L，不同剂量下芍药苷 $t_{1/2}$ 分别为 4.33、3.62h；芍药内酯苷 $t_{1/2}$ 分别为 6.16、5.91h，苦杏仁苷 $t_{1/2}$ 分别为 2.43、1.32h；各成分体内 $AUC_{0～t}$ 与剂量有较好相关性。提示芍药苷、芍药内酯苷、苦杏仁苷在体内均有较高暴露量，可用二室模型来描述。

桂枝茯苓胶囊的代谢组学与药代动力学研究，采用双模法制备子宫肌瘤大鼠模型，给予健康大鼠外源性性激素，通过病理形态检查和病理切片检查，结果表明采用双模法可以成功地制备大鼠子宫肌瘤模型。并将此病理模型用于代谢组学和桂枝茯苓胶囊中活性成分在模型大鼠体内的药动学研究。建立了适合代谢组学研究的 UPLC-MS 测定方法。首先通过实验确定了尿液样品的处理方法和仪器测试条件，样品经过甲醇沉淀蛋白后，在12000rpm下高速离心，直接进样分析。色谱柱：Waters BEH C_{18}（1.7μm，2mm×50mm，Waters）；流速：0.25mL/min；柱温：30℃；流动相：乙腈 –0.1% 甲酸水溶液梯度洗脱；UV：254/230nm；MS：ESI 离子化模式，m/z 70～870 范围内正离子全扫描模式；气流：600.0L/min；温度：350℃；毛细管电压：3000V。方法学研究表明建立的方法重复性好、灵敏度高，适用于快速的高通量检测。采用建立的 UPLC–MS 方法分析不同时间点空白对照组与子宫肌瘤模型组大鼠的代谢组特征，得到的原始数据首先经过 Masslynex 等统计软件而建立的多维数据处理和计算方法，进行 PCA 分析，Score 图可揭示出对照组大鼠与模型大鼠的总体代谢物的差异，模型组和空白对照组得到了很好的区分；Loading 图中远离原点的质荷比能够直观地表示出尿样中发生变化的重要的 9 种内源性代谢物，并通过提取离子的准确质荷比推测了其中的 4 种代谢物，即为标志物。

采用 HPLC 法建立了大鼠血浆、尿液和粪样中桂皮酸和丹皮酚的测定方法，以苯丁酸为内标，血浆经甲醇沉淀蛋白处理后进样分析。使用 Synergi fusion RP C_{18}（250mm×4.6mm，5μm，Phenomenex）色谱柱，以乙腈 –0.1% 磷酸溶液为流动相，柱温为 30℃，流速为 1.0mL/min，检测波长为 280nm，进样量为 10μL。

采用 HPLC–MS 法建立了大鼠血浆、尿液和粪样中白芍苷和芍药苷的测定方法，以栀子苷为内标，经过乙酸乙酯萃取处理后进行分析。色谱柱为 Luna C_{18}（150mm×4.6mm，5μm），流动相为乙腈 –0.1% 甲酸水溶液（25：75，v/v），流速为 0.8mL/min，柱温为 30℃，分流比为 1：3，进样量为 10μL；离子源为电喷雾离子化（ESI）源，CDL 温度为 250℃，Heat block 温度为 200℃，雾化气流速为 1.5L/min，检测器电压为 1.60kV，检测方式为正离子、选择离子监测（SIM），用于定量分析的离子分别为 m/z 503.15（白芍苷与芍药苷）和 m/z 411.20（内标，栀子苷）。

采用 HPLC–MS 法建立了大鼠血浆和粪样中去氢土莫酸、土莫酸、猪苓酸 C 和 3–表去氢土莫酸的测定方法，以己酸黄体酮为内标，经过乙醚萃取处理后进行分析。色谱柱为 Luna C_{18}（150mm×4.6mm，5μm，Phenomenex 公司），流动相为乙腈 –0.1% 甲酸水溶液（75：25，v/v）；离子源为 ESI 源，用于定量分析的离子反应分别为 m/z467.30（去氢土莫酸与 3– 表去氢土莫酸）、m/z469.35（土莫酸），m/z465.35（猪苓酸）和 m/z 470.30（内标，己酸黄体酮）。

与给予大鼠单煎液后药动学参数比较发现，给予复方提取液后，多种成分在体内的 V_z、CL_z 和 $MRT_{(0-t)}$ 显著增加，尿粪排泄率均降低，且最大排泄比率出现的时间延迟；与给予健康大鼠复方提取液后药动学参数的比较发现，给予子宫肌瘤模型大鼠后，化合物在体内的 V_z 和 CL_z 显著增加。结果表明，以复方制剂方式给药后活性成分在体内的作用时间延长；极性较大的成分经由肾脏排泄明显，而极性较弱的三萜酸类成分肾排泄较弱或基本不经过肾排泄。另外，部分三萜类成分在粪中最大的排泄比率有两个明显的排泄峰值，推测可能是由于与其共存组分间的相互作用。

【临床应用】

（一）临床常用

本方是缓消癥块的常用方，临床常用于治疗瘀阻胞宫证，临床表现主要为妇人素有癥块，妊娠胎动不安或漏下不止，腹痛拒按，或经闭腹痛，或产后恶露不尽而腹痛拒按，或少腹癥瘕，舌质紫黯或有瘀点，脉沉涩。临床上可根据痰与湿的偏重及气血津液的关系进行加减，若瘀血阻滞较甚者，可加丹参、三棱、莪术、川芎等活血消癥；若湿阻较甚者，可加泽泻、茯苓等燥湿利水。

（二）临床新用

本方临床常用于治疗子宫肌瘤、卵巢囊肿、子宫内膜异位症、慢性盆腔炎、盆腔炎性包块、附件炎、宫外孕、人流产子宫出血不止等属于血瘀津停者。此外，还可加减治疗月经不调、子宫肌腺病、原发性痛经、顽固性产后尿潴留、无症状的心肌缺血、血管痉挛性头痛、膝关节腔积液、阑尾周围脓肿、肠梗阻、血栓性静脉炎、慢性肝病、蛋白尿、甲状腺肿大、乳腺增生、前列腺增生、中心性浆液性视网膜病变、肺源性心脏病、小儿原发性肾病综合征、肾功能损害等。

（三）不良反应

有关桂枝茯苓及其相关制剂的不良反应未见报道。

【使用注意】 用于妊娠瘀血癥块者不宜峻攻，只能渐消缓散；不宜与藜芦同用。

复方丹参滴丸《中国药典》
Fufangdanshen diwan

【处方组成】 丹参　三七　冰片

【历史沿革】 复方丹参滴丸是根据中医传统理论和现代医学技术相结合研制的一种纯中药滴丸剂，是药典复方丹参片的改良剂型，但其药理作用和临床疗效却明显优于复方丹参片。复方丹参滴丸是现代化的中国传统中药，主要由丹参与三七组成，广泛用于冠心病心绞痛的预防与治疗，也是治疗心血管疾病的常用中成药，目前共有片剂、滴丸、水丸、微丸、胶囊、软胶囊、气雾剂、颗粒剂、口服液、含片共10种剂型，现研究大多以单一剂型为研究对象，剂型比较研究尚未引起足够的重视，不同剂型的特色与优点尚不明确。其中复方丹参滴丸应用最广，具有剂量小、速效、高效、服用方便及无胃肠刺激、无明显毒副作用的特点。复方丹参滴丸主要治疗心血管系统、中枢神经系统、消化系统、代谢及免疫系统等各个领域的疾病，随着科学技术、医疗技术的发展，在治疗糖尿病、高血压上也取得了一定的疗效。

【功能与主治】 活血化瘀，理气止痛。主治气滞血瘀所致的胸痹，症见胸闷、心前区刺痛；冠心病心绞痛见上述证候者。

【药学研究】

（一）物质基础研究

复方丹参滴丸由丹参、三七、冰片三味药材制成，丹参和三七经水煎煮提取所得水提物而入药。丹参的化学成分主要分为水溶性成分和脂溶性成分，水溶性成分主要为酚酸性化合物：丹参素、咖啡酸、原儿茶酸、丹酚酸 A、B、C、D、E、F、G 以及紫草酸和迷迭香酸及甲酯等；其脂溶性成分主要为二萜类化合物：隐丹参酮、丹参酮Ⅰ、丹参酮Ⅱ$_A$ 等，其中大部分为邻醌型的丹参酮类，小部分为邻羟基对醌型的罗列酮类，除此之外还含有甾醇、糖和黄酮等。三七的主要成分为皂苷类成分：20（S）- 原人参二醇型人参皂苷 Rb$_1$、Rb$_2$、Rb$_3$、Rc、Rd、F$_2$、七叶胆苷Ⅸ、ⅩⅦ，20（S）- 原人参二醇型人参皂苷 Re、Rg$_1$、Rg$_2$、Rh，三七独有的三七皂苷 R$_1$、R$_2$、R$_3$、R$_4$、R$_6$、Fa、Fc、Fe 等。此外，三七还含有三七素、氨基酸、挥发油、黄酮以及甾醇、糖和无机盐等。冰片有天然冰片和合成冰片两种，天然冰片的主要成分是龙脑，合成冰片的主要成分是龙脑和异龙脑。

（二）提取工艺研究

复方丹参滴丸的制备工艺已较为成熟，该品种收载于《中国药典》2015 年版一部。其制备工艺为：冰片研细；丹参、三七加水煎煮，煎液滤过，滤液浓缩，加入乙醇，静置使沉淀，取上清液，回收乙醇，浓缩成稠膏，备用。取聚乙二醇适量，加热熔融，加入上述稠膏和冰片细粉，混匀，滴入冷却的液状石蜡中，制成滴丸，或包薄膜衣，即得。

（三）质量控制研究

据 2015 版《中国药典》《新药转正标准》《国家中成药标准汇编》记载，该方中成药剂型主要有片剂、滴丸、胶囊、颗粒剂、口服液、含片、气雾剂等 7 种。就复方丹参滴丸而言，主要采用薄层色谱鉴别、指纹图谱和 HPLC 含量测定法共同控制制剂质量。

1. 薄层色谱鉴别

（1）冰片：取本品 40 丸，加无水乙醇 10mL，超声处理 10min，滤过，滤液作为供试品溶液。另取冰片对照品，加无水乙醇制成每 1mL 含 1mg 的溶液，作为对照品溶液。吸取上述两种溶液各 5~10μL，分别点于同一硅胶 G 薄层板上，以环己烷 - 乙酸乙酯（17∶3）为展开剂，展开，取出，晾干，喷以 1% 香草醛硫酸溶液，在 105℃加热至斑点显色清晰。供试品色谱中，在与对照品色谱相应的位置上，显相同颜色的斑点。

（2）三七：取本品 20 丸，置离心管中，加入稀氨溶液 9mL，超声处理使溶解，离心，取上清液，通过 D101 型大孔吸附树脂柱，用 15mL 水洗脱，弃去水洗脱液，再用甲醇洗脱，弃去初洗脱液约 0.4mL，收集续洗脱液 5mL，浓缩至约 2mL，作为供试品溶液。另取三七对照药材 0.5g，同法制成对照药材溶液。再取三七皂苷 R$_1$ 对照品、人参皂苷 Rb$_1$ 对照品、人参皂苷 Rg$_1$ 对照品、人参皂苷 Re 对照品，加甲醇制成每 1mL 含三七皂苷 R$_1$、人参皂苷 Rb$_1$、人参皂苷 Rg$_1$、人参皂苷 Re 各 0.5mg 的混合溶液，作为对照品溶液。吸取供试品溶液 4~10μL、对照药材溶液和对照品溶液各 2~4μL，分别点于同一硅胶 G 薄层板上，以三氯甲烷 - 甲醇 - 水（13∶7∶2）10℃以下放置的下层溶液为展开剂，展开，取出，晾干，喷以 10% 硫酸乙醇溶液，在 105℃加热至斑点显色清晰，分别在日光和紫外光灯（365nm）下检视。供试品色谱中，在与对照药材色谱和对照品色谱相应的位置上，日光及紫外光下分别显相同颜色的斑点。

（3）丹参：取本品 20 丸，置离心管中，加水 1mL 和盐酸 2 滴，振摇使溶解，加入乙酸乙酯 3mL，振摇 1min 后离心 2min，取上清液为供试品溶液。另取丹参素钠对照品，加 75% 甲醇制成每 1mL 含 1mg 的溶液，作为对照品溶液。吸取供试品溶液 10μL、对照品溶液 2μL，分别点于同一硅胶 G 薄层板上，以三氯甲烷 – 丙酮 – 甲酸（25：10：4）为展开剂，展开，取出，晾干，置氨气中熏 15min 后，显淡黄色斑点，放置 30min 后置紫外光灯（365nm）下检视，供试品色谱中，在与对照品色谱相应位置上，显相同颜色的荧光斑点。

2. 指纹图谱

复方丹参滴丸的质量控制中引入了指纹图谱的整体质量鉴别，能更科学、合理地反映中药制剂的质量优劣。《中国药典》2015 年版一部要求复方丹参滴丸供试品色谱图中，应呈现 8 个与对照指纹图谱相对应的特征峰，相似度不得低于 0.90。

3. HPLC 含量测定研究

《中国药典》2015 年版一部对复方丹参滴丸的有效成分之一丹参素含量进行了控制。色谱条件：色谱柱为 Waters Acquity UPLCTM HSS T3 色谱柱（2.1mm×100mm，1.8μm），流动相 A 为含 10.02% 磷酸的 80% 乙腈溶液，B 为 0.02% 磷酸溶液，梯度洗脱；检测波长为 280nm，流速 0.4mL/min，柱温 40℃，进样量 2～4μL，洗脱时间 10min。以丹参素钠为对照品测定滴丸中丹参素的含量。

也有学者以原儿茶醛（PAH）为参照物峰，建立复方丹参滴丸的 HPLC 指纹图谱，采用系统指纹定量法直接对复方丹参滴丸进行整体定性定量鉴别评价，为复方丹参滴丸的质量控制提供了新方法。

色谱条件：色谱柱为 C18 色谱柱（4.6mm×250mm，5μm），流动相 A 为 1% 醋酸水溶液，B 为 1% 醋酸甲醇溶液，梯度洗脱；检测波长为 290nm，流速 1.0mL/min，柱温 30℃，进样量 5μL，洗脱时间 45min。

精密度试验：精密吸取供试品 5μL，连续进样 6 次，记录色谱图。以 PAH 为参照物峰，计算各指纹峰的相对保留时间 RSD<1.0%，相对峰面积 RSD<3.0%，证明进样精密度合格。

溶液稳定性试验：精密吸取供试品溶液，分别在制备样品后 0、3、6、9、12、24h 进样 5μL 测定，记录色谱图。以·PAH 为参照峰，计算各指纹峰相对保留时间 RSD 均 <1.0%，相对峰面积 RSD 均 <3.0%，表明样品 24h 稳定。

重复性试验：取供试品溶液 6 份，每份 10 粒，精密称定，制备供试液，进样测定，记录色谱图。以 PAH 为参照物峰，计算各指纹峰相对保留时间 RSD 均 <1.0%，相对峰面积 RSD 均 <3.0%，结果表明方法重复性良好。

【药理作用】

（一）主要药效学研究

复方丹参滴丸主要对心血管系统、呼吸系统、消化系统、糖尿病、抗肿瘤等方面有一定的影响。

1. 对心血管系统作用 主要具有抗心肌缺血、抗脑缺血、抗血栓、改善血液流变学的作用。复方丹参滴丸可以在一定程度上上调 Bcl-2 的基因表达，表明复方丹参滴丸可有效抑制缺血，减轻心肌细胞的坏死性损伤，抑制心肌细胞凋亡情况的发生，对于心肌有着较好的保护作用。复方丹参饮能提高急性心肌缺血大鼠碱性成纤维细胞生长因子（bFGF）的表达。增大肾性高血压模型大鼠 dp/dtmax、LVPP 下降百分率，其作用机制可能与其降低心肌收缩力、影响心脏作功并降低 MAP 有关。复方丹参滴丸能有效升高视网膜缺血再灌注损伤模型大鼠视网膜电流图的 b 波振幅，减轻全层视网膜高度水肿，减少空泡变性情况。复方丹参滴丸能抑制自发性高血压大鼠（SHR）血小板 CD62p 和 CD63 的表达。复方丹参滴丸对于心肌细胞的缺血缺氧后导致的钙超载有着拮抗的作用。对心肌缺血的保护作用，滴丸的疗效高于片剂，同样剂量的滴丸和片剂对兔主动脉平滑肌舒张作用不同，滴丸舒张作用在 5min 左右出现，片剂的舒张作用在 30min 左右才会体现；对于心电图的抑制率，滴丸有 62.5%，片剂为 37.5%，滴丸的抑制率好于片剂抑制率；滴丸对冠脉流量的增加率也优于片剂，对血小板聚集抑制率，滴丸与片剂无明显差异。此外，复方丹参滴丸还有改善红细胞变形的能力。复方丹参片能明显降低急性血瘀大鼠全血黏度、血浆黏度、红细胞压积，延长大鼠血栓形成时间，有防止血栓形成作用。

复方丹参片对毛细血管通透性增加和脑指数升高等实验性大鼠脑缺血有保护作用。复方丹参片能够明显降低结扎冠脉所致急性心肌梗死大鼠心电图的 ST 段，可减少梗死面积及心肌 LDH、CK 的释放，增加 SOD 活力等，对在体大鼠心肌缺血再灌注损伤具有明显的保护作用。

2. 对消化系统作用 复方丹参滴丸能明显减小大鼠肝纤维化面积，对肝纤维化具有一定的治疗作用。复方丹参滴丸对 CYP1A2 和 CYP2B6 活性有明显抑制作用，对 CYP2D2 有诱导作用，而对 cyp1a2、cyp2b1/2，cyp2c11、cyp2e1 和 cyp3a1 mRNA 水平无明显影响。复方丹参滴丸有明显的抗肝纤维化作用，其作用机制与其抗脂质过氧化、抑制胶原纤维的增加及降低 α-SMA 的表达等密切相关。

3. 内分泌系统 复方丹参滴丸对 2 型糖尿病大鼠肾脏病变具有明显的改善作用，其机制可能与调控 HIF-1α/VEGF 缺氧反应通路、减轻肾组织细胞氧化应激造成的损害有关。复方丹参滴丸可降低糖尿病大鼠胰岛素抵抗指数、血糖、血脂、心肌酶、超敏 C-反应蛋白，亦能降低心肌组织中丙二醛的含量，恢复 SOD 活性，可稳定胞膜 AQP1 和 AQP3 蛋白的表达。复方丹参滴丸（DSP）对胰岛素抵抗（IR）大鼠脂代谢的作用，经 DSP 干预后，大鼠 HO 胰岛素抵抗指数（HOMA-IR）及 TC、TG 均较 IR 组明显降低，NOS 及 NO 生成增加，胸主动脉肌层/管壁厚度明显减小，血清 ADPN 分泌增加；研究表明，DSP 具有改善 IR 的作用，并与其促进血清 ADPN 分泌密切相关。

（二）安全性评价研究

复方丹参滴丸小鼠灌胃相当于临床人用量的 700 倍，皮下注射相当于人用量的 350 倍，7 天内均无动物死亡，灌胃的 LD_{50}>16.8g/kg，皮下注射的 LD_{50}>8.4g/kg。

（三）体内过程研究

复方丹参药动学的研究主要是采用血药浓度法研究丹参素和冰片的药动学规律。利用 HPLC 测定了血浆中丹参素的质量浓度，发现丹参素的血药质量浓度在 1.14 ~ 22.8μg/mL，线性关系良好（r=0.9991），方法回收率为 93.42％ ~ 97.46％。丹参提取物经灌胃给药后，吸收速度较快，1h 左右血药质量浓度即达峰值，丹参素在家兔体内消除很快，不易蓄积中毒，且家兔体内过程符合一室开放模型。若采用柱切换 HPLC 法测定志愿者舌下含服复方丹参滴丸后血清中丹参素的含量，发现丹参素的体内代谢过程服从"单室模型"，半衰期为 5.54h，K=0.125，$t_{1/2\alpha}$=0.410h。

【临床应用】

（一）临床常用

本方临床常用于治疗气滞血瘀之胸痹，临床表现主要为胸闷、心前区刺痛。胸痹症状主要指以胸部闷痛，甚则胸痛彻背、喘息不得卧为主要表现的一种疾病，轻者感觉胸闷、呼吸欠畅，重者则有胸痛，严重者心痛彻背、背痛彻心，其脉弦或结代。

（二）临床新用

本方常用于治疗心脑血管疾病如冠心病、心绞痛、缺血性心肌病、心肌梗死、高血压、动脉粥样硬化、脑血栓、脑梗死、脑缺血、脑中风、椎基底动脉供血不足、血管性痴呆、因脑血管功能紊乱导致的偏头痛和眩晕；周围血管疾病包括门脉高压、视网膜静脉栓塞、视网膜中动脉栓塞、糖尿病微血管并发症（包括糖尿病视网膜病变、糖尿病肾病、糖尿病足）等。此外，还可加减治疗痛经、慢性盆腔炎、更年期综合征、慢性肝病、外踝关节扭伤、小儿支气管肺炎、色素性紫癜性皮肤病、儿童川崎病、慢性萎缩性胃炎等。

（三）不良反应

胃部不适等消化道反应，致糜烂性胃炎、休克、高血压、晕厥、头痛、血尿等都属个例报告。

【使用注意】孕妇慎用、胃炎患者（特别是糜烂性胃炎的患者）禁用、肝肾功能异常、过敏体质的患者慎用，寒凝血瘀胸痹心痛者不宜用，有出血倾向的患者慎用复方丹参滴丸，因为其中所含的丹参素、三七总皂苷有红细胞解聚、抑制血小板聚集的作用。脾胃虚寒证患者慎用，尽可能饭后服用。三七总皂苷小剂量收缩血管，大剂量则扩张血管，还能直接影响心脏的传导系统，临床用药时应考虑到这种量效关系。

注意用药的配伍禁忌：复方丹参滴丸不宜与牛奶、黄豆同时服用，以免降低丹参的药效。因本品含三七，与某些药物存在配伍禁忌，所以不宜使用，如与酸性较强的西药如维生素 C、烟酸、谷氨酸、稀盐酸合剂及胃酶合剂等同服，在酸性过强的条件下，三七的有效成分苷类即可分解成苷元和糖，导致药效降低。

第十八章 止血剂

凡以止血药为主组成，具有止血作用，主治出血证的方剂，统称止血剂。

止血剂，适用于血溢脉外而出现的全身不同部位的出血证，如吐血、衄血、咳血、咯血、尿血、便血、崩漏及外伤出血等。本类方剂常以凉血止血药大蓟、小蓟、侧柏叶，收涩止血药蒲黄、棕榈炭，化瘀止血药茜草、三七等药物为主组成。出血证病因有寒热虚实之分，部位有上下内外之别，病势有轻重缓急之异，止血剂的配伍组方应随证情而异。一般而言，因血热妄行者，治宜凉血止血，可用小蓟、白茅根、侧柏叶、槐花等，配以清热泻火药组成；若因冲任虚损者，治宜养血止血，可用阿胶等，配以补益冲任之品组成；因于阳虚不能摄血者，治宜温阳止血，可用灶心土、艾叶、炮姜、棕榈炭等，配以温阳益气药组成；上部出血可以配伍少量引血下行药如牛膝、代赭石等降逆之品；下部出血可以配伍少量升提药，如荆芥穗、升麻等；如突然大出血者，宜采用急则治标着重止血；如气随血脱，则需大补元气以挽救气脱危证为先；慢性出血，应着重治标或标本兼顾；若出血兼有瘀滞者，止血中应当配以活血祛瘀之品，以防血止留瘀。止血应治本，在止血的基础上，根据出血的病因加以治疗，切勿一味止血。

现代药理研究证实，止血方药主要有收缩局部血管、促进血液凝固、缩短凝血时间、促进血小板聚集、改善血管功能、抑制毛细血管通透性、降低血管脆性等作用，尚有抗炎、镇痛、抗菌、降压、镇咳、祛痰等作用。当前，进行止血方药药理作用研究常用动物是小鼠、大鼠、豚鼠、家兔、犬。止血方药的研究始于20世纪30年代，国内学者经利彬在研究滇三七的生理作用时发现其有血管收缩作用；同年，陈克恢等发现三七提取物五加皂草苷对豚鼠、狗和猴的红细胞有溶血作用。止血方药研究动物实验方法主要形成5类，即凝血时间测定法、凝血因子活力或含量测定法、血管收缩作用测定法、血小板黏附性测定法、血小板聚集性测定法，这些实验方法对于验证或揭示止血方药的治疗作用和分析其作用机制、筛选其有效物质基础、阐释中医药理论、指导临床合理用药及创新方药无疑具有重要意义。止血剂从药学、药理、临床等方面进行了深入广泛研究，代表方剂，如十灰散等。

十灰散 《十药神书》
Shihuisan

【处方组成】大蓟　小蓟　荷叶　柏叶　茅根　牡丹皮　大黄　茜根　棕榈皮　山栀

各等分（各 9g）

【历史沿革】 十灰散出自《修月鲁股经后录》引元·葛乾孙的《十药神书》（录自《医方类聚》卷一五零）。《十药神书》是一本中医治疗肺痨病的专著，全书创制方剂十首，有侧重止血的，有侧重止咳的。葛氏之止血方剂，尤注重炭药的应用，他在该书序中指出："大抵血热则行，血冷则凝，见黑则止，此定理也。"其血"见黑则止"，一直是中医创制和运用炭药的理论，本方即为葛氏炭药止血的代表方剂。

葛氏善于借鉴他人之长。本方之制，是受宋·严用和之"十灰丸"及杨士瀛之"黑散子"的启发。"十灰丸"由绵灰、黄绢灰、艾叶灰、马尾灰、藕节灰、莲蓬灰、油发灰、赤松皮灰、棕榈灰、蒲黄灰组成（《济生方》卷六），主治崩中，下血不止；"黑散子"由莲蓬、棕榈、头发（并烧灰存性）组成（《仁斋直指方》卷二十六），主治诸窍出血。葛氏在严、杨止血药用"灰"及"烧灰存性"为末的基础上增入大黄、栀子、牡丹皮等清热泻火药物，变收涩止血之剂，为清热泻火止血之方。后世医家推崇本方凉血止血之中寓有清降、化瘀、收敛的用药思路，不少治热证出血的方剂，多导源于此方，如《万病回春》卷三之五灰散，由莲蓬壳、黄绢、血余、百草霜、棕皮（各烧灰）、山栀子（炒黑）、蒲黄（炒黑）、墨、血竭组成，主治血不止成崩；《医学心悟》卷三之十灰散，即本方去棕榈、牡丹皮、柏叶，加老丝瓜、蒲黄、乱发组成，主治阴虚吐血。该方临床应用广泛，如更年期功血、肺结核出血、胃溃疡所致上消化道出血、支气管扩张咯血、外伤性前房继发性出血等。

【功能主治】 凉血止血，清热泻火。主治血热妄行证，症见呕血、吐血、咯血、嗽血、衄血，血色鲜红，来势暴急，舌红，脉数。

【药学研究】

（一）物质基础研究

鞣质是植物界分布极广的一类复杂的化合物，特别是在具苦、涩、酸味的中草药中，含量更为丰富。常用的止血类药物如棕榈、侧柏等均含鞣质，鞣质可与蛋白质结合成大分子物质、不溶于水的沉淀，可使创伤组织表面蛋白质凝固，形成痂膜，以减少分泌和血浆渗出。此外，大多数植物体中都含有钙，其中大部分是以草酸钙晶体的形式存在，钙离子能促血液及蛋白质凝固，具收敛、止血、止泻作用，并能降低细胞的通透性，减少渗出物，有消炎作用。另外，微量元素在人类生命活动中起着非常重要的作用，它与多种疾病和生理活动关系密切，其实用价值越来越受到重视。

测定十灰散及方中诸药炮制前后鞣质、钙及微量元素的含量，比较其成分变化，结果表明，十灰散经炒炭后，其鞣质含量增多，钙离子含量升高，多数药物微量元素含量增多，提示十灰散止血、凝血作用的物质基础可能与炮制后鞣质、钙离子含量及微量元素含量增多有关。有研究表明，十灰散经炒炭后，其鞣质含量升高了 1 倍多，茜草升高了 3 倍多，茅根升高近 10 倍，侧柏升高 13 倍之多，其余几味中药均有不同程度的变化。且十灰散无论合炒还是单味药炒后，方中钙离子含量均增高，平均升高 67.3%，其中棕榈炭钙含量升高 4 倍左右，上升幅度非常明显。微量元素含量亦发生明显变化，多数药物炒炭后微量元素含量增多。另外，十灰丸（散）止血成分除上述外，可能还与某些中药本身所含某些止血成分有关，如茜草含茜草酸和茜草苷等，这些中药原有的止血成分在"炒炭存性"的炮制过程都不同程度地保存下来。故十灰丸（散）及其他炭药的止血成分广泛而复杂，止血机理亦是多环节、多途径。

（二）提取工艺研究

现代临床应用的十灰丸是根据原方对药材进行科学炮制、按照一定工艺加工而成的。关于十灰散的提取工艺研究未见文献报道。

（三）质量控制研究

通过测定十灰散中钙、微量元素、鞣质和浸出物的含量，结果表明，本方中钙含量很高，微量元素（Fe、Cu、Mn、Zn、Sr、Ni、Co）含量较高，并与高温制炭有关；鞣质含量为 3.3%，高温易使药材鞣质含量下降。

【药理作用】

（一）主要药效学研究

十灰散主要具有止血、促进凝血的作用。

十灰散生品、炭药均有促进血凝系统的止血、凝血作用，可缩短凝血酶原、凝血酶时间和血浆复钙时间，从而对内源性和外源性凝血系统发挥其促进作用，激活多种凝血因子，使凝血时间缩短；促进血小板功能，使扩大型血小板数量增多，利于血小板形成血栓，加强其凝血作用。但炭药效果优于未制炭药材品种。

止血功能除由于药物本身的药理作用外，主要与诸药炒炭后增强止血作用有关，炒炭后钙离子游离成可溶性钙，从而促进血液凝固。十灰散在炮制前后鞣质、Ca 及部分微量元素的含量测定，提示本方对小鼠具有缩短出血、凝血时间的作用。

（二）安全性评价研究

关于十灰散的安全性评价实验研究未见文献报道。

（三）体内过程研究

关于十灰散的体内过程研究未见文献报道。

【临床应用】

（一）临床常用

本方是治疗血热妄行之上部出血证的常用方，临床表现主要为吐血、咯血、呕血、衄血、嗽血，以来势急暴之上部出血、血色鲜红、舌红脉数为证治要点。气火较盛、血热较盛者，本方可作为汤剂，以增加其清热凉血作用，此时当以大黄、栀子为主，亦可加牛膝、代赭石等镇降之品引血热下行，并可选加生地黄、白及之类以增加凉血止血、收敛止血作用。

（二）临床新用

本方临床常用于消化道出血、支气管扩张及肺结核咯血等属于血热妄行者。此外，还可以加减治疗慢性溃疡性结肠炎、急性放射性肠炎、消化性溃疡出血、慢加急性肝功能衰竭、脑梗死并发上消化道出血、过敏性紫癜、内痔出血、更年期功能性子宫出血、宫颈糜烂等。

（三）不良反应

有关十灰散及其相关制剂的不良反应未见报道。

【**使用注意**】本方在用法上是烧灰存性，注意炒炭的程度，否则影响药效；虚寒性出血者忌用。

第十九章 祛痰剂

祛痰剂是指凡以祛痰药为主组成，具有消除痰饮作用，治疗痰证的方剂。

痰既是病理产物，也是发病病因，分布范围广泛，内至脏腑经络，外至体表四肢，按其性质不同，分为湿痰、热痰、燥痰、寒痰、风痰等，故止咳化痰剂可相应分为燥湿化痰剂、清热化痰剂、润燥化痰剂、温化寒痰剂、治风化痰剂五大类。燥湿化痰剂适用于湿痰证，症见痰多色白易咯、胸脘痞闷、呕恶眩晕、肢体困倦、舌苔白滑或腻、脉缓或弦滑；清热化痰剂适用于热痰证，症见咳嗽、痰黄黏稠难咯出、口苦、眩晕、惊痫、瘰疬、舌质红、苔黄腻、脉滑数；润燥化痰剂适用于燥痰证，症见咳嗽，甚或呛咳、咯痰不爽，或痰黏成块，或痰中带血、胸闷胸痛、咽喉干燥、舌干少津、苔干脉涩；温化寒痰剂适用于寒痰证，症见咳嗽痰多、痰质清稀、胸闷喘促、口淡、舌苔白滑、脉沉兼滑或弦滑；治风化痰剂适用于风痰证，症见咳嗽咽痒、痰多，伴有恶寒发热，或眩晕、头痛、苔白腻等。

现代药理研究证实，祛痰方药主要通过止咳、平喘、祛痰、抗菌消炎、抗肿瘤、抗惊厥等药理作用来发挥功效，部分方药还有扩张血管、降压、抗心肌缺血、抗凝、降血脂、保肝和增强免疫功能等作用。当前，进行化痰止咳平喘方药药理作用研究常用动物是小鼠、大鼠、豚鼠、猫、家鸽等。化痰止咳平喘方药的研究始于 19 世纪 80 年代，日本学者猪子吉人于 1888 年最先报道百部生物碱具有抑制动物呼吸中枢兴奋、镇咳作用。国内该类方药的最早报道见于 1935 年，张耀德等用猫和家兔进行贝母影响支气管平滑肌的研究，发现其收缩或舒张支气管平滑肌的作用与剂量相关。

本章选择祛痰剂中实验研究报道资料丰富的温胆汤作为代表方剂，着重从药学研究、药理研究、临床研究等三方面进行详细介绍。

温胆汤《三因极一病证方论》
Wendantang

【处方组成】半夏（汤洗七次）60g　竹茹 60g　枳实（麸炒，去瓤）60g　陈皮 90g　甘草（炙）30g　茯苓 45g

【历史沿革】温胆汤最早可追溯到南北朝时期姚僧垣的《集验方》："温胆汤，治大病后，虚烦不得眠。此胆寒故也，宜服此汤法。生姜（四两），半夏（二两洗），橘皮（三两），竹茹（二两），枳实（二枚炙），甘草（一两炙）。上六味，切，以水八升，煮取二升，去滓，分三服。"唐·孙思邈在《备急千金要方·卷十二胆虚寒》中载有："治大病后虚烦不得眠。此胆寒故也，宜服温胆汤方：半夏、竹茹、枳实各二两，橘皮三两，生姜四两，甘草一两。"与《集验方》中对温胆汤的记载相同。

南宋·陈言《三因极一病证方论》，第十卷"惊悸证治"条下亦载有温胆汤，方为："陈皮三两，半夏二两，茯苓一两半，炙甘草一两，竹茹二两，枳实二两，共为粗末，每服四大钱，加生姜五片、大枣一枚，煎服。"与《千金方》所载温胆汤比较，各药剂量均有减少，而生姜减少尤多，且增加茯苓、大枣两味。此方主治：心胆虚怯，触事易惊，梦寐不祥，或异象感惑，遂致心惊胆慑，气郁生涎，涎与气搏，变生诸证，或短气悸乏，或复自汗，四肢浮肿，饮食无味，心虚烦闷，坐卧不安。观其主治已从"胆寒"变为"心胆虚怯"，并明确提出其病变机制为"气郁生涎，涎与气搏"。这一改变为后世医家所遵循，以致《三因方》温胆汤竟成为后人习用之方，而逐渐忘却《集验方》《千金方》之温胆汤。《医方集解》将其列入"和解门"，温病学亦将其划归为和解剂。以吴仪洛、汪昂为代表的医家认为"温胆实为和胆之意"，汪昂云："温胆者……非以温胆经之寒也，其以温胆名汤者，以胆欲不寒不燥常温耳。"

【功能主治】理气化痰，清胆和胃。主治胆胃不和，痰热内扰证，症见胆怯易惊、心烦不眠、口苦、呕恶呃逆，或惊悸，或癫痫，苔白腻微黄、脉滑略数或弦滑。

【药学研究】

（一）物质基础研究

温胆汤及其相关制剂的物质基础研究未见文献报道，所以我们从单味药的物质基础出发，以期由点及面地了解温胆汤全方的物质基础。半夏具有燥湿化痰、降逆止呕、消痞散结的功效，主要化学成分有 β- 氨基丁酸、γ- 氨基丁酸、天门冬氨酸、谷氨酸等多种氨基酸，谷甾醇及其葡萄糖苷，尿黑酸及其葡萄糖苷，胆碱和半夏蛋白 I 等；枳实具有化痰散痞、破气消积的功效，其主要化学成分有橙皮苷、新橙皮苷、川陈皮素、d- 柠檬烯、酸橙素、苦橙苷、辛弗林、柠檬苦素等；竹茹具有清热化痰、除烦止呕的功效，主要化学成分有酚性成分、氨基酸、有机酸、糖类、涩味质等；陈皮具有理气健脾、燥湿化痰的功效，主要化学成分有挥发油、黄酮、生物碱、肌醇等成分，挥发油中主要含柠檬烯，黄酮类主要为橙皮苷；甘草具有燥湿温中、除痰截疟的功效，其主要化学成分有三萜类化合物（甘草酸、甘草次酸等）、黄酮类化合物（甘草黄碱酮、异甘草黄酮、甘草素等）及甘草多糖类化合物等三大类；茯苓具有渗湿利水、健脾和胃、宁心安神、强精益髓的功效，其主要化学成分有 β- 茯苓聚糖、多聚糖类（茯苓聚糖、茯苓次聚糖）、三萜类化合物、脂肪酸、甾醇、酶等。

（二）提取工艺研究

温胆滴丸是在温胆汤基础上改进而制成的中药新制剂，由半夏、竹茹、枳实、陈皮、炙甘草、茯苓、生姜、大枣组成。对温胆滴丸的提取工艺进行了研究，以溶剂倍数、提取时间、提取次数作为工艺参数因素，采用正交设计优选温胆滴丸的最佳提取工艺，结果以 12 倍量水，浸泡 0.5h，加热回流提取 3 次，每次 1.5h 为最佳工艺。

（三）质量控制研究

温胆汤中总糖的含量可以作为温胆汤质量控制的指标，采用紫外分光光度法测定温胆汤中总糖的含量，发现总糖的含量为 11.23mg/g。

【药理作用】

（一）主要药效学研究

温胆汤主要有抗精神分裂、抗抑郁、降血脂、保护胃肠道、抗老年痴呆、镇静、催眠等药理作用。

1. 抗精神分裂 温胆汤可明显降低精神分裂症模型大鼠血清 TNF-α、IL-6 的含量，显著升高海马组织 Glu 活性表达，改善模型大鼠的刻板行为和海马 CA1 区的病理改变；可明显减轻精神分裂症模型大鼠神经元细胞的凋亡，降低 PKC 的浓度，对缝隙连接通讯的功能起到调节作用；可明显缩短精神分裂症模型大鼠在 Morris 水迷宫试验中的逃避潜伏期，增加跨台次数，改善模型大鼠的学习记忆功能；可明显提高精神分裂症模型大鼠脑组织中 Cx43 mRNA 的表达；可提高模型大鼠最大群峰电位的诱发成功率，大幅增高 PS 幅度，增强模型大鼠海马神经元在高频刺激（HFS）后的反应；可减弱精神分裂症模型大鼠海马齿状回颗粒细胞层 NR1、NR2B 受体亚单位的表达，调节离子型谷氨酸受体的表达水平；预防性给予大鼠温胆汤，可减轻海马细胞核溶缩和固缩，延缓海马细胞的变性过程，对模型大鼠海马的病理损伤有一定的保护作用。温胆汤还可明显降低精神分裂症模型大鼠血清 MDA、NO 的含量，升高 SOD 的活性，降低 PKC 的含量，减轻氧自由基引起的病理损伤，改善模型大鼠的一般状况；提高盐酸阿扑吗啡诱发精神分裂症模型大鼠全血中 CD_3^+、CD_4^+ 亚群数和血清中 IL-2 的含量，能有效增强模型大鼠免疫调节的能力，对抗 APO 引起的刻板行为。宁神温胆汤可降低 bax 水平，升高 bcl-2 和 bcl-2/bax 比值，抑制海马区神经细胞的凋亡。

2. 抗抑郁 温胆汤能改善抑郁症状，可明显增加抑郁模型大鼠突触活性区长度、突触后致密物质厚度及 NeuN/BrdU、β-tubulin Ⅲ /Brdu 双标阳性细胞数，减小突触间隙宽度；能显著改善模型大鼠的行为变化，增加脑内 NE、5-HT 的含量；能降低模型大鼠血清铜含量，提高血清锌水平，通过逆转大鼠行为学、体内微量元素锌和铜的改变达到抗抑郁的作用；还可明显降低 Katz 刺激法抑郁模型大鼠 ACTH、COR 浓度，提升海马 cAMP 含量，调节 HPA 轴功能和细胞内信号传导。

3. 降血脂 温胆汤可降低实验性血脂代谢紊乱大鼠血中的 TC、TG 水平，提高血清 SOD 活性，降低 MDA 含量，提高肝脏 LA 和 LPL 活性，发挥调脂作用，降低细胞受损程度；可显著抑制实验性高脂血症模型大鼠血清 TC、TG 浓度和 LDL-C 含量，提高脂蛋白酯酶（LPL）、总脂解酶（LA）活性和 HDLC-C 含量，上调肝脏低密度脂蛋白受体（LDLR）mRNA 水平，通过调节大鼠肝脏 LDLR 转录水平影响其血脂代谢。

温胆汤可显著降低急性高脂血症模型小鼠血清 TC、TG、LDL-C 含量，提高 SOD 活性，降低 MDA 含量，控制体重增长，降低粪便中脂质含量。温胆汤还可有效降低慢性高脂血症小鼠血清 TC、TG 含量，但对 HDL-C 含量的升高无明显效果。

4. 保护胃肠道 温胆汤可降低荷瘤小鼠小肠 5-HT 含量和小肠嗜铬细胞数，提高荷瘤小鼠的食量，减轻肿瘤相关胃肠道反应。还可对抗阿扑吗啡、硫酸铜引起的犬呕吐。

5. 抗老年痴呆 温胆汤改良方含药血清可显著降低 NG108-15 细胞 JNK、c-jun 的表达，降低细胞凋亡率，保护由 $A\beta_{25\text{-}35}$ 引起的 NG108-15 细胞损伤。

6.镇静、催眠 温胆汤可降低失眠模型大鼠下丘脑内 NE 含量，升高下丘脑内 5-HT、5-HTAA 含量。温胆汤可延长戊巴比妥钠模型小鼠的睡眠时间，提高入睡率，协同戊巴比妥钠的镇静作用。

（二）安全性评价研究

未见温胆汤及其相关制剂的安全性评价研究报道。

（三）体内过程研究

未见温胆汤及其相关制剂的体内过程研究报道。

【临床应用】

（一）临床常用

本方常用于治疗胆胃不和、痰热内扰证，临床表现主要为心烦失眠、胆怯易惊、口苦、呕恶呃逆、惊悸、癫狂、惊痫等。若热邪偏重者，可加黄连、黄芩以助清热；痰热内扰、心胆虚怯、神志不宁者，可去竹茹，加酸枣仁、远志、五味子、熟地黄、人参，如《世医得效方》之十味温胆汤；风痰惊悸者，可去竹茹，加防风、人参、紫苏，以枳壳易枳实，奏消痰、顺气、疏风之功，如《世医得效方》之防风温胆汤；伤寒日数过多，其热不退，梦寐不宁，心惊恍惚，烦躁多痰者，可增加竹茹量，加柴胡、桔梗、黄连、人参、麦冬、香附，如《寿世保元》之竹茹温胆汤；心胆虚怯，触事易惊，梦寝不安，气郁生痰，变生诸证，或短气悸乏，或复自汗，四肢浮肿，饮食无味，烦躁不安者，可减竹茹量，加人参、柴胡、桔梗、麦冬、香附，如《医学入门》之参胡温胆汤；小儿感冒邪气未解，复为惊异所触，如病虽退，尚觉心惊不寐者，可与柴胡配伍，如《医宗金鉴》之柴胡温胆汤。

（二）临床新用

本方临床常用于治疗神经系统和消化系统疾病，包括精神分裂症、抑郁症、焦虑症、神经官能症、癫痫、失眠、溃疡病、慢性肝炎、胆囊炎、急慢性胃炎、慢性肾衰竭呕吐等属于痰热内扰者。此外，还可以加减治疗脑梗死急性期、中风后遗症、功能性消化不良、顽固性便秘、反流性食管炎、室性早搏、高脂血症、高血压、颈椎病、性早熟、慢性咽炎、放射性肺病、冠心病、偏头痛、美尼尔氏征、小儿厌食症、慢性支气管炎、支气管哮喘、梅尼埃病等疾病。

（三）不良反应

临床使用有致消化道反应的报道。

【使用注意】凡心脾两虚、气血不足之失眠心悸，以及胃寒呕吐均不宜用。

第二十章 平肝息风剂

凡以凉肝息风、滋阴息风或镇肝息风药物为主组成，用于肝热生风或肝肾阴虚、肝阳上亢化风所致之内风病证的方剂，统称平肝息风剂。

平肝息风剂适用于肝阳上亢证，证见高热不退、烦闷躁扰、手足抽搐、口眼㖞斜、发为痉厥，甚或眩晕颠仆、昏不知人、移时始醒，或醒后不能复元。其症状表现上类似于现代医学的神经系统疾病和高血压，故平肝息风方药的药理作用主要表现为镇静、抗惊厥、抗癫痫、降压，部分方药兼有抗炎、解热、镇痛等作用。当前，进行该类方药药理作用研究常用动物是小鼠、大鼠、猫、犬。平肝息风方药的研究始于 20 世纪 20 年代前，1918 年日本学者久保田晴光最先发现全蝎具有升压作用；1928 年赤松宗二报道钩藤有降压效用，并证实其降压有效成分是鹿霍非林，其降压作用不受阿托品及切断迷走神经影响。国内对该类方药的研究最早见于 1958 年，尹德容利用实验性家兔高血压模型证实了钩藤的降压作用。至今，平肝息风方药研究动物实验方法主要形成 5 类，即降压实验方法、抗惊厥实验方法、抗癫痫实验方法、抗震颤麻痹实验方法、镇静催眠实验方法。本类方剂常用凉肝息风药羚羊角、钩藤，滋阴息风药生地黄、熟地黄、麦冬，或镇肝息风药赭石、磁石、龙骨、牡蛎为主组成。代表方剂，如天麻钩藤饮等。

天麻钩藤饮 《中医内科杂病证治新义》
Tianmagoutengyin

【处方组成】天麻 9g　钩藤 12g　生决明 18g　山栀 9g　黄芩 9g　川牛膝 12g　杜仲 9g　益母草 9g　桑寄生 9g　夜交藤 9g　朱茯神 9g

【历史沿革】本方始载于胡光慈《中医内科杂病证治新义》（1956 年 1 月出版），原治"高血压头痛、眩晕、失眠"。胡氏主张："在不违背中医学术辨证论治的基础上，逐步地和现代的基础医学和临床医学知识联系起来，来丰富中医学的内容，提高它的理论和技术水平，更好地发挥中医学的特点"（《中医内科杂病证治新义》绪言）。他认为高血压头痛属于中医"肝厥头痛"范畴，其"病原在于肝火之厥逆""治疗当以平肝降逆为主法"，而本方即属平肝降逆之剂，故为治疗高血压头痛的主方。其选药组方的思路，首先是遵循传统的中医药理论，以平肝息风为主，辅以清降、补肾、安神等法；其次是结合辨病并参考当时中药的实验研究成果，选择既合上述法度，又有降血压作用的药物，以加强针对性，提高疗效。胡氏在方后的按语"若以现代高血压头痛而论，本方所用黄芩、杜仲、益母草、桑寄生等，均经研究有降低血压之作用，故有镇静精神，降逆缓痛之功"，有助于说明这一点。因此，与其他息风方剂相比，本方中西医结合的色彩尤为显明。现代临床已将本方作为治疗高血压病肝阳上亢型的常用方。近年对本方的实验研究和临床报道日益增多，其作用机理逐渐清晰，治疗范围也不断拓宽，可用于其他原因所致眩晕、中风后遗症以及更年期综合征等。

【功能主治】平肝息风，清热活血，补益肝肾。主治肝阳偏亢、肝风上扰证，症见头痛、眩晕、失眠、舌红苔黄、脉弦。

【药学研究】

（一）物质基础研究

关于天麻钩藤饮的物质基础研究文献少见报道，天麻钩藤饮所含的挥发性成分、黄酮类、生物碱类、苷类、多糖类是其化学成分。有研究认为天麻钩藤饮中天麻和杜仲两味药的主要有效的降压成分是天麻素和松脂醇二葡萄糖苷。

（二）提取工艺研究

天麻钩藤饮传统的提取方法是煎煮法，考虑到用其他提取法会对此复方中各成分间的相互作用产生影响，为尽可能地保证传统提取方法的疗效，保证传统煎煮工艺下各成分之间的相互作用不改变，采用传统的水煎煮法制备浸膏，选择煎煮时间、加水倍数、煎煮次数为考察因素，以含天麻素的浓度为评价指标，对天麻钩藤饮干浸膏的制备工艺进行探讨，考察不同煎煮条件对天麻素的影响，筛选出能确保制剂质量与疗效的提取工艺，得到的最佳工艺条件为 10 倍量的水煎煮 3 次，每次 45min。亦有关于优选 AB-8 型大孔树脂精制天麻钩藤饮药液的工艺条件的报道，以天麻素的含量和出膏率为考察指标，采用单因素和 L9（3^4）正交法对树脂纯化工艺中的最大上样量、上样速度和洗脱剂浓度等参数进行优选，结果得到最佳工艺为最大上样量 30mL，上样速度 2BV/h，洗脱溶剂为浓度 40% 乙醇，洗脱剂用量 165mL，药液浓度 0.5g/mL，径高比 1：10，在此条件下，浸膏得率为 9.98%，天麻素平均含量为 13.364mg/g。

另有研究优选天麻钩藤饮的水提醇沉工艺，以天麻素含量为指标，采用正交设计的方法，利用 HPLC 法来考察药液浓度、乙醇浓度、醇沉时间对天麻素提取效果的影响，结果药液浓度为 1.5mg/g，乙醇浓度为 65%，醇沉 4h 为最佳提取工艺。

（三）质量控制研究

薄层色谱法及高效液相色谱法是天麻钩藤饮鉴别及质量控制研究的最常用方法。2010 版《药典》以薄层色谱法检测栀子苷、黄芩苷及大黄素作为天麻钩藤饮的质量控制指标。但也有研究认为天麻钩藤饮中天麻和杜仲两味药的主要有效的降压成分是天麻素和松脂醇二葡萄糖苷，采用 HPLC 法同时测定天麻钩藤饮复方中两个有效降压成分的含量，方法简捷稳定，为天麻钩藤饮的质量控制提供了新的检测方法。

【药理作用】

（一）主要药效学研究

天麻钩藤饮主要具有降血压、调节中枢神经系统、抗脑缺血、抗氧化、镇静、镇痛、抗惊厥、改善学习记忆等作用。

1. 降血压 天麻钩藤饮具有稳定、温和、持久的降血压特点，作用机制可能是：①对钙离子通道的影响：抑制自发性高血压大鼠血管平滑肌细胞 CaL-α1C 的表达，同时促进 PMCA1 的表达，改善高血压时平滑肌细胞的钙超载状态，阻滞血管平滑肌细胞 L 型钙离子通道，抑制细胞外钙内流。②对肾素、血管紧张素系统的影响：天麻钩藤饮降低收缩压和舒张压水平，降低血清内 ALDO 和 Ang II 的含量，提高血浆 CGRP 水平，使血管舒张，血压下降。③清除氧自由基：能够通过增加血清过氧化氢酶活力，清除血管超氧自由基，防止脂质过氧化。④调节 NO、血管紧张素的分泌：天麻钩藤饮对高血压肝阳上亢证大鼠血清 NO 和 NOS 含量有明显的升高作用，改善内皮组织的缺血缺氧状态，明显降低血浆 AII、ET 水平，使 ET 合成减少，血管紧张度进一步下降，从而形成降压良性循环。⑤降低胰岛素抵抗：天麻钩藤饮有较好的降低自发性高血压（SHR）大鼠血清空腹血糖浓度（FNG）及血清胰岛素（FINS），升高胰岛素敏感指数（ISI）的作用。下丘脑 67 个蛋白表达上调，有 19 个蛋白表达下调，提示这些蛋白质与天麻钩藤饮的降血压和改善症状密切相关，这些蛋白质可能就是天麻钩藤饮治疗作用的靶点。天麻钩藤饮还能够缓解和逆转二肾一夹型肾血管性高血压大鼠心肌纤维化，降低 LVW、LVI 和 ColI，抑制心肌组织 TGF-β1 的表达。

2. 抗脑缺血 天麻钩藤饮促进脑缺血后 VEGF 及 Flk-1 的表达增加，发挥脑保护功能。天麻钩藤饮能够有效地改善颅内动脉异常的血流动力学状态，对脑血流有双向调节作用，既可使流速加快的动脉血流减慢，又可使减慢的动脉血流增快；能够调整脑血管的顺应性和血管弹性，使血流在管腔内保持良好的状态；天麻钩藤饮能增加局灶性脑缺血大鼠脑血流量，改善缺血区微循环，提高缺血大鼠脑组织匀浆中 SOD 的含量，降低 MDA 含量，还能促进脑缺血后神经新生，保护脑组织。

3. 对神经系统的作用 主要表现为镇静、镇痛、改善学习记忆等作用。天麻钩藤饮能够减少小鼠自主活动，协同戊巴比妥钠的中枢抑制，能够抗电惊厥；天麻钩藤饮能够抑制醋酸所致小鼠扭体反应，并呈相应的量效关系；可改善脑缺血后大鼠的学习记忆能力。天麻钩藤饮的最低起效剂量为 0.42g/kg，药效维持时间为 4.3h。

4. 抗帕金森 天麻钩藤饮可显著减少帕金森大鼠旋转圈数，明显降低活性氧、MDA，升高 GSH、GSH-Px、SOD 含量，改善帕金森大鼠的神经行为学变化，提高机体的抗氧化和清除自由基的能力。抑制帕金森大鼠多巴胺能神经元凋亡，其作用机制可能是通过抗氧化应激，升高 Bcl-2，抑制 Bax 激活而实现的。

5. 改善血液流变性 天麻钩藤饮能够降低血瘀证大鼠的血浆比黏度和全血比黏度，抑制血小板聚集。

6. 其他作用 具有抗氧化作用，能抑制小鼠心、脑、肝组织中过氧化脂质的生成。具有肾脏保护作用，明显减少尿 MALb、β_2-MG 排泄，延缓高血压肾损害。

（二）安全性评价研究

天麻钩藤饮小鼠灌胃给药的 MTD 为 537.8g 生药/kg，是临床人用量的 208 倍。小鼠腹腔注射的 LD_{50} 为 58.04g/kg。

（三）体内过程研究

研究表明，天麻钩藤饮的毒效动力学属于二房室模型分布，基本上按一级动力学消除，表观消除速率常数为0.018，表观消除半衰期为39.13h，表观分布速率常数为0.092，表观分布半衰期为7.52h，其毒效作用与性别无明显相关性。

天麻钩藤饮口服的最低起效剂量为0.18g/kg，相当于临床等效剂量的效应消退半衰期为0.97h，效应维持时间为8.05h，体存血药浓度达峰时间为2.27h。提示通过调整给药间隔时间和给药剂量达到更好的治疗效果。

在心脑血管方面，天麻钩藤饮有加快大脑中动脉血液流速与降低其血管阻力的作用，且起效速、作用快，但维持时间短，药物易于排泄，作用消失也快，这与该方在其他药效实验的表现基本一致。因此，临床给药仍须缩短间隔时间以维持有效血液浓度。至于该方在血液流速与血管阻力方面所表现出的差异，如对血液流速的作用相对强而消失快，对血管阻力的作用相对缓而消失慢，这可能与效应器及复方中不同作用成分的差异性有关。天麻钩藤饮对收缩压有轻度的降压作用，并呈量效关系，但对舒张压与心率的作用不显。该方对收缩压的最低起效剂量为0.21g/kg，临床常用剂量的效量消退半衰期为1.16h，效应维持时间为4.82h，消除速率常数为0.60。

在镇痛方面，天麻钩藤饮对醋酸所致小鼠扭体反应具一定抑制作用，且成明显量效关系，最低起效剂量为0.42g/kg（po），消退半衰期为0.51h，效应维持时间为4.3h，体存血药浓度达峰时间为0.94h。对肝阳上亢证头痛患者亦具有镇痛与提高痛阈的作用，并在一定剂量范围内呈量效关系。镇痛反应的最低起效量为0.098g/kg，效量消退半衰期为0.637h，消退进率常数为1.088，效应维持时间为3.69h，提高痛阈的最低起效量为0.142g/kg，表明为维持有效血药浓度、提高该方镇痛疗效，应缩短给药间隔时间。

在睡眠方面，天麻钩藤饮戊巴比妥钠小鼠催眠效应具有协同作用，并呈显著的量效关系。天麻钩藤饮的最低起效剂量为0.126g/kg（ig），相当于临床等效剂量的效应消退半衰期为0.77h，效应维持时间为16.06h，体存血药浓度达峰时间为2.10h。

【临床应用】

（一）临床常用

本方是治疗肝阳偏亢、肝风上扰证的常用方，临床表现主要为头痛、眩晕、失眠多梦、舌红苔黄、脉弦。重症可易决明为羚羊角，则药力益著；眩晕头痛剧者，可酌加龙骨、牡蛎、羚羊角等以增强平肝息风之功；若进入后期血管硬化之症，可酌入槐花、海藻；阳亢化风，眩晕较甚，唇舌或肢体发麻者，除羚羊角外，尚可酌加代赭石、牡蛎、龙骨、磁石等以镇肝潜阳息风；肝火偏盛，头痛较剧，面红目赤，舌苔黄燥，脉弦数者，可酌加龙胆草、夏枯草、牡丹皮，或加服龙胆泻肝丸以清肝泻火；便秘，可加大黄、芒硝，或加服当归龙荟丸以泻肝通腑；肝肾阴虚，脉弦而细者，可酌加女贞子、枸杞子、白芍、生地黄、何首乌等以滋养肝肾。

（二）临床新用

本方临床常用于治疗高血压病、内耳性眩晕、急性脑血管病等属肝阳上亢、肝风上扰证者。此外，还可以加减治疗中风后遗症、更年期综合征、腔隙性脑梗死、椎－基底动脉供血不足、高脂血症、抑郁症、帕金森病、偏头痛、血管神经性头痛、强迫症、甲亢突眼、男性勃起功能障碍、儿童抽动症、儿童多动症等。

（三）不良反应

有关天麻钩藤饮及其相关制剂的不良反应文献未见报道。

【使用注意】无特殊禁忌。

第二十一章　安神剂

　　安神剂是指凡以安神药为主组成，具有安神定志作用，治疗神志不安疾患的方剂。

　　中医认为神志不安或为外受惊恐，神魂不安；或郁怒所伤，肝郁化火，内扰心神；或思虑太过，暗耗阴血，心失所养所致。按其性质虚实不同，分为两类，病症属实证者，由心肝阳亢、内扰心神引起，症见心烦神乱、失眠多梦、惊悸怔忡、癫痫、舌红、脉数等，治宜重镇安神；病症属虚证者，由阴血不足、心神失养引起，症见心烦不眠、心悸怔忡、健忘多梦、舌红少苔、脉细数等，治宜滋养安神。故安神剂分为重镇安神剂与滋养安神剂两类。现代药理研究证实，安神方药主要通过镇静、催眠、镇痛、抗惊厥、抗震颤麻痹、改善心血管系统的影响和增强免疫功能等药理作用发挥治疗功效，部分药物兼有降血脂、保肝、抗菌及治疗便秘等作用。进行该类方药药理作用研究常用动物是小鼠、大鼠。安神方药的研究始于20世纪40年代末期，1949年Allmark等最先创立倾斜网栅法，并用该法观察了肌松药对大鼠中枢神经系统的镇静作用，1956年孙世锡报道了酸枣仁具有小鼠催眠作用、大鼠降压作用及大鼠子宫兴奋作用。至今，安神方药研究动物实验方法主要形成5类，即镇静实验方法、催眠实验方法、抗惊厥实验方法、抗癫痫实验方法、抗震颤麻痹实验方法。

　　本章选择安神剂中有代表性的、实验研究报道资料丰富的天王补心丹、酸枣仁汤两首方剂，着重从药学研究、药理研究、临床研究等三方面进行详细介绍。

酸枣仁汤《金匮要略》
Suanzaorentang

【处方组成】酸枣仁（炒）15g　甘草3g　知母6g　茯苓6g　川芎6g

【历史沿革】本方出自东汉张仲景所著《金匮要略·血痹虚劳病脉证并治第六》，原名酸枣汤，至清代喻嘉言在《医门法律》卷六始称之为酸枣仁汤。此方为虚劳病虚烦不得眠而设，方证病机虽与心、肝二脏有关，但病变核心在肝。本方配伍体现了酸收为主，辛散为辅，兼以甘缓等治疗原则，用治心悸虚烦不眠，较单纯的养心安神方剂更具有特色。本方以酸枣仁配伍川芎、茯苓、甘草的组方结构，对后世养血调肝安神法的发展运用具有深远的影响。如唐代《外台秘要》卷十七载治疗虚劳不得眠、烦不可宁之小酸枣汤，宋代《太平圣惠方》卷三亦以本方化裁而立酸枣仁散，《类证活人书》卷十八载酸枣汤用治伤寒经吐下后虚烦不眠、心中懊恼等证。《张氏医通》载本方还可用于治疗"盗汗"症。明代医家李时珍在《本草纲目》中针对老年人劳心过度、阴虚火旺等特点，将酸枣仁汤等滋阴安神之品用于延年益寿，颇具特色。另外，在清代《医宗金鉴》中亦有酸枣仁汤，由酸枣仁、当归、白芍、生地黄、知母、黄柏、茯苓、黄芪、五味子、人参组成，主治心虚不固引起的盗汗。以上同名异方，需加以区别。现代中医临床对酸枣仁汤的应用范围不断扩大，经在原方基础上辨证加减组方可广泛适用于精神神经系统疾病、心血管系统疾病、更年期综合征、甲状腺功能亢进等病症，近年来该方临床新增应用治疗男科病证、皮肤病证、先天性非溶血性黄疸等病症取得较好疗效，酸枣仁汤还可用于辨证加减治疗惊悸、眩晕、脏躁、夜游、严重汗证等病症。目前酸枣仁汤已开发成酸枣仁合剂、酸枣仁糖浆及复方酸枣仁颗粒等多种制剂。现代中药复方化学研究已制定了酸枣仁制剂的质量控制标准及酸枣仁皂苷、棘苷、阿魏酸及菝葜皂苷元等多种有效成分含量的测定方法。现代药理研究表明，该方具有镇静催眠、抗焦虑、改善记忆能力、抗惊厥及调节甲状腺代谢功能等药理作用，为其临床应用提供了科学依据。

【功能主治】 养血安神，清热除烦。主治肝血不足、虚热内扰证，症见心烦失眠、心悸不安、头晕目眩、咽干口燥、舌红、脉弦细。

【药学研究】

(一) 物质基础研究

酸枣仁汤中的化学成分较多。据研究，利用电感耦合等离子体原子发射光谱法可以测出酸枣仁汤中含有 Ca、Cr、Al、Fe、K、Mg、Mn、Zn 等金属元素，其中 K 的含量最高，Ca 含量次之。酸枣仁汤中还含有皂苷类、多糖类、挥发油类、黄酮类、酚酸、苯酞类等化学成分。酸枣仁汤中多糖含量质量分数为 20.23%，单糖组成为 Man-GlcUA-GalUA-Glc-Gal-Ara；分子质量 <10ku 的多糖样品中多糖质量分数为 11.80%，单糖组成为 Man-GlcUA-GalUA-Glc-Gal-Ara；分子质量为 10 ~ 50ku 的多糖样品中多糖质量分数为 9.74%，单糖组成为 Man-Glc-Gal-Ara；分子质量 >50ku 的多糖样品中多糖质量分数为 13.80%，单糖组成为 Man-Glc。GC-MS 法测定酸枣仁汤水蒸气蒸馏物中含有 80 种化合物，其中共有峰酸枣仁占 17 种，茯苓 4 种，知母 17 种，甘草 1 种，川芎 37 种，另有 20 种不属于任何一味中药的成分，可能是酸枣仁汤经水煎煮后产生的新成分，且以 1- 苯基 -1- 戊酮的含量最高，(S)-1- 甲基 -4-(5- 甲基 -1- 甲基 -4- 己烯基)-环己烯次之。酸枣仁皂苷 A 是枣仁安神颗粒的活性成分。

(二) 提取工艺研究

酸枣仁汤在传统用法中以汤剂为主。汤剂制备过程中，药材粒度、提取溶剂、提取时间、溶媒倍数等均对其有效成分的溶出具有重要影响。有研究指出，酸枣仁汤的水煎液和不同浓度醇提液的药效强度有所差异，其中酸枣仁汤水煎液与 95% 醇提液作用最强，能明显减少小鼠自主活动次数，显著延长阈上剂量戊巴比妥钠所致小鼠睡眠时间。以酸枣仁皂苷 A 作为考察指标，采用正交试验优化煎煮工艺，结果显示其最佳工艺为：选择药材粗粉，水蒸气蒸馏法提取川芎挥发油后，再加入总量为药材 8 倍量的水，维持温度 95℃回流提取 2 次，每次 1h。而以棘苷、阿魏酸、芒果苷、甘草酸作为质控指标，采用正交实验设计优化醇提工艺，结果显示其最佳醇提工艺为 10 倍量 95% 乙醇，回流提取 3 次，每次 1h。

（三）质量控制研究

在质量研究过程中，逐步建立了 HPLC-ELSD 法测定酸枣仁汤中多糖、酸枣仁皂苷 A 含量、RP-HPLC 法测定酸枣仁汤中芒果苷、甘草酸、甘草苷、棘苷、阿魏酸、斯皮诺素、洋川芎内酯 I 含量的成分测定方法。薄层色谱法作为鉴别的主要方法广泛用于质量控制研究。有研究发现，酸枣仁皂苷 A 是枣仁安神颗粒的活性成分，含量较高，且性质稳定，在 0.402 ~ 2.412μg（r=0.9996）范围内线性关系良好，平均回收率为 97.9%，RSD 为 1.5%，故可作为枣仁安神颗粒质量控制的指标性成分。

【药理作用】

（一）主要药效学研究

酸枣仁汤具有镇静催眠、增强学习记忆、抗抑郁、抗焦虑、抗惊厥、保肝、抗应激、降脂等药理作用。

1. 镇静催眠　酸枣仁汤可显著减少小鼠自主活动次数，延长阈上剂量戊巴比妥钠所致小鼠睡眠时间，增加阈下剂量戊巴比妥钠所致小鼠睡眠只数，镇静、催眠作用呈现一定的剂量依赖性。酸枣仁汤能够明显减少电刺激剥夺睡眠大鼠的觉醒时间，延长 SWS1 和 SWS2 期，延长总睡眠时间，减少海马阳性细胞凋亡，降低 NE 含量，提高 DA、5-HT 含量；可延长慢性束缚应激模型大鼠的睡眠总时间、浅睡眠和慢波睡眠期持续时间，提高慢波睡眠期占睡眠总时间的比例，改善模型大鼠的睡眠结构；可增加氯苯丙氨酸所致失眠大鼠中脑中缝背核内 Bcl-2 及脑源性神经营养因子 mRNA 的表达量，减少中脑中缝背核星形胶质细胞和小胶质细胞的激活，改善神经细胞损伤程度；可显著降低老年血亏阴虚失眠证模型大鼠大脑皮质及下丘脑 Glu、GABA 含量与 Glu/GABA 的比值，还可降低大脑皮质及海马部位的 $GABA_AR\alpha_1$ 和 γ_2 亚单位免疫化学累积光密度，下调皮质部位 $GABA_AR\alpha_1$ 和 γ_2 mRNA 的表达。镇静催眠作用机制可能与 β- 内啡肽（β-EP）和强啡肽 A1-13（DynA1-13）的升高有关。

2. 增强学习记忆能力　酸枣仁汤可改善睡眠剥夺模型大鼠的学习记忆能力；明显改善乙醇及东莨菪碱引起的记忆获得障碍；能够促进正常小鼠的学习记忆能力。

3. 抗抑郁、抗焦虑　酸枣仁汤可降低抑郁模型大鼠大脑皮质、海马中 NMDAR1、NMDAR2A、NMDAR2B 基因表达；可增加慢性应激所致抑郁模型大鼠体重和糖水消耗量，提高大脑海马和皮层内 5-HT 含量，明显增加神经元细胞和阳性细胞面密度值；可降低抑郁模型大鼠海马 TNF-α、IL-1β、c-fos 的表达，调节免疫系统功能，抑制海马神经元细胞凋亡；可增加孤养及慢性温和不可预见性应激联合所致的抑郁模型大鼠海马 BDNF 和 TrKB 表达，促进神经元生存。

酸枣仁汤可明显升高高架十字迷宫焦虑模型大鼠进入开放臂次数比和在开放臂停留时间比，显著提高大鼠杏仁核神经肽 Y 含量和血清 TNF-α、NO、IL-1β 含量，降低下丘脑神经肽 γ 含量；可明显提高模型大鼠脑组织 $GABA_A$ 受体 mRNA 表达水平，发挥抗焦虑作用。

酸枣仁汤可明显升高高架十字迷宫焦虑模型小鼠进入开放臂次数比和在开放臂停留时间比，提高小鼠脑组织中 β- 内啡肽的含量。

酸枣仁汤含药血清可减轻皮质酮损伤的 PC12 细胞内钙超载，减少 $Ca^{2+} \cdot CaM$ 复合物的产生及 Caspase-3 的表达，拮抗 PC12 细胞凋亡，减轻焦虑症可能伴有的高皮质酮状态对神经细胞的损伤。

4. 抗惊厥 酸枣仁汤对腹腔注射 2% 安钠咖（苯甲酸钠咖啡因）所致的小鼠惊厥具有较好的拮抗作用。

5. 保肝 酸枣仁汤可提高 D- 半乳糖和脂多糖所致的急性肝衰竭模型小鼠的存活率，减轻肝脏病变程度，降低血清转氨酶活性及 TNF-α、IL-1β 的浓度，增加肝脏组织中 SOD、GR 的活性，降低 NOS 的活性及 MDA、NO 的浓度。

6. 降血脂 酸枣仁汤可降低实验性高脂血症模型大鼠血清 TC、TG、LDL-C 含量，升高 HDL-C 含量，提高 APOAI 水平，降低 APOB 水平，显著降低血清 LPO 含量，升高 SOD 活性，达到降低血脂的目的。

7. 抗应激 酸枣仁汤能够明显抑制电脉冲刺激所致大鼠应激后心率加快，降低大鼠应激后血浆皮质酮含量，增加小鼠游泳疲劳时脑内 γ- 氨基丁酸的含量。

（二）安全性评价研究

基础毒性试验

（1）急性毒性试验 将酸枣仁汤汤剂浓煎，按每只小鼠 0.25mL/10g（含 0.5g 生药 /10g）灌胃给药，按此剂量折算合每公斤小鼠用药 50g。观察 7 日均无死亡及中毒表现。

（2）长期毒性试验 酸枣仁汤大、中、小剂量组分别给大鼠灌胃酸枣仁汤 24.8g/（kg·d）、16.5g/（kg·d）、11.0g/（kg·d），连续观察饲养 45 日。实验结果表明，经 45 日饲养给药，除发现对给药组均有镇静作用外，动物无任何异常表现，无死亡，剖检动物组织脏器均肉眼未见异常。主要脏器病理切片镜检示：大剂量组动物肝脏发现点状坏死病灶较对照组略多，肾脏皮质、髓质交界处有黏液管型，但未见炎症及坏死病变，脾脏、肺脏、心脏均无任何异常病变。

（三）体内过程研究

大鼠一次性灌胃酸枣仁汤提取物后采用 RP-HPLC 法考虑有效成分芒果苷在血浆中的药代动力学。以葛根素为内标，血浆样品经乙腈沉淀蛋白后，于 50℃氮气流下吹干，残渣用流动相溶解后进样分析。色谱条件为：色谱柱：Hypersil C_{18}（200mm×416mm ID，5μm）；流动相：乙腈 - 水（12∶88）含 1% 冰醋酸和 1% 四氢呋喃；流速：0.7mL/min；检测波长：320nm；柱温：室温。结果显示，血浆中芒果苷在 0.536 ~ 26.8μg/mL 呈良好线性关系（$r^2 \geq 0.995$），平均回收率为 92.7%，日内、日间精密度 RSD 均小于 9.1%，法定量限为 0.536μg/mL。

【临床应用】

（一）临床常用

本方是治疗心肝血虚、虚热内扰证的常用方，临床表现主要为虚烦失眠、头目晕眩、心悸盗汗、口渴咽干、舌红少苔、脉弦细。若血虚肝旺而头目眩晕重者，酌加当归、白芍、枸杞子增强养血补肝之功；虚热较甚而咽干口燥明显者，加麦冬、生地黄以养阴清热；兼见盗汗，加五味子、煅牡蛎安神敛汗；兼心胆气虚而心悸多梦、时有惊醒者，可加党参、龙齿以益气镇惊；如精神抑郁、心烦不眠甚者，可合甘麦大枣汤加夜交藤、合欢皮以缓肝安神解郁。

（二）临床新用

临床常用于治疗心脏神经官能症、神经衰弱、更年期综合征等症见失眠、惊悸、眩晕等属于心肝血虚、虚热内扰者。此外，还可以加减治疗抑郁症、慢性肝炎、甲状腺功能亢进症、室性早搏、慢性疲劳综合征等。

（三）不良反应

临床报道偶见便秘、恶心、头晕、头痛、胃肠道反应等不良反应。

【使用注意】无特殊禁忌。

天王补心丹《校注妇人良方》
Tianwangbuxindan

【处方组成】人参（去芦）15g　茯苓15g　玄参15g　丹参15g　桔梗15g　远志15g　当归（酒浸）30g　五味子30g　麦门冬（去心）30g　天门冬30g　酸枣仁（炒）30g　生地黄120g

【历史沿革】天王补心丹出自《校注妇人良方》卷六，考证本方来源当是由《备急千金要方》卷十四治健忘方、《千金翼方》卷十五定志补心汤及《太平圣惠方》卷三茯神散三方衍化而成。后世许多医著记载了与本方同名方剂，但同中有异。如早于本方的《陈素庵妇科补解》卷五所载天王补心丹，较本方多杜仲、牡丹皮、石菖蒲、茯神、石莲肉，增其养心益肾、清热安神之功。《医方考》卷三所录天王补心丹，与本方组成基本相同，仅无朱砂衣。《摄生秘剖》卷一所载天王补心丹，功用、主治与本方基本相同，仅用量稍有出入。又如《万病回春》卷四载之天王补心丹，较本方多石菖蒲、黄连，清心开窍宁心之力优，书中言其治健忘。《医碥》卷六之天王补心丹，即以本方去人参、生地黄、麦冬、天冬、玄参，主治虚损劳瘵，是本方应用的发展。现代复方药理研究表明该方具有抗实验性心肌梗死，改善动物的非特异性防御功能和应激状态，提高动物抗疲劳、耐高温、耐低温及抗减压低氧的能力及延长动物存活时间等作用，为其临床应用提供了实验依据。临床报道该方用于辨证治疗冠心病心绞痛、失眠、神经精神疾病、更年期综合征及某些皮肤、口腔疾病，能取得较好的效果。目前已开发应用的天王补心丹市售剂型有蜜丸、浓缩丸、口服液及片剂等，具有滋阴清热、养血安神之功效，对阴虚血少、神志不安等证具有较好疗效。《中药成方标准数据库》及《中华人民共和国药典》均收载有本方，并规范了其制备方法及制剂鉴别标准，为该方的质量控制与临床应用提供了保障。

【功能主治】滋阴养血，清热安神。主治阴血亏虚、虚热内扰证，症见心悸怔忡、心烦失眠、神疲健忘，或梦遗、手足心热、口舌生疮、大便干结、舌红少苔、脉细数。

【药学研究】

（一）物质基础研究

据研究，利用电感耦合等离子体质谱仪可检出天王补心丸中 20 种元素，其中 Mg、K、Ca、Fe、Al、Na、Ba 等元素的含量普遍比较丰富，为宏量元素，含量依次是 K、Ca、Mg、Fe、Al、Ba、Na；而 V、Cr、Co、Ni、Cu、Zn、As、Se、Ag、Cd、Ti、Pb 等元素的含量少，为微量元素；这些元素不仅可以促进机体生长发育，还可提高机体的免疫功能，降低人类对疾病的易感性，同时也可能是天王补心丹药效学物质基础之一。天王补心丸中还含有萜类、黄酮类、皂苷类、挥发性成分、蒽醌类等化学成分，在研究过程中建立了 HPLC-ELSD 法测定酸枣仁皂苷 A，HPLC 法测定丹酚酸 B、丹参素钠、五味子甲素、远志皂苷、梓苷，RP-HPLC 法测定五味子醇甲、丹参素、梓醇含量等成分测定方法。

（二）提取工艺研究

有关天王补心丹及其相关制剂的提取工艺研究少见报道。有研究模拟人体胃肠道环境，用人工胃液提取天王补心丸中可溶性铅、砷、汞，采用 ICP-MS 对其进行测定分析，结果表明，该方法快速、准确、灵敏，测得铅、砷、汞的回收率分别为 101.50%、100.08% 和 102.55%，检出限分别为 0.36、0.50 和 0.30μg/L。

（三）质量控制研究

薄层色谱法是常用的一种鉴别方法，被广泛用于各种中药制剂的定性鉴别。有学者采用 TCL 法进行天王补心丹的鉴别研究，均可检出酸枣仁、生地黄、当归、麦冬、茯苓、丹参、柏子仁、桔梗、天冬、远志、党参的特征斑点，且与相应对照药材在同一位置显示相同斑点，阴性样品在相应位置上无干扰斑点。同法对天王补心丸进行鉴别研究，在 TCL 色谱中可检出甘草、麦冬、当归的特征斑点，可作为天王补心丸的质量控制方法。除薄层色谱法外，随着药学技术的发展，越来越多的先进手段被用于中药制剂的质量控制研究。采用 RP-HPLC 法，以甘草酸作为参照物峰，确定天王补心丸中 62 个共有指纹峰，建立天王补心丸 HPLC 数字化指纹图谱，并以系统指纹定量法鉴别不同批次或不同厂家天王补心丸的质量优劣，是一种准确可行的控制质量的方法。而采用正方形优化选择背景电解质，采用色谱指纹图谱指数优化试验条件，以阿魏酸峰为参照物峰，确定天王补心丸中 14 个共有峰，建立天王补心丸毛细管电泳指纹图谱，以系统指纹定量法鉴别天王补心丸的质量，同样也为天王补心丸的质量控制提供了新参考。建立 RP-HPLC 测定天王补心丹中梓苷定量法：采用 Hypersil ODS2（4.6×150mm，5μm）色谱柱，以乙腈－水为流动相梯度洗脱；梓苷线性范围为 2.5 ~ 75μg/mL（r=1.000）。

【药理作用】

（一）主要药效学研究

天王补心丹具有镇静催眠、益智、保护心肌、补血、增强免疫、抗疲劳、抗应激（耐高温、耐低温、耐缺氧）等药理作用。

1. 镇静催眠 天王补心丹可明显减少电刺激致失眠模型大鼠的觉醒时间，延长睡眠总时间，对慢波睡眠Ⅱ期和快动眼睡眠有明显的延长作用。

天王补心丹可减少阴虚模型小鼠的自主活动次数，对戊巴比妥钠所致睡眠有一定的协同作用，缩短小鼠睡眠潜伏期，延长小鼠睡眠时间。

天王补心丹可提高正常大鼠脑内抑制性氨基酸 GABA 和 Gly 的含量，抑制神经的兴奋性，达到镇静安神的效果，实现增加睡眠、改善睡眠的作用。

2. 保护心肌　天王补心丹可提高负重游泳所致心气虚证模型大鼠血浆及心肌中 cAMP 含量，降低 cGMP 含量，也可降低大鼠血清中 IL-6 和 TNF-α 含量，提高大鼠外周血中自然杀伤细胞（NK）、辅助性 T 细胞（CD_4^+）的含量，降低细胞毒性 T 细胞（CD_8^+）的含量。

天王补心丹可提高高脂饮食及免疫定向损伤所致的心气虚证模型家兔 NO 水平，降低 ET 含量，改善血液流变学指标，提高血清中电解质 Zn、Fe、Ca 的含量，降低血浆中 Ang Ⅱ 的含量，提高血浆中 SOD 含量，降低血浆中 MDA 含量。

3. 益智　天王补心丹可明显扩张高分子葡聚糖诱导的脑微循环障碍模型大鼠脑微动、静脉血管，加快模型大鼠软脑膜微血管中血液的流速，提高脑血流量，降低全血黏度和红细胞聚集指数，改善大鼠脑微循环。

天王补心丹可缩短亚硝酸钠所致记忆巩固障碍模型小鼠在水迷宫试验中的上岸时间，减少错误次数，可缩短东莨菪碱所致记忆获得障碍模型小鼠在避暗试验中进入暗室的潜伏期，减少错误次数，还能显著降低阴虚模型小鼠脑内儿茶酚胺类神经递质去甲肾上腺素及多巴胺的含量；可明显延长东莨菪碱致记忆获得障碍模型小鼠、亚硝酸钠致记忆巩固障碍模型小鼠、40% 乙醇致记忆再现障碍模型小鼠在跳台试验中的平台停留潜伏期，减少错误次数，明显提高学习记忆能力；可改善脑缺血再灌注所致的血管性痴呆模型小鼠在避暗、探索、跳台实验中的学习记忆能力，提高小鼠脑内 SOD 含量，降低 MDA 含量。

4. 补血　天王补心丹可提高放血所致失血性血虚模型小鼠和环磷酰胺所致化学性损伤血虚模型小鼠红细胞（RBC）、白细胞（WBC）、血红蛋白（HB）的含量，对血虚模型小鼠有一定的补血作用。

5. 其他　此外，天王补心丹还有增强免疫、抗疲劳、抗应激（耐高温、耐低温、耐缺氧）等作用。

（二）安全性评价研究

有关天王补心丹及其相关制剂的安全性评价研究未见报道。

（三）体内过程研究

有关天王补心丹及其相关制剂的体内过程研究未见报道。

【临床应用】

（一）临床常用

本方是治疗阴血亏虚、虚火内扰证的常用方，临床表现主要为心悸失眠、手足心热、舌红少苔、脉细数。若心阴血亏较重而虚火不甚者，改生地黄为熟地黄，并去玄参；失眠重者，可酌加龙骨、磁石、琥珀等以重镇安神；心悸怔忡甚者，可酌加龙眼肉、夜交藤以增强养心安神之功；虚火较重而心烦、口舌生疮者，酌加黄连、莲子心、栀子、川木通、百合等以清泻心火。

（二）临床新用

本方临床常用于治疗冠心病、神经衰弱、甲状腺功能亢进、精神分裂症、更年期综合征等所致的失眠、心悸。此外，还可以加减治疗室性早搏、心绞痛、心律失常、糖尿病性心肌病、心肌缺血、心血管神经症失眠、抑郁症、痤疮、口疮等。

（三）不良反应

临床报道偶见全身皮肤红疹发痒、消化不良或轻度腹泻。极少数患者在服用天王补心丹后出现腹痛、腹泻、食欲不振等症状，肝肾功能未见异常。

【使用注意】本方滋阴之品较多，脾胃虚弱以及湿滞中焦而纳食欠佳，大便不实者，不宜服用；本方以朱砂为衣，或以朱砂水飞后掺入，长期服用可致汞的蓄积中毒，不宜久服。

第二十二章　开窍剂

开窍剂是指凡以芳香开窍药为主组成，具有开窍醒神作用，治疗邪闭心窍证的方剂。

中医认为神志昏迷是由邪气壅盛、蒙蔽心窍所致。根据其寒热属性的不同，分为热闭和寒闭。热闭证由温热毒邪内陷心包所致，症见高热、神昏、谵语，甚或痉厥等，如中风、惊厥及感触秽浊之气而突然昏倒、不省人事等也属热闭证，治宜清热开窍；寒闭证由寒湿痰浊蒙蔽心窍所致，症见突然昏倒、牙关紧闭、不省人事、苔白、脉迟等，治宜温通开窍。故开窍剂又分为凉开剂和温开剂两大类。闭证在症状表现上相当于现代医学的某些严重的全身感染性疾病，如流行性脑脊髓膜炎、乙型脑炎、脑血管意外、脑血管破裂、颅脑外伤、癫痫大发作、肝昏迷等。现代药理研究证实，开窍方药具有调节中枢神经系统、兴奋呼吸、抗心绞痛心肌梗死、降低心肌耗氧量、抗缺氧、扩张冠脉、增加冠脉流量、镇静解痉、抗惊厥、抗炎、解热等作用.进行该类方药药理作用研究常用动物是小鼠、大鼠、家兔、犬等。开窍方药的研究始于 20 世纪 30 年代初，国内学者陈克恢等于 1931 年发现蟾蜍精及华蟾蜍毒具有强心、升压、致呕吐作用，其强心作用与洋地黄类配糖体相似。至今，有关开窍方药研究的实验报道不多，但可根据其功能主治将其动物实验方法主要归结为 3 类，即兴奋呼吸实验方法、抗心绞痛心肌梗死实验方法、中风实验方法。

本章选择开窍剂中实验研究报道资料丰富的安宫牛黄丸作为代表方剂，着重从药学研究、药理研究、临床研究等三方面进行详细介绍。

安宫牛黄丸《温病条辨》
Angongniuhuangwan

【处方组成】牛黄 30g　郁金 30g　水牛角 30g　黄连 30g　朱砂 30g　山栀 30g　雄黄 30g　黄芩 30g　梅片 7.5g　麝香 7.5g　珍珠 15g

【历史沿革】安宫牛黄丸最早载于清代吴瑭（鞠通）《温病条辨·上焦篇》，吴氏对该方的功用和配伍特点作了阐述："此芳香化秽浊而利诸窍，咸寒保肾水而安心体，苦寒通火腑而泻心之方也。牛黄得日月之精，通心主之神。犀角主治百毒，邪鬼瘴气。珍珠得太阴之精，而通神明，合犀角补水救火。郁金草之香，梅片木之香，雄黄石之香，麝香乃精血之香，合四香以为用，使闭固之邪热温毒深在厥阴之分者，一齐从内透出，而邪秽自消，神明可复也。黄连泻心火，栀子泻心与三焦之火，黄芩泻胆、肺之火，使邪火随诸香一齐俱散也。朱砂补心体，泻心用，合金箔，坠痰而镇固，再合真珠、犀角为督战之主帅也。"犀角现用水牛角浓缩粉代替。目前安宫牛黄丸除了传统的丸剂外，还有安宫牛黄散、安宫牛黄片、安宫牛黄胶囊、安宫牛黄栓等剂型，并且有关该方定性鉴别和含量测定技术的发展已较成熟。

【功能主治】清热解毒，镇静开窍。用于热病、邪入心包、高热惊厥、神昏谵语、中风昏迷及脑炎、脑膜炎、中毒性脑病、脑出血、败血症见上述证候者。

【药学研究】

（一）物质基础研究

安宫牛黄丸的化学成分主要包括胆汁酸、黄酮类、生物碱类、挥发油、大环化合物、环烯醚萜苷等。

（二）提取工艺研究

黄芩苷是安宫牛黄丸的有效成分之一，溶解度差，在水中几乎不溶解，且溶出速率慢。如何有效提高黄芩苷的溶出率和溶出速度一直是安宫牛黄丸工艺研究的重要课题之一。有学者分别以泊洛沙姆-188、聚乙二醇6000为亲水性载体，与处方中栀子、黄芩、黄连、郁金提取物粉末按1:4比例混合均匀，采用热熔挤出技术制备两种安宫牛黄固体分散体，结果发现两种固体分散体中黄芩苷20min累积溶出度均可达到90%以上，可见热熔挤出技术是一种提高中药较难溶成分溶出度和溶出速度的好方法。

（三）质量控制研究

牛黄是安宫牛黄丸的君药，有清心解毒、辟秽开窍之功，其质量优劣很大程度上影响安宫牛黄丸的作用强弱，控制牛黄的质量对安宫牛黄丸的质量控制研究具有重大意义。国家食品药品监督管理局在下发的"关于牛黄及其代用品使用问题的通知"（国食药监注〔2004〕21号）中规定：对于国家药品标准处方中含牛黄的临床急重病症用药品种和国家药品监督管理部门批准的含牛黄的新药，可以将处方中的牛黄以培植牛黄、体外培育牛黄替代牛黄等量投料使用，但不得以人工牛黄替代。胆红素的含量及其存在形式是区别不同牛黄的重要依据。有学者建立了HPLC法测定游离胆红素、总胆红素、游离胆红素与结合型胆红素总含量的方法和牛黄的特征指纹图谱，用以区分不同的牛黄，以保证安宫牛黄丸的质量。

在物质基础的研究过程中逐步形成了HPLC法测定安宫牛黄丸中黄芩苷、黄芩素、姜黄素、栀子苷、盐酸小檗碱、胆红素含量，气相色谱法测定冰片、麝香酮、右旋龙脑含量等成分测定方法。

【药理作用】

（一）主要药效学研究

安宫牛黄丸主要具有促清醒、抗脑缺血和出血性损伤、保护神经元、促进血管和神经生成、解热、抗炎、镇静、抗惊厥、耐缺氧、增强免疫、保肝、抗肿瘤等作用。

1. 促清醒 安宫牛黄丸对多种原因所致的昏迷均有较好的促清醒作用，其作用可能与激活大脑皮层、下丘脑、脑干等部位的神经元有密切关系。脑电激活是觉醒的标志，也是大脑皮层活动增强的标志。安宫牛黄丸可逆转内毒素脑损伤模型大鼠皮层单胺类神经递质的改变，降低去甲肾上腺素、5-羟吲哚乙酸的含量，升高 3,4-二羟基苯乙酸和肾上腺素的含量，对内毒素所致脑损伤有促清醒作用；可降低内毒素损伤后 4h、6h 大鼠脑电图 δ 波相对功率，提高损伤后 6hβ 波功率及相对功率，对脑损伤具有明显的脑电激活作用；可减轻内毒素脑损伤模型小鼠脑组织病理变化，改善神经细胞肿胀、核固缩、胶质细胞增生等病变，不同程度降低 NO 含量及 T-NOS、iNOS 活力；可显著提高内毒素损伤小鼠脑组织 Na^+-K^+-ATP 酶及 Ca^{2+}-Mg^{2+}-ATP 酶活性，改善脑损伤；还可提高模型小鼠耐缺氧存活时间及总抗氧化能力。安宫牛黄丸对氨昏迷动物能够减轻或抑制其精神症状和皮层脑电图的恶化，并降低动物的死亡率。

2. 抗脑缺血和出血性损伤　安宫牛黄丸抑制脑卒中大鼠神经功能损伤，抑制脑水肿和兴奋性氨基酸毒性，抗自由基损伤，增加机体耐缺氧能力。安宫牛黄丸可减少自体股动脉血注入尾状核所致脑出血模型大鼠脑出血后血肿周围炎性细胞个数，抑制脑出血后 TNF-α mRNA、TNF-α 蛋白的表达；可保护胶原酶诱导脑出血模型大鼠脑组织损伤，抑制脑出血后血肿周围脑组织中 MMP-9 和 AQP-4 蛋白的表达；可降低脑出血急性期模型大鼠脑组织中 NO 含量和 NOS 活性，升高海马和皮质区去甲肾上腺素、肾上腺素、多巴胺、5-HT 等单胺类神经递质的含量，对脑出血急性期的大脑具有保护作用。

安宫牛黄丸可显著改善大脑中动脉线栓法所致脑缺血模型大鼠神经功能，减轻缺血引起的脑组织损伤，减少引起的神经元凋亡比率，上调神经元内磷酸化 Akt 的表达；可降低模型大鼠脑系数、脑含水量，改善神经功能缺损症状，升高血清 IL-10 水平；可不同程度地降低脑卒中指数及全血黏度、血浆黏度、血小板聚集率、红细胞聚集指数和红细胞刚性指数，增加红细胞变形指数；还可增加模型大鼠缺血区 Bcl-2 的含量，降低 Bax 的含量，上调两者的比值，有效抑制大鼠脑细胞凋亡，发挥脑保护作用。

安宫牛黄丸可显著增加脑外伤大鼠脑组织载脂蛋白 E mRNA 的表达和脑脊液载脂蛋白 E 的浓度，促进受损神经系统的修复；还可显著降低损伤侧脑的含水量与脑皮质的 EB 含量，增加突触密度，从而减轻脑水肿，保护其血脑屏障，同时降低其毛细血管的通透性，达到保护脑组织的目的。

安宫牛黄丸可降低自发性高血压大鼠脑出血后脑组织含水量、脑系数和神经行为学评分，有效改善神经功能缺损症状；增加模型大鼠血肿周围组织 NF-κB 的表达，降低脑组织血 NO 的含量，减轻脑组织损伤；还可提高大鼠脑出血后 Bcl-2 mRNA 的表达。

3. 保护神经元　安宫牛黄丸含药脑脊液、含药血清均能够拮抗谷氨酸所致的神经元损伤，降低损伤细胞 MDA 含量，提高 SOD 活性，降低 LDH 漏出率，显著降低损伤细胞胞内 Ca^{2+} 浓度，减轻胞内钙超载，明显升高损伤细胞线粒体膜电位，提高损伤细胞活性，从而减轻神经元损伤。安宫牛黄丸能够保护脂多糖对大鼠脑神经胶质细胞、神经元所致的炎症损伤，抑制炎症因子过度产生；能够拮抗细菌脂多糖所致多巴胺能神经元毒性作用。雄黄是其保护神经元的有效物质。

4. 促进血管和神经生成　安宫牛黄丸能够促进线栓法大脑中动脉阻断（MCAO）大鼠脑缺血的脑功能恢复，增加缺血后大脑皮层和纹状体的新生血管数目和神经细胞数目，具有促进血管和神经生成的作用。

5. 解热 安宫牛黄丸能够明显抑制内毒素注射所致的家兔体温升高，维持时间可达 5~6h 以上；也能够明显抑制皮下注射啤酒酵母所致的大鼠体温升高，具有明显的解热作用。

6. 抗炎 安宫牛黄丸能够明显抑制二甲苯所致小鼠耳郭肿胀度，抑制小鼠血管通透性增加，明显抑制蛋清所致大鼠足趾肿胀。安宫牛黄丸可降低盲肠结扎穿孔致脓毒症模型大鼠血浆内毒素水平和肺组织髓过氧化物酶的含量；下调模型大鼠肺组织高迁移率族蛋白 B1 mRNA 表达，减轻腹腔感染所致的急性肺损伤；还可降低模型大鼠血清 TB 水平，降低脓毒症大鼠的死亡率，对肺、肝等重要器官有一定的保护作用。可显著降低感染性脑损伤大鼠血清 IL-1β、IL-6 和 TNF-α 水平，抑制病理状态下过度释放的炎症介质。

7. 镇静、抗惊厥 安宫牛黄丸能够增强戊巴比妥钠的中枢抑制作用，减少小鼠自发活动次数，明显延长戊巴比妥钠小鼠睡眠时间；拮抗苯丙胺的中枢兴奋作用；能够明显减少戊四氮所致惊厥的发生率和死亡率，延缓戊四氮惊厥的阵挛性发作；能够明显减低硝酸士的宁所致的小鼠惊厥百分率。

8. 耐缺氧 安宫牛黄丸能够提高小鼠常压耐缺氧能力，显著延长小鼠常温游泳 5min 后断头张口呼吸的时间。

9. 增强免疫 安宫牛黄丸能够明显增强腹腔巨噬细胞的吞噬功能，被吞噬的鸡红细胞数量增多，增大巨噬细胞体积，增加吞噬百分率、吞噬指数、吞噬泡面积。

10. 保肝 安宫牛黄丸能够明显保护腹腔注射氯化铵引起的大鼠肝性脑病，可使大鼠保持清醒状态，作用机理可能与增强肝脏解毒能力、降低血氨、调整机体状态有关。对实验性细菌毒素所致的肝损伤有保护作用，作用机理可能是通过增强酶的活性、促进肝细胞呼吸、氧化、能量代谢、核酸代谢而发挥作用。

11. 抗肿瘤 安宫牛黄丸可抑制人胃癌 MGC-803 和人肝癌 BEL-7402 细胞增殖，诱导细胞凋亡，降低肿瘤细胞线粒体膜电位。

12. 其他作用 抗休克作用，安宫牛黄丸能够明显降低脂多糖所致休克小鼠的死亡率；降血压作用；改善心功能作用，能够增强麻醉犬心肌收缩力，增加冠脉血流量，减慢心率；镇痛作用，能够显著提高小鼠热板法痛阈百分率。

（二）安全性评价研究

基础毒性试验

（1）急性毒性试验 小鼠灌胃安宫牛黄丸 MTD 为 40g/kg，相当于临床人用量（0.05g/kg）的 800 倍。

（2）长期毒性试验 给大鼠灌胃安宫牛黄丸 1.2g/（kg·d）、0.4g/（kg·d），连续 12 周，在 4 周、6 周、8 周、10 周、12 周和停药 4 周检测各项指标，结果表明，除 1.2g/kg 剂量组在给药后 10 周和恢复期的血清 BUN 明显升高外，其余指标未见明显异常。大鼠肝、脑、肾和血清中的砷、汞含量明显增加，脑脊液中没有明显变化，提示安宫牛黄丸的砷、汞主要在肝、肾蓄积。

（三）体内过程研究

胆汁酸是牛黄的主要成分，亦是安宫牛黄丸的主要成分之一，主要包括胆酸、甘氨胆酸、去氧胆酸、牛磺胆酸、牛磺鹅去氧胆酸等。运用 HPLC-MS 法测定血浆中多种胆汁酸的浓度，考察安宫牛黄丸中胆汁酸在小鼠体内的药代动力学过程，结果发现胆酸、去氧胆酸、牛磺胆酸、牛磺鹅去氧胆酸在小鼠全血中的归一化后 $AUC_{(0 \to 180min)}$ 分别为（14671±7991）、（75912±14385）、（213841±39572）、（234209±67231）μg/（L·min）；甘氨胆酸、胆酸、去氧胆酸、牛磺胆酸、牛磺鹅去氧胆酸在小鼠肺中的归一化后 $AUC_{(0 \to 180min)}$ 分别为（1106±253）、（1096±651）、（1283±381）、（7917±2403）、4662±1096）μg/（L·min）；甘氨胆酸、胆酸、去氧胆酸、牛磺胆酸在小鼠脑中的归一化后 $AUC_{(0 \to 180min)}$ 分别为（113±26）、（125±42）、（146±43）、（900±209）μg/（L·min）。

汞和砷是朱砂和雄黄的主要成分，也是安宫牛黄丸的毒性成分，其在动物体内的药代动力学过程研究对安宫牛黄丸的安全性研究具有重要意义。研究报道，安宫牛黄丸灌胃正常大鼠 1h 后血液中的总汞、总砷含量最高，汞主要分布于血液、肾脏，砷在血液中含量最高；安宫牛黄丸灌胃于脑缺血 24h 模型大鼠 1h 后体内的汞和砷的分布特点与正常大鼠相同。另有研究指出，水飞朱砂从人工胃液和肠液中溶出的汞分别为 0.00305% 和 0.00004%，酸洗雄黄从人工胃液和肠液溶出的砷分别为 0.03375% 和 0.00061%，而安宫牛黄丸中溶出汞量不到水飞朱砂的 4×10^{-5}、溶出砷量不到酸洗雄黄的 4×10^{-4}。服用安宫牛黄丸 24h 内 82.8309% 的汞和 24.4420% 的砷从大鼠粪便中排出，服用 120h 后，大鼠粪便中汞和砷的总排出率为 82.9829% 和 24.5829%。

【临床应用】

（一）临床常用

本方是凉开法的代表方，又是治疗热陷心包证的常用方，临床表现主要为高热烦躁、神昏谵语、舌红或绛、脉数。安宫牛黄丸临床常用于太阴温病，发汗而汗出过多，神昏谵语；邪入心包，舌謇肢厥；手厥阴暑温，身热不恶寒，精神不了了，时时谵语；阳明温病，斑疹、温痘、温疮、温毒、发黄，神昏谵语者。若温病初起，邪在肺卫，迅即逆传心包者，可用金银花、薄荷或银翘散加减，以增强清热透解作用；若邪陷心包，兼有腑实，症见神昏舌短，大便秘结，饮不解渴者，宜开窍与攻下并用，可与生大黄配伍，以清心开窍、泻火通便，如《温病条辨》之牛黄承气汤。

（二）临床新用

本方常用于治疗流行性乙型脑炎、流行性脑脊髓膜炎、颅脑外伤、急性脑血管病、肝性脑病、肺性脑病、脑梗死、中毒性痢疾、尿毒症、肝昏迷、急性胰腺炎、精神分裂症、小儿高热惊厥等属于热闭心包者。此外，还可以加减治疗脑中风、脑血管痉挛、重型脑外伤、椎基底动脉供血不足、肝癌、脑出血发热、高胆红素血症、肝炎等。

（三）不良反应

临床应用偶有引发体温过低、汞毒性肾病、砷角化病、高血压脑病及过敏反应的报道。过敏反应表现为皮疹、发痒、皮肤发红，继而产生水泡，重则口唇发青、颜面浮肿、呼吸急促、心跳加快、憋气心慌、全身皮肤发青。

【使用注意】本品含麝香，芳香走窜，有损胎气，孕妇慎用；含朱砂、雄黄，应中病即止，不可久服或超量服用，肝、肾功能不全者慎用；过敏性体质应慎用。不宜与亚铁盐类、亚硝酸盐类同服以免生成硫代砷酸盐而降低疗效；也不宜与硫酸盐类、硝酸盐类同服，以免氧化雄黄中的硫化砷而增加毒性。

第二十三章　补益剂

　　补益剂是指凡以补益药为主组成，具有补益人体气、血、阴、阳等作用，治疗各种虚证的方剂。中医认为虚损病证的成因，或由先天禀赋不足，或由后天调养失宜所致。虚损病证的主要症状包括少气懒言、语声低微、倦怠乏力、动则气喘、食少便溏、面色萎白之气虚证；面色无华、头目眩晕、唇爪不荣、心悸失眠、月经不调之血虚证；头晕目眩、心悸怔忡、食少倦怠、少气懒言之气血两虚证；形寒肢冷、腰膝酸软或疼痛、小便清长或不利、少腹拘急、男子阳痿早泄、女子宫寒不孕之阳虚证；形体消瘦、头晕耳鸣、潮热盗汗、口燥咽干之阴虚证；头目眩晕、腰膝酸软、阳痿遗精、畏寒肢冷、自汗盗汗、午后潮热之阴阳两虚证。故补虚方相应的分为补气方、补血方、气血双补方、补阴方、补阳方、阴阳双补方六类。

　　补益剂的问世与发展，在古代、在近代有很大不同。古代，着重于补益剂的创制、应用与发挥，及补益剂医学理论的完善，进而涌现了如补肾阴的"六味地黄丸方族"、补血调经的"四物汤方族"等一系列的"方方族"，创制了如"善补阳者，必于阴中求阳，则阳得阴助而生化无穷；善补阴者，必于阳中求阴，则阴得阳升而泉源不竭"等一系列的经典理论，临床一直沿用不衰并饮誉至今。近代，着重于补益剂的创新，是在继承基础上的创新，是传统与现代融合的创新。自20世纪起，随着国内现代医药科学技术的兴起，有关补益剂（包括传统剂型与现代剂型）的药学研究、药理学研究、临床研究的实验报道层出不穷。在药学研究方面，有关于补益剂的物质基础、提取工艺、质量控制等实验研究报道；在药理学研究方面，有关于补益剂的药效、毒理、体内过程、证候动物模型、疾病动物模型、病证结合动物模型等实验研究报道；在临床研究方面，有关于补益剂的临床新用、不良反应等实验研究报道。这些研究报道，或从全方，或从拆方，或从有效组分配伍等不同层面，不同深度地探讨了补益剂的组方配伍规律、物质基础与毒效关系、物质基础的吸收、分布、代谢、排泄等，使人们对补益剂的认识由经验层面逐渐上升到理性层面，对补益剂的功效评价由宏观整体模糊水平提升到微观分子透明水平，对补虚方的临床正确运用和新药研发产生了巨大的推动作用。21世纪是生命科学的世纪，科研工作者对补虚方的研究将从现有的细胞分子水平切入到基因水平，找到解决中医理论与现代医学理论的"瓶颈"问题的方法，开发并研制出具有国际领先水平的补益剂新剂型，这是本节要详细介绍有关补益剂实验研究的目的所在。

　　尽管补益剂分为七类，但本章选择补益剂中有代表性的、实验研究报道资料丰富的四君子汤、四物汤、六味地黄丸、肾气丸、玉屏风散等五首方剂，着重从药学研究、药理学研究、临床研究等三方面进行详细介绍。

四君子汤《太平惠民和剂局方》
Sijunzitang

【处方组成】人参（去芦）9g　白术 9g　茯苓（去皮）9g　甘草（炙）6g

【历史沿革】从组成上看，四君子汤乃《圣济总录》卷八十所载"白术汤"，为治疗"水气渴，腹胁胀满"之方；或《圣济总录》卷六十三所载"顺气汤"，主治"胃中不和，气逆干呕，饮食不下"。自《太平惠民和剂局方》卷三将其更名为"四君子汤"并首次明确本方主治脾胃虚弱证候之后，后世历代医家皆宗此论，将本方作为治疗脾胃气虚证的代表方和基础方，被历代医家推崇为补气之第一方，且后世医家在此方基础上发展衍生了很多类方，形成了四君子类方群，从而大大扩展了四君子汤的临床适应病证。从 1994～1997 年，四君子汤研究成为热点，以后呈增长趋势，在临床应用方面、药理方面的研究是最多的。该方临床沿用一直以汤剂为主，后发展成丸剂、袋泡剂、口服液、颗粒剂、合剂等多种剂型。该方药学研究可查文献始于 1987 年李奇海研究了四君子汤中微量元素锌、铜、铁的含量，认为微量元素与中医虚证有数量上的明显相关性。该方药理研究可查文献始于 1978 年，王建华研究了四君子汤对家兔离体小肠运动的影响，具有明显的抗乙酰胆碱作用；现代药理研究证实，该方对消化、免疫、神经－内分泌、肿瘤、应激、细胞突变、红细胞生成等多方面均有影响，安全性较好。该方现代临床应用研究可查文献始于 1959 年吴鹰扬应用四君子汤治疗肺结核的个案报道。该方最初用于治疗消化系统之脾胃气虚证，后广泛用于内、妇、外、儿、口腔、肿瘤等多系统疾病总属脾胃气虚证者。

【功能主治】益气健脾。主治脾胃气虚证，症见面色萎白、语声低微、气短乏力、食少便溏、舌淡苔白、脉虚弱。

【药学研究】在彭成教授提出的"方病证－药病证－有效部位与病证－有效成分与病证"的中药复方研究模式指导下，采用现代化学研究手段和技术方法，从四君子汤"全方－药材配伍－有效组分配伍"三个层面对四君子汤的药效物质基础、质量控制等方面进行了实验研究。

（一）物质基础研究

四君子汤的化学成分研究相对其组成单味药的研究薄弱。据研究，四君子汤中含有 Fe、Zn、Cu、Mn、Ca、Cr、Co 7 种元素，其中以 Fe 含量最高，组成四君子汤的四味药中亦含有上述元素，但在单药煎液中含量均明显低于四君子汤煎液，这些元素可能是四君子汤调节神经、内分泌、免疫系统的药效作用物质基础之一。四君子汤的化学成分主要包括糖类、黄酮类、萜类、酚羟基化合物、微量生物碱、挥发油等，其中黄酮类化合物含量在 0.17%～0.19%。在单味药化学成分分析的基础上，逐级建立了 HPLC 法测定四君子汤中人参皂苷 Rb_1 含量、聚酰胺柱色谱－紫外分光光度法测定四君子汤中总黄酮含量、HPLC 法测定四君子汤中甘草酸和甘草苷含量等成分测定方法。

（二）提取工艺研究

四君子汤在传统中按汤剂煎服，制备工艺中的煎煮条件、样品处理、纯化工艺均可影响其化学成分的溶出和保留。四君子汤在不同煎煮时间条件下其煎煮膏煎出率、甘草酸和总黄酮化合物的溶出量均有所变化，其中在 10 ~ 30min 内随煎煮时间延长含量上升，40min 及其后呈平缓下降，提示以 30min 煎煮时间效果较好。采用砂罐直火法和不锈钢蒸气法煎煮四君子汤所得水煎液的性状和总固体含量均不同。据研究，四君子汤（以党参代人参）饮片、粗粉和细粉均采用水提法和醇提法得到提取液，所有提取物中甘草酸、黄酮类、还原糖和挥发油的含量均存在差异，其中甘草酸、黄酮类和还原糖均以细粉中含量最高，醇提剂中甘草酸和黄酮类化合物含量高于水提剂，还原糖则以水提剂中含量最高；不同样品中挥发油的含量均在 0.01% ~ 0.02% 之间，而总脂溶性成分醇提饮片明显高于水提饮片。四君子汤组成的多糖成分可能是四君子汤补益作用的重要物质基础。在四君子汤成药制剂中需精制水提液，传统的中药精制工艺水提醇沉法容易造成多糖的较多损失。研究比较醇沉法和吸附澄清法处理四君子汤水提液对其中多糖含量的影响，结果显示，采用 101 果汁澄清剂合无水乙醇的吸附澄清法精制四君子汤水提液较传统水提醇沉法可有效保留四君子汤中多糖成分；进一步以人参总皂苷和总多糖为指标采用均匀设计法优化提取工艺，结果显示以乙醇浓度 10%、溶剂用量为药材量 13 倍、浸泡时间 14 小时、回流时间 2 小时的工艺最佳。另有报道以人参皂苷 Rg_1 为评价指标，正交试验法优选四君子汤的水提工艺，其最佳工艺为：药材饮片加 10 倍量水，浸泡 30min，提取 2 次，每次 2 小时。

（三）质量控制研究

自采用薄层色谱法用于四君子汤鉴别以来，TLC 被广泛用于四君子片、四君子冲剂、四君子丸的质量控制研究，且目前仍是最主要的质量控制研究方法。有学者研究发现，四君子汤合煎剂中白术主要成分苍术醚（atractyloxide）、苍术内酯（atractyloide）、羟基苍术内酯（hydroxyatractylolide）和脱水苍术内酯（atractylenoloide）与白术单味药相比没有发生明显变化，建议可将其作为四君子汤的质量控制指标。在传统应用中，部分医家主张四君子汤中人参可以党参替代，并沿用至今，大多数四君子汤的中成药处方中所用即是党参，因此有研究主张以党参水溶性成分的水解产物 5，5'- 双糠醛甲醚作为党参四君子汤产品的质量标准之一，以区别人参四君子汤。采用薄层色谱法比较人参四君子冲剂与党参四君子冲剂的化学成分，结果显示，与人参药材对比，党参四君子冲剂色谱中与人参色谱所显示的斑点位置颜色、大小均不相同，该方法亦可用于鉴别用药的准确性。

【药理作用】

（一）主要药效学研究

四君子汤主要对消化系统、免疫系统、神经 – 内分泌系统等方面有影响，其次，还具有抗突变、抗肿瘤、抗应激、促进红细胞生成等作用。

1. 对消化系统的影响　主要具有调节胃肠运动、促进消化和吸收、保护胃肠黏膜等作用。

四君子汤可显著提高正常 ICR 小鼠的胃蛋白酶活性，但对胃液量、胃酸 pH 值、胃肠蠕动功能无明显作用；但也有研究报道，四君子汤对大黄致肠道菌群失调小鼠，能明显增加肠道双歧杆菌和乳酸杆菌的含量，具有明显抑制正常小鼠的胃排空、小肠推进运动、胃液分泌以及离体肠肌运动作用；四君子汤能显著增强食醋所致脾虚小鼠的胃肠蠕动功能，升高血清中 D- 木糖含量，增加胃主细胞内酶原颗粒含量，促进肠上皮细胞微绒毛的生长。四君子汤可明显抑制消化功能紊乱小鼠的体重下降、自主活动能力和小肠糖吸收能力低下、肝微粒体呼吸控制率和肝细胞能荷值降低。

四君子汤具有升高主动免疫＋氨水＋饥饱失常致脾虚萎缩性胃炎大鼠血清胃泌素的作用趋势，对胃黏膜萎缩、胃组织充血水肿、胃腺体囊性扩张均有改善作用，能纠正胃肠细胞和亚细胞结构的损害；对利舍平致脾虚大鼠胃黏膜糜烂溃破有保护作用。四君子汤可显著提高利舍平所致脾虚大鼠血浆中 MOT 和 Gas 含量；明显抑制血浆、胃液、肠液、胃窦、十二指肠、下丘脑组织中 Gas 含量降低，显著抑制血浆、肠液、空肠、下丘脑组织中 MOT 含量降低和 SS 含量升高；显著改善胃、肠电－机械活动异常，并证实胃、肠电－机械活动异常与 SS 和胆囊收缩素（CCK）变化密切相关。四君子汤能显著促进利舍平所致脾虚大鼠胃排空，其机制可能与其调整下丘脑及血浆中 MOT、CCK 和 SS 的水平，调整胃、十二指肠肌电活动有关。有研究报道，四君子汤 A、B 成分对大鼠离体胃运动作用相反，A 成分兴奋，B 成分抑制，两成分对离体大鼠胃运动的调节作用与 M 受体有关；四君子总多糖具有促进大鼠小肠上皮 IEC-6 细胞增殖作用，对肠黏膜吸收功能有调整作用；四君子汤益气健脾的主要药效部位是人参多糖、人参皂苷和白术挥发油。

2. 对免疫系统的影响 四君子汤可明显促进老龄小鼠 T、B 淋巴细胞转化率；可明显对抗利舍平所致脾虚小鼠巨噬细胞溶菌酶含量下降，增强小鼠腹腔巨噬细胞吞噬功能，显著提高 RBC-C3b 受体花环率；四君子汤可显著提高大黄致脾虚小鼠网状内皮系统吞噬功能，升高外周血 ANAE$^+$ T 淋巴细胞百分率；四君子汤可显著提高荷瘤 S180 小鼠 RBC-C3b 受体花环率，明显降低 RBC-IC 花环率；四君子汤可对抗地塞米松或环磷酰胺致小鼠免疫功能低下；四君子汤可显著提高耗气破气＋饥饱失常所致脾虚大鼠 T 淋巴细胞转化率和 RBC-C3b 受体花环率，明显降低 RBC-IC 花环率，具有增强 T 细胞免疫和红细胞免疫的功能；四君子汤可显著提高利舍平所致脾虚大鼠 T 淋巴细胞转化率，升高血清中 IgM 水平；四君子汤可显著促进正常和烷化剂＋环磷酰胺所致血虚大鼠脾淋巴细胞生成 IL-2 的水平。

3. 对神经－内分泌系统的影响 四君子汤可显著抑制去卵巢雌性血清骨钙素水平升高；可显著对抗羟基脲致雌性肾虚大鼠动情周期紊乱、生殖器官萎缩、血清尿促卵泡素（卵泡刺激素）和雌二醇水平降低、子宫腺体数目减少、卵巢次级和成熟卵泡数目减少、生育能力下降等生化指标和病理表现异常。四君子汤可对抗束缚所致慢性应激大鼠的下丘脑促肾上腺皮质激素和下丘脑 β- 内啡肽含量升高；四君子汤可明显修复脾虚大鼠下丘脑－垂体－甲状腺轴损伤，使脾虚状态时下丘脑、垂体、甲状腺合成、分泌及调控功能低下恢复近正常，可升高血清甲状腺激素、下丘脑和胸腺细胞核 T$_3$ 受体含量。

4. 增强造血功能　四君子汤能够明显提高环磷酰胺所致血小板减少和脾虚兼血小板减少动物的血小板数，缩短出血时间、保护肝脏；促进单核细胞系、粒细胞系及骨髓造血功能。四君子汤能够提高贫血大鼠血红蛋白、红细胞的含量，并提高血清中微量元素的含量。

5. 其他作用

（1）抗突变　四君子汤可明显促进环磷酰胺所致突变小鼠抗氧化系统的作用，其抗突变机理可能与其提高 SOD、谷胱甘肽（GSH）、过氧化氢酶（CAT）的活力和降低 MDA 含量有关。

（2）抗肿瘤　四君子汤可明显诱导荷瘤胃癌细胞 SGC-7901 裸小鼠移植性人胃癌细胞的凋亡，凋亡细胞染色质浓聚成块，位于核周边，胞浆浓缩。四君子汤可显著抑制 SRS-82 腹水瘤株荷瘤小鼠肿瘤生长，肿瘤成坏死样细胞改变。四君子汤可诱导可移植性膀胱移行细胞癌株 BTT739 荷瘤小鼠肿瘤组织特征性凋亡，增加 Fas 和 FasL 死亡受体的表达，显著提高荷瘤小鼠的抑瘤率、延长其生存时间。

（3）抗应激　四君子汤可显著延长大黄所致脾虚小鼠游泳时间，增强其耐低温能力，显著增加动物存活率；可明显延长小鼠氧惊厥时间，升高肺组织 SOD 含量。

（4）促红细胞生成　四君子汤可增强大鼠红细胞生成功能、提高能量代谢，证明其有补气生血作用。

（5）抗氧化　四君子汤能提高红细胞膜的流动性，减少血清 LPO 和肝脏中脂褐素的含量。能够促进吸入臭氧小鼠的自由基清除，增强 SOD 活性，抑制和降低 MAO-B 和血浆、脑、肝 LPO 形成的作用。

（二）安全性评价研究

1. 基础毒性试验

（1）急性毒性试验　①四君子颗粒急性毒性试验：经预试，四君子颗粒药液灌胃不能测定 LD_{50}，因此，需要测定四君子颗粒的最大耐受量（MTD）。结果表明，昆明种小鼠灌胃 510% 四君子颗粒药液 120mL/kg（相当于 612g 原生药 /kg），不引起动物死亡和异常中毒反应，与人临床日服剂量 19.5g（相当于 34g 原生药）相比较，动物日摄入量相当于人临床日用量的 1080 倍，说明四君子颗粒人日服 19.5g，未见急性毒性。②四君子汤发酵制剂急性毒性试验：实验动物分高、中、低三个剂量组，24 小时内分别按 4、8、16g/kg 剂量灌胃四君子汤发酵制剂 1 次，连续观察 7 日，结果实验期间各组动物生长情况良好，无明显异常，亦无死亡。

（2）长期毒性试验　进行了四君子颗粒大鼠长期毒性试验研究。选用健康合格 SD 大鼠 120 只，随机分成对照组、高剂量组、中剂量组、低剂量组，每组均 30 只。按组分别灌胃蒸馏水、510% 四君子药液、255% 四君子药液、63.75% 四君子药液 10mL/（kg·d）（相当于原生药 51.0g/kg、25.5g/kg、6.375g/kg，即相当于人日用量的 90 倍、45 倍、11.25 倍），连续给药 26 周，逐日观察各组大鼠一般状况观察，每周称体重一次，调整给药体积。给药 13 周时，每组随机取 10 只大鼠，股静脉采血，血细胞分类计数仪作红细胞（RBC）、血红蛋白（Hb）、血小板（PLT）、白细胞（WBC）检查，光学显微镜下作白细胞分类（N.L）计数检查；全自动血液生化分析仪作天门冬氨酸氨基转移酶（AST）、丙氨酸氨基转移酶（ALT）、碱性磷酸酶（ALP）、总蛋白（TP）、白蛋白（ALB）、血糖（GLU）、总胆红素（TBIL）、总胆固醇（T-CHO）、尿素氮（BUN）、肌酐（Crea）的测定；然后处死动物，进行系统解剖，剖取心、肝、脾、肺、肾、脑、甲状腺、胸腺、肾上腺、睾丸、前列腺、子宫、卵巢，称取重量，计算脏器系数；并取心、肝、脾、肺、肾、脑、胃、空肠、甲状腺、胸腺、肾上腺、前列腺、睾丸、子宫、卵巢组织各一块，立即投入 10% 甲醛液内固定，石蜡包埋，切片，HE 染色，光学显微镜下观察。每组余下动物再连续给药 13 周，末次给药 24 小时后，各组随机取 10 只大鼠，股静脉采血，作血液学和血液生化学检查，尸解取脏器行病理组织学观察，检测方法同上。余下动物停药，仅常规喂养，恢复期观察 4 周，作一般状况观察，血液学及血液生化学、系统尸解和组织病理学检查。

结果表明：大鼠灌胃四君子颗粒 51.0g/（kg·d）、22.5g/（kg·d）、6.375g/（kg·d），连续 26 周，逐日观察记录，受试动物一般状态正常，摄食正常，体重增加，未见毒副改变。经血液学、血液生化学多指标检测，系统尸解和主要脏器病理组织学检查，未见有意义的毒副反应。试验初期给药组动物体重、GLU 增加明显，实验后期 RBC、WBC 和肾上腺、卵巢脏器湿重明显增加，这可能与四君子颗粒补气血作用有关。四君子颗粒灌胃大鼠 51g/（kg·d），连续 26 周，不引起长期毒性，为大鼠的安全用药量和安全期限，说明四君子颗粒在临床用药剂量和疗程使用安全。四君子颗粒日用剂量为 19.5g/（60kg·d），相当于原生药 0.567g/（kg·d），治疗疗程为 3 个月。

2. 特殊毒性试验 进行四君子发酵制剂致小鼠精子畸变试验研究。实验动物分阴性对照组、高剂量组、中剂量组、低剂量组，除阴性对照组外，其他三组分别按 4、8、16g/kg 剂量灌胃四君子汤发酵制剂 2 次，结果给药组对小鼠骨髓嗜多染红细胞微核发生率的影响与阴性对照组比较无显著差异，表明对小鼠体细胞无诱变作用；连续灌胃 5日，每日 1 次，对小鼠精子畸形率无明显影响，说明四君子发酵制剂无致畸毒性。

（三）体内过程研究

有关四君子汤及其相关制剂的药动学研究至今未见文献报道。

【临床应用】

（一）临床常用

本方是益气健脾法的代表方，是治疗脾胃气虚证的基础方，临床常用于治疗脾胃气虚证和气虚兼证。其脾胃气虚证的症状表现主要有面色萎白、语声低微、气短乏力、食少便溏、舌淡苔白、脉虚弱等。在脾胃气虚证（治以四君子汤）的基础上，若兼气滞而见胸脘痞闷不舒者，宜与陈皮配伍，以行气化滞，如《小儿药证直诀》之异功散；若兼痰湿而见食少便溏、胸脘痞闷者，可配伍半夏、陈皮，以燥湿化痰，如《医学正传》之六君子汤；若兼痰阻气滞而见脘腹胀痛、呕吐痞闷、气虚肿满者，可与陈皮、半夏、砂仁、木香等理气药同用，以行气化痰，如《古今名医方论》之香砂六君子汤；若兼元气不足者而见少气畏寒、小儿痘疮、阳虚顶陷、不能发起灌浆者，可去白术、茯苓而配伍黄芪、肉桂，以补肾助阳，如《博爱心鉴》之保元汤。

（二）临床新用

本方的现代临床应用以消化系统疾病为主，包括反流性食管炎、消化性溃疡、胃炎、糖尿病胃轻瘫、胃癌前病变、胃黏膜肠上皮化生、胃黏膜脱垂、慢性结肠炎、肠易激综合征、功能性消化不良、慢性腹泻等疾病。其次，在中医辨证论治理论指导下，现代临床应用中亦将四君子汤用于治疗有脾虚之基本病机的其他内科、外科、妇科、儿科、五官科等疾病，如慢性支气管炎、呼吸衰竭、糖尿病、慢性肾小球肾炎蛋白尿、发热、疲劳综合征、血管性头痛、阵发性夜间呼吸困难、低血压、荨麻疹、精神分裂症，外科疾病如腹腔镜术后胃肠功能障碍、肛门术后排便异常、粘连性肠梗阻，男科疾病如前列腺增生症、男性不育症，妇科疾病如经前期紧张综合征、产后尿潴留、流产，儿科疾病如反复呼吸道感染、小儿肺炎、小儿腹泻、轮状病毒性肠炎、小儿厌食症、小儿贫血、小儿髋关节一过性滑膜炎等。五官科疾病如变应性鼻炎、慢性鼻窦炎、慢性咽炎、慢性扁桃体炎、复发性口腔溃疡，肿瘤如肝癌疼痛、癌症放化疗后副作用、恶性肿瘤晚期恶病质等疾病。

【使用注意】本方药性平和，温而不燥，补而不滞，无特殊禁忌。

玉屏风散《医方类聚》
Yupingfengsan

【处方组成】防风 15g　黄芪（蜜炙）30g　白术 30g

【历史沿革】玉屏风散录自《医方类聚》卷一百五十"诸虚门"所引宋·黎民寿《简易方》中记载："《究原方》玉屏风散，治腠理不密，易于感冒。"证实该方出自《究原方》，并首次明确其主治虚人腠理不固、易于感冒，后世历代医家在此基础上卓有发挥，渐将本方作为治疗表虚自汗证的代表方和基础方，大大扩展了玉屏风散的临床适应病证。从 1999～2001 年，玉屏风散研究成为热点，以后呈增长趋势，以药理方面和临床应用方面研究居多。该方临床沿用一直以散剂、汤剂为主，后发展成滴丸剂、口服液、颗粒剂等多种剂型。该方药学研究可查文献始于 1985 年，章光文研究了玉屏风散冲剂的制备与质量标准，发现醇沉水提法提取的有效成分最多。该方药理研究可查文献始于 1981 年，易宁育研究了玉屏风散对小鼠体液免疫功能的影响，发现其对溶血空斑试验类免疫反应具有双向调节作用；现代药理研究证实，该方对免疫、肿瘤、呼吸、炎症、氧化、骨质疏松等多方面均有影响，安全性较好。该方现代临床应用研究可查文献始于 1975 年钟良海应用加味玉屏风散治疗小儿气管炎的个案报道。该方最初用于治疗表虚自汗证，后广泛用于内、外、妇、儿、口腔、五官、皮肤等多系统疾病总属表虚自汗证者。

【功能主治】益气固表止汗。主治汗出恶风、面色㿠白、舌淡苔薄白、脉浮虚，亦治虚人腠理不固、易于感冒者。

【药学研究】采用现代化学研究手段和技术方法，从"全方－有效组分－疗效"层面对玉屏风散的药效物质基础、提取工艺、质量控制三方面进行了实验研究。

（一）物质基础研究

玉屏风散的化学成分研究相对其组成单味药的研究薄弱。玉屏风散的主要化学成分包括挥发油、皂苷类、黄酮类、多糖类、色原酮类及微量元素等，氨基酸类成分是玉屏风散中补气、抗炎、抗疲劳的主要物质基础。据研究，玉屏风水煎液中含有 Fe、Cu、Mn、Pb，在 4 种元素中以 Fe 含量最高、Pb 含量最低，组成玉屏风散的三味药中亦含有上述元素，但在单药煎液中只有 Pb 含量明显高于玉屏风水煎液，这些元素可能是玉屏风调节免疫系统的药效作用物质基础之一。

（二）提取工艺研究

玉屏风散在传统中按散剂服用，其制备工艺中的药材净选、粉碎细度、混合杀菌等均可影响其药效。因散剂固有的易吸潮变质等缺点，现代玉屏风制剂以颗粒剂、口服液、滴丸的制备工艺及有效组分群的提取工艺报道较多。针对玉屏风口服液醇沉除杂多糖损失率大、药液澄明度差、易析出沉淀、不稳定的缺点，有学者采用单因素考察法，以多糖保留率、黄芪甲苷保留率、药液澄清度为考察指标，优选 ZTC1+1-Ⅱ 天然澄清剂处理玉屏风口服液的最佳除杂工艺，结果提取液浓缩至 1:10，5% 澄清剂用量按先 B 组分后加 A 组分的次序以 100r/min 的搅拌速度进行，除杂效果最佳；以此工艺除杂药液与醇沉工艺除杂药液放置 3 个月比较，ZTC1+1-Ⅱ 工艺药液澄明度较醇沉工艺好。另有学者采用正交实验设计，以水提醇沉法制备玉屏风多糖，苯酚硫酸法检测多糖含量，以多糖提取量为指标优选玉屏风多糖提取工艺，结果优选出玉屏风多糖最佳提取工艺为料液比 1:15，于 90℃ 提取 3 次，每次 2h。玉屏风总苷是玉屏风散发挥抗炎与调节免疫功能的有效组分群，有学者采用 HPLC-ELSD 法测定黄芪甲苷含量作为质控指标，通过正交实验设计考察乙醇浓度、乙醇用量、提取时间和提取次数 4 个因素对玉屏风总苷提取的影响，结果优选出玉屏风总苷的最佳提取条件为 80% 乙醇 8 倍量，提取 2 次，每次 3h。

（三）质量控制研究

自采用薄层色谱法、高效液相色谱法用于玉屏风散鉴别与含量测定以来，TLC、HPLC 被广泛用于玉屏风颗粒、玉屏风口服液、玉屏风滴丸的质量控制研究，且目前仍是最主要的质量控制研究方法。有学者研究发现，采用 HPLC 法测定玉屏风汤剂中黄芪的黄酮类成分与防风的色原酮类成分升麻苷、升麻素、5-O-甲基维斯阿米醇苷、槲皮素、亥茅酚苷、芒柄花素的结果准确、重现性好、灵敏度高，为玉屏风类制剂的质量控制提供了新方向。研究发现，玉屏风煎液中氨基酸类成分指纹图谱特征性强，从标出的 18 个共有峰中鉴定出 15 种对人体有益的氨基酸成分，9 批样品的相似度均 >0.98；通过分析发现玉屏风煎液中三味药材对整方氨基酸指纹图谱的影响从大到小依次是黄芪、白术、防风，该指纹图谱峰具有较好的稳定性与可控性，建议可将其作为玉屏风煎剂的质量控制指标之一。在单味药化学成分分析的基础上，逐渐建立 HPLC-ELSD 法测定玉屏风颗粒中黄芪甲苷含量、紫外分光光度法测定玉屏风颗粒中总黄酮含量、HPLC 法测定玉屏风口服液中升麻苷含量等成分测定方法。

【药理作用】

（一）主要药效学研究

玉屏风散主要对免疫系统、呼吸系统有影响，其次具有抗肿瘤、抗炎、抗氧化、影响骨质疏松等作用。

1. 对免疫系统作用　血清药理学研究发现，玉屏风散可明显增强小鼠 NK 细胞活性；玉屏风散发酵液与水煎液都可增强小鼠腹腔巨噬细胞的吞噬功能及 NO 生成量，且玉屏风散发酵液的作用强于水煎剂，两者均有增强小鼠免疫功能作用。玉屏风口服液能促进伊莎褐蛋鸡雏鸡的胸腺、法氏囊、脾脏等免疫器官的生长发育，能显著增强鸡新城疫疫苗和鸡传染性法氏囊病疫苗的免疫效果，促使雏鸡迅速产生抗体，抗体维持时间延长。玉屏风散配方颗粒汤剂与传统饮片汤剂均能显著升高环磷酰胺致免疫抑制小鼠外周血中 CD_4^+T、CD_8^+T 淋巴细胞的百分数量，增强其 T 细胞免疫功能。玉屏风散可对抗氢化可的松致小鼠 C3b 受体花环形成率下降，使巨噬细胞的吞噬活性由降低恢复到正常水平。玉屏风散对 $^{60}Co-\gamma$ 射线所致小鼠外周血中 CD_4^+T、CD_8^+T 细胞数量减少及血清 IL-2 和 IFN-γ 含量降低有预防作用。有研究报道，多糖类成分是玉屏风散免疫干预作用的主要有效部位。玉屏风散提高机体免疫功能作用主要通过对免疫器官、非特异性免疫和特异性免疫调节等多途径、多靶点免疫调节机制发挥治疗作用。

2. 对呼吸系统作用　玉屏风散可明显延长浓氨水诱发的小鼠咳嗽潜伏期，减少咳嗽次数，有止咳作用；能延长乙酰胆碱和组胺联合诱发的小鼠哮喘潜伏期，有平喘作用；能明显增加小鼠气管酚红排泄量，有化痰作用。玉屏风制剂（散剂、颗粒剂）对卵白蛋白致变态反应性哮喘模型小鼠具有平喘作用，作用机制与其降低哮喘小鼠血中嗜酸性粒细胞（Eos）、IgE 分泌，降低哮喘小鼠肺组织和血清中 IL-4、IL-5 含量，升高哮喘小鼠肺组织和血清中 IFN-γ 水平，抑制 T 细胞向 Th2 极化有关。玉屏风散可明显缓解金黄色葡萄球菌致急性细菌感染鼻炎模型大鼠的炎性反应及鼻黏膜上皮和支气管上皮组织损害，作用机制与降低模型大鼠血清中 C3、C4 水平，保持 C 反应蛋白水平平稳有关。玉屏风散可明显改善卵清蛋白与氢氧化铝致过敏性鼻炎模型豚鼠或大鼠的鼻痒、喷嚏、清涕等过敏症状，作用机制可能与其降低血清中 IgE 浓度、抑制肥大细胞活性、减少其脱颗粒释放类胰蛋白酶等炎症介质有关。玉屏风散对青霉素致上呼吸道菌群失调模型小鼠具有调节其口咽部微生态失衡作用，提示调节口咽部菌群平衡可能是玉屏风散防治上呼吸道感染的机制之一。玉屏风散对烟熏加脂多糖致慢性阻塞性肺疾病肺气虚模型大鼠具有治疗作用，作用机制与其改善气道高反应性、降低肺组织中 IL-8 和 TNF-α、升高肺组织中 IFN-、恢复 IFN-γ/IL-4 比值失衡有关。

3. 其他作用

（1）抗肿瘤作用　玉屏风散对体外培养肝癌细胞增殖呈量效和时效依赖性抑制作用，可促进肝癌细胞凋亡和阻滞细胞在 G2 期；其可显著增加肝癌荷瘤 C57BL/6 小鼠脾脏重量，显著提高血液和肿瘤组织中 CD_4^+T、CD_8^+T 细胞比例，显著增强脾淋巴细胞杀伤肝癌细胞的能力。玉屏风散可提高 S180 荷瘤小鼠吞噬细胞功能，增加巨噬细胞 NO 分泌量，促进荷瘤小鼠 IL-2 产生、淋巴细胞转化和 NK 细胞活性，其抑制模型鼠肿瘤生长与增强免疫功能有关。玉屏风散能明显降低顺铂干预的肝癌小鼠肝脏组织中 MDA 含量和 SOD 活力，明显增加肺组织中 SOD 活力，提示其对顺铂所致肝癌小鼠脏器损伤的保护机制与抗氧化作用有关。

（2）抗炎、抗氧化作用　玉屏风散及各组分可明显抵抗 H_2O_2 诱导的红细胞膜损伤，抑制 LPS 诱导的 THP-1 细胞释放炎性因子 TNF-α 和 NO，并呈良好的剂量依赖性，黄芪在其抗炎、抗氧化活性中起主要作用。

（3）对骨质疏松的影响　玉屏风水提液能够改善环磷酰胺致骨质疏松模型大鼠的骨形态计量学参数，能增大骨小梁面积，增多骨小梁数量，减小骨小梁间的分离度，能增高骨小梁的荧光标志周长百分数、矿化沉积率、周长、面积、体积形成率，该作用可能与黄芪对成骨细胞作用有关。

（二）安全性评价研究

玉屏风散临床应用历史悠久，效果显著，无不良反应报道。随着玉屏风散成方制剂的出现，在药物上市前开展了安全性研究，但仅有 1 篇特殊毒性文献报道，摘录如下：

特殊毒性试验　采用直接平皿掺入法，进行玉屏风胶囊致细菌回复突变试验。玉屏风胶囊在 40、200、1000、5000μg/ 皿不同剂量浓度下，各组在 +S9 与 -S9 两种测试系统条件下，对测试菌株 TA97、TA98、TA100 和 TA1535 的致突变性与阴性对照组比较无明显增加，且无剂量 - 反应关系，回变菌落背景正常，表明玉屏风胶囊在该实验条件下对测试菌株无致突变性。

（三）体内过程研究

有关玉屏风散及其相关制剂的药动学研究未见文献报道。

【临床应用】

（一）临床常用

玉屏风散临床常用于表虚自汗证，临床表现主要有汗出恶风、面色㿠白、舌淡苔薄白、脉浮虚，亦治虚人腠理不固、易于感冒。若自汗较重者，可加浮小麦、煅牡蛎、麻黄根，以加强固表止汗之效；若表虚外感，汗出不解者，加桂枝以解肌；若虚人易外感甚者，可加人参、黄芪、淫羊藿等补气温肾以加强抗邪之力，也可配合补中益气汤以加强补益中气之功效。

（二）临床新用

本方现代临床应用以呼吸系统疾病、儿科疾病为主，包括感冒、反复上呼吸道感染、变应性鼻炎、慢性鼻炎、过敏性支气管炎、慢性阻塞性肺疾病、汗症、小儿哮喘、小儿肺炎、小儿扁桃体炎、小儿肾病综合征、小儿慢性腹泻等疾病。其次，现代临床应用中玉屏风散常用于因体质虚弱或疾病后肺脾虚弱导致的多汗症，如小儿多汗、肺炎多汗、糖尿病多汗等。此外，在中医辨证论治理论指导下，现代临床应用中亦将玉屏风散加减用于治疗表虚之基本病机的其他内科、妇科、五官科、皮肤科、性病等疾病，如溃疡性结肠炎、生殖器疱疹、尖锐湿疣、不孕、产后水肿、痛经、经期前后出血性紫癜，五官科疾病如角膜溃疡、单纯疱疹病毒性角膜炎、口腔溃疡、慢性副鼻窦炎等，皮肤科疾病如慢性荨麻疹、寻常型银屑病等。

（三）不良反应

有关玉屏风汤及其相关制剂的不良反应未见报道。

【使用注意】若外感风邪，营卫失和之自汗，不宜使用。

四物汤《仙授理伤续断秘方》
Siwutang

【处方组成】当归（去芦，酒浸炒）9g　川芎 6g　白芍 9g　熟干地黄（酒蒸）15g

【历史沿革】从组方上看，四物汤乃《金匮要略》之芎归胶艾汤去阿胶、艾叶、甘草始成；《仙授理伤续断秘方》载"四物汤，凡伤重肠内有瘀血者用"，首次提出"四物汤"之名，主治伤科瘀血；至《太平惠民和剂局方》始将本方用于妇产科疾病，后世历代医家皆宗此论，奠定了该方补血调经的主方地位，被历代医家推崇为补血第一方，且在此方基础上发展衍生了很多类方，形成了四物类方群，从而大大扩展了四物汤的临床适应病证。从 2004～2007 年，四物汤研究成为热点，以后呈增长趋势，以临床应用和药理方面的研究居多。该方临床沿用一直以汤剂为主，后发展成合剂、片剂、膏剂等多种剂型。该方药学研究可查文献始于 1987 年，李奇海研究了四物汤中微量元素锌、铜、铁的含量，认为微量元素与其补益作用明显相关。该方药理研究可查文献始于 1980 年，苏州市第三人民医院中西结核病区免疫室研究了四物汤对细胞免疫功能的影响，具有激活淋巴细胞转化能力；现代药理研究证实，该方对血液、免疫、衰老、应激、突变、过敏、心律失常、保肝等多方面均有影响，安全性较好。该方现代临床应用研究可查文献始于 1964 年谢晶晖应用四物汤治疗血管神经性水肿的个案报道。该方最初用于治疗伤科、妇科疾病，后广泛用于内、妇、外、儿等多系统疾病属营血虚滞证或血虚兼证者。

【功能与主治】补血和血。主治营血虚滞证，症见头晕目眩、心悸失眠、月经不调，或经闭不行、脐腹作痛、面色、唇爪无华、舌淡、脉细弦或细涩。

【药学研究】采用现代化学研究手段和技术方法，对四物汤的药效物质基础、提取工艺、质量控制等方面进行了实验研究。

（一）物质基础研究

四物汤的化学成分研究相对其组成单味药的研究薄弱。四物汤的化学成分主要包括多糖类、酚酸类、苷类、生物碱、微量元素、挥发油等，其中苷类化合物中芍药苷含量 >1.8%，且复方中芍药苷含量较单味药材中芍药苷含量高。据研究，四物汤中含有 Al、Ca、Cr、Cu、Fe、Mg、Mn、Mo、Ni、Sr、Zn 等 11 种微量元素，在煎煮药液过程中增加倍数最多的是 Mo、Mg、Mn、Ni 4 种元素，且每种微量元素在每一时段的增加情况并不一致，甚至有些元素会出现含量不增反减现象，如 Fe，说明四物汤的补血理血作用并非全部依靠 Fe，这些微量元素与四物汤的补益作用有关。四物汤煎液中氨基酸类成分及微量元素可能是其调节血液系统、免疫系统的药效作用物质基础之一。

（二）提取工艺研究

四物汤在传统中按汤剂煎服，制备工艺中的煎煮条件、样品处理、纯化工艺均可影响其化学成分的溶出和保留。四物汤在不同煎煮条件下其煎膏煎出率、芍药苷的溶出量均有所变化，两者随煎煮时间的延长而溶出率增加，其中在 30 ~ 60min 时溶出效果较好，试验结果提示四物汤应煎煮 2 次，第 1 次 30 ~ 60min，第 2 次 30min，且药材在煎煮前浸泡 30min 可使煎煮时芍药苷溶出率提高 5% 左右。四物汤组成的多糖成分可能是四物汤补益作用的重要物质基础，在四物汤成药制剂中需精制水提液，传统的中药精制工艺水提醇沉法容易造成多糖的较多损失。研究比较超声提取法和加热回流提取法处理对四物汤中多糖含量的影响，结果显示，采用超声提取法较加热回流提取法从四物汤中提取的多糖得率要高，具有低耗高效的优点。另有研究报道，以浸膏得率、阿魏酸、芍药苷、梓醇含量为评价指标，星点设计 – 效应面法优选四物汤的水提工艺，其最佳工艺为药材饮片加水量 10.2 倍，浸泡 68min 后提取 105min。

（三）质量控制研究

自采用薄层色谱法、高效液相色谱法用于四物汤鉴别和含量测定以来，TLC、HPLC 被广泛用于四物合剂、四物颗粒剂、四物片剂、四物膏剂的质量控制研究，且目前仍是最主要的质量控制研究方法。研究发现，四物汤煎液中氨基酸类成分指纹图谱特征性强，从标出的 17 个共有峰中鉴定出天冬氨酸、谷氨酸、丝氨酸、甘氨酸、精氨酸、苏氨酸、丙氨酸、脯氨酸、缬氨酸、亮氨酸、异亮氨酸、赖氨酸、酪氨酸等 13 种对人体有益的氨基酸成分，10 批样品的相似度均 >0.97；通过分析发现四物汤方中四味药材对整方氨基酸指纹图谱的影响从大到小依次是当归、熟地黄、白芍、川芎，该指纹图谱峰具有较好的稳定性与可控性，建议可将其作为四物汤的质量控制指标之一。研究发现，采用 HPLC 法测定四物合剂中芍药苷、川芎嗪、阿魏酸、腺苷 4 种成分，具有简单、可靠、重复性好的优点，可全面反映四物合剂中四味药材的质量，适用于四物合剂的质量控制。

在单味药化学成分分析的基础上，逐级建立了 HPLC 法测定四物汤中芍药苷、阿魏酸、没食子酸、5- 羟甲基糠醛含量，毛细管区带电泳法测定四物汤中丹皮酚、苯甲酸、没食子酸含量等成分测定方法。

【药理作用】

（一）主要药效学研究

四物汤主要对血液系统、免疫系统有影响，其次，具有双向调节子宫平滑肌、保肝、抗衰老、抗突变、抗应激、抗过敏、抗炎、镇痛等作用。

1. 对血液系统的影响　主要具有促进造血、抗凝血、抗血栓、改善血液流变学、降血脂作用。

四物汤能促进小肠对氨基酸、维生素、铁、锌、铜等的吸收，为血红蛋白和红细胞生成提供必需的原料。四物汤可提高血虚小鼠红细胞膜 ATP 酶活性和血虚大鼠肝脾 ATP 酶活性，恢复红细胞正常形态和功能，还可增加失血性贫血、溶血性贫血、缺铁性贫血动物的血红蛋白、红细胞和网织红细胞。四物汤可显著提高正常昆明种小鼠血清红细胞生成素（EPO）和脾条件培养液（SCM）中红系造血祖细胞的集落刺激因子（CSFs）的含量。四物汤可显著升高环磷酰胺或 ^{60}Co 射线照射致血虚昆明种小鼠的白细胞、血小板、造血祖细胞（CFU-GM）、CFU-S、骨髓有核细胞、骨髓中干祖细胞、骨髓 DNA 数，明显增加 CD34 抗原分子表达，促进细胞由 $G_{0/1}$ 期向 S 期转化及升高白细胞作用，调节股骨骨髓蛋白质表达。四物汤可明显升高饮食＋疲劳＋放血致血虚昆明种小鼠红细胞值和 S 期骨髓细胞数。四物汤通过多成分、多环节改善血虚小鼠的造血功能，具有补血作用。

血清药理学体外研究发现，四物汤有促进 CFU-GM 增殖作用。四物汤能显著提高雌性 SD 大鼠 RBC 和 Hb 含量，增强 $RBC-Na^+-K^+-ATPase$、RBC-SOD 等酶类活性，降低血液黏度。四物汤能显著升高正常或烷化剂致血虚大鼠血清 EPO 水平；其体外对 ADP 诱导的大鼠血小板聚集有良好的抑制作用，具有升高血小板抑制率作用。四物汤对家兔颈外静脉结扎、颈总动脉过氧化氢损伤、凝血酶注射法致实验性静脉、动脉血栓和血液高凝状态有明显抑制作用，可显著减少血栓长度、减轻血栓干重，延长部分凝血活酶时间（APTT）、凝血酶原时间（PT）和凝血酶时间（TT），明显降低血管性假血友病因子（vWF）、前列腺素 B_2 含量，升高 $6-keto-PGF_{1\alpha}$ 和组织型纤溶酶原激活因子（tPA）。研究表明，四物汤抗血栓形成机制可能与抗凝、抑制血小板活化和增加血管内皮细胞抗血栓形成有关。

四物汤能够改善微循环、改善血液流变学。四物汤能够扩张小鼠耳郭和肠系膜动脉、静脉，但对动脉的扩张作用更强。四物汤能够拮抗 NE 引起动脉收缩效应。四物汤水提物能够明显降低高切应率和中切应率的全血黏度，对低切应率时的全血黏度稍有降低作用。

四物汤具有降血脂作用。四物汤能明显提高大鼠、小鼠 HDL-C，降低 TG、LDL-C，说明四物汤能够加速胆固醇在体内的转化，减少胆固醇在肠道的吸收，增加 HDL-C 对血中胆固醇的转运。

2. 对免疫系统的影响 四物汤对正常昆明种小鼠的脾淋巴细胞自发性和 ConA 刺激的 ^3H-TdR 掺入有显著刺激作用，可明显促进正常小鼠脾淋巴细胞产生 IL-2 水平，具有增强正常小鼠细胞免疫功能。四物汤对正常雌性昆明种小鼠体液免疫功能具有增强作用，作用强弱与方中各单味药剂量大小密切相关，当熟地黄、当归大剂量时可显著促进血清溶血素生成，而两药小剂量时则明显抑制血清溶血素生成；白芍、川芎的剂量变化对血清溶血素含量影响不大。有研究证实，四物汤可显著增强 ^{60}Co 射线照射致免疫功能损伤 NIH 雄性小鼠骨髓干细胞增殖能力和红细胞 IC 花环率，升高红细胞 C_{3b} 受体花环率至正常，具有明显增强红细胞免疫功能作用。

3. 对心血管系统的影响 四物汤能够升高正常大鼠左室收缩压、左心室最大上升速率和最大下降速率，升高心肌纤维收缩速度，但对动物平均动脉压、心率、等容收缩压没有明显影响。四物汤能预防急性心肌缺血，抗心律失常，拮抗乌头碱、氯化钡、三氯甲烷引起的大鼠心律失常。

4. 其他作用

（1）对子宫平滑肌的双向调节 四物汤对子宫的作用取决于子宫的机能状态，对兴奋子宫呈现抑制作用，而对处于抑制状态子宫则显示兴奋作用，其对子宫平滑肌具有双向调节作用。

（2）保肝　四物汤煎液可显著降低 CCl_4 肝损伤模型小鼠血清谷丙转氨酶含量，可明显降低对乙酰氨基酚致肝损伤模型小鼠血清碱性磷酸酶和甘油三酯水平，具有保肝作用。

（3）抗过敏　体外试验研究发现，四物汤对诱导的大鼠肥大细胞释放组胺有抑制作用；体内实验中，四物汤可显著抑制 compound48/80 致昆明种雄性小鼠过敏性休克，还可显著抑制 compound48/80 诱导的 ICR 雄性小鼠搔抓反应和氯化钴致小鼠迟发型超敏反应；具有抗过敏作用。

（4）抗应激　四物汤煎液可明显延长昆明种小鼠氧惊厥时间，对放射性射线照射小鼠有保护作用，可显著延长小鼠生存时间。四物汤水醇法提取液可显著延长常压下缺氧昆明种小鼠、异丙肾上腺素致心肌缺氧模型小鼠、结扎颈总动脉致脑缺氧小鼠的存活时间，具有抗缺氧作用。

（5）抗氧化、抗衰老　四物汤具有抗自由基损伤、促进 SOD 活力作用，降低脑组织 MAO 活性和血浆、脑、肝 LPO 形成；当全方配方比为熟地黄∶川芎∶当归∶白芍＝2∶3∶2∶3时具有显著的消除超氧阴离子作用。四物汤能明显升高老年雌性 Wistar 大鼠血清中 T、E2 水平，降低 FSH、LH 水平，其通过调节性激素水平起到延缓衰老作用。

（6）抗突变　四物汤可明显抑制环磷酰胺致突变 $C_{57}BL/6J$ 小鼠骨髓细胞微核（MN）率升高，具有抗突变作用。

（7）抗炎、镇痛　四物颗粒和四物合剂均可显著对抗二甲苯致小鼠耳郭肿胀，明显延长热板小鼠痛阈值，减少醋酸致小鼠的扭体次数，具有抗炎、镇痛作用。

（二）安全性评价研究

有关四物汤及其相关制剂的毒理学研究至今未见报道。

（三）体内过程研究

有研究证实，四物汤灌胃给予家兔的体内过程符合一室开放模型，其吸收半衰期为 0.37h，消除半衰期为 0.40h，达峰值时间为 0.56h。

【临床应用】

（一）临床常用

本方是补血调血的基础方，临床常用于治疗营血虚滞证，临床表现主要有头晕目眩，心悸失眠，月经不调，或经闭不行，脐腹作痛，面色、唇爪无华，舌淡，脉细弦或细涩。在营血虚滞证（治以四物汤）的基础上，若兼血瘀而见妇女月经血中有块、色紫稠黏、腹痛者，可配伍桃仁、红花以活血，如《玉机微义》之桃红四物汤；若见妇人冲任虚损、血虚有寒而见月经过多、淋漓不止、产后或流产损伤冲任、妊娠胞阻、胎漏下血、腹中疼痛者，可配伍阿胶、艾叶以止血、调经、安胎，如《金匮要略》之胶艾汤；若兼气不摄血而见月经先期而至、量多色淡、四肢乏力、体倦神衰者，可配伍黄芪、人参以补气摄血，如《医宗金鉴》之圣愈汤。

（二）临床新用

本方的现代临床应用以妇科疾病、内科疾病为主，包括贫血、功能性子宫出血、月经过少、月经过多、月经不调、痛经、闭经、先兆流产、胎位不正、不孕症、盆腔炎、附件炎、黄体功能不全、产后便秘、产后发热、产后头痛、黄体功能不全、高血压、高血脂、冠心病、失眠等疾病。其次，在中医辨证论治理论指导下，现代临床应用中亦将四物汤用于治疗营血虚滞证之基本病机的其他内科、儿科、五官科、皮肤科、骨科等疾病，如三叉神经痛、儿童异位性皮炎、卡他性结膜炎、创伤性前房积血、胞轮振跳、过敏性紫癜、银屑病、荨麻疹、黄褐斑、瘙痒病、复发性口腔溃疡、视网膜病变等。此外，还可以治疗消化系统疾病如肝炎、便秘，呼吸系统疾病如过敏性鼻炎、鼻咽癌放化疗毒副反应等，儿科疾病如小儿腹泻、儿童异位性皮炎、小儿频繁瞬目，骨科疾病如腰椎间盘突出、颈椎病、风湿性关节炎等，脑外伤后综合征、椎－基底动脉供血不足、脂溢性脱发、肾性贫血等疾病。

（三）不良反应

有关四物汤及其制剂的不良反应未见报道。

【使用注意】阴虚发热、血崩气脱者不宜。

六味地黄丸《小儿药证直诀》
Liuweidihuangwan

【处方组成】熟地黄（炒）24g　山萸肉 12g　干山药 12g　泽泻 9g　牡丹皮 9g　茯苓 9g

【历史沿革】从组成上看，六味地黄丸乃《金匮要略》之肾气丸方去附子、桂枝，并改生地黄为熟地黄始成。在名称方面，《小儿药证直诀》名其地黄圆，用于小儿"五迟"证；《济生拔萃》卷六始称地黄丸，主治肾气虚；至《正体类要》始名六味地黄丸。在主治方面，《医学正传》所载地黄丸主治肝肾虚；《医方考》载其主治"肾虚移热于肺"和"肾虚不能制火者"；《仁术便览》谓其"男女俱宜服"；该方发展至清代始奠定其治疗肝肾阴虚证的主方地位，并在此方基础上发展衍生了地黄类方群。从1990～1993年，六味地黄丸研究成为热点，以后大致呈增长趋势，以药理作用与临床应用研究居多。该方临床沿用一直以汤剂、丸剂为主，后发展成颗粒剂、片剂、胶囊剂、冲剂、煎膏剂、口服液等多种剂型。该方药学研究可查文献始于1984年，高衍裔研究了六味地黄丸中微量元素锌、铜、铁、钴、镍、锰、铬的含量，认为微量元素与其预防动脉粥样硬化、糖尿病、早衰有关。该方药理研究可查文献始于1964年，裴曼云研究了六味地黄复方对肾上腺皮质功能、交感神经系统功能的影响；现代药理研究证实，该方对神经－内分泌、免疫、泌尿生殖、心血管、物质代谢、肿瘤、衰老等多方面均有影响，安全性较好。该方现代临床应用研究可查文献始于1958年傅子钧应用六味地黄丸治疗消渴病的个案报道。该方最初用于治疗肝肾阴虚证，后广泛用于肾病、男性病、糖尿病、肿瘤、溃疡性口疮、萎缩性胃炎、肝炎等多种疾病属肾阴精不足证或阴虚兼证者。

【功能与主治】填精滋阴补肾。主治肾阴精不足证，症见腰膝酸软、头晕目眩、视物昏花、耳鸣耳聋、盗汗、遗精、消渴、骨蒸潮热、手足心热、口燥咽痛、牙齿动摇、足跟作痛，以及小儿囟门不合、舌红少苔、脉沉细数。

【药学研究】采用现代化学研究手段和技术方法，从"成分－疗效"层面对六味地黄丸的药效物质基础、质量控制方面进行实验研究，并对其提取工艺优化进行了研究。

（一）物质基础研究

六味地黄丸的化学成分研究相对其组成单味药的研究薄弱。六味地黄丸的化学成分主要包括多糖类、萜类化合物、酚类化合物、苷类化合物、微量元素等。据研究，六味地黄丸（浓缩丸、大蜜丸）中含有 Zn、Cu、Fe、Mn、Ca，在 5 种元素中以 Fe、Ca 含量较高，Mn 含量最低；而六味地黄浓缩丸中 Fe、Cu 含量几乎是六味地黄大蜜丸中 Fe、Cu 含量的 4 倍，而浓缩丸中 Mn、Zn、Ca 含量也比大蜜丸中 Mn、Zn、Ca 含量高；这些元素可能是六味地黄丸调节神经－内分泌、抗早衰的药效作用物质基础之一。

（二）提取工艺研究

六味地黄丸在传统中按丸剂服用，丸剂以大蜜丸、小蜜丸、水蜜丸为主，现代亦制成浓缩丸使用。蜜丸制备工艺中的中药材前处理、黏合剂制备、丸剂制作工艺及浓缩丸制备工艺中的中药材提取（水提、醇提、水蒸气蒸馏提、温浸提）、浓缩、醇沉提取工艺是影响六味地黄丸质量的关键。据研究，为提高六味地黄丸中熟地黄、泽泻、茯苓水提液的生物利用度，以 5-羟甲基糠醛、多糖及浸膏得率为测定指标成分，采用均匀设计优选六味地黄丸的半仿生提取工艺条件，发现 3 次煎煮用水的 pH 值依次为 2、5、10.5，煎煮时间依次为 2h、1h、0.5h 的优选提取条件可行，但因三种药材在煎煮过程中有黏稠物质生成，需边煎煮边搅拌，搅拌频率以每次 10min 为宜。

为克服六味地黄浓缩丸传统常压煎煮提取法存在的提取温度高、耗时长、能耗高、有效成分损失多等缺点，以干膏率、马钱苷提取量为评价指标，在不改变现有标准中提取次数的前提下，采用正交试验考察加水量和提取时间对六味地黄丸动态提取工艺的影响，发现加水量对干膏率和马钱苷提取量的影响具有显著性差异，其最佳动态提取工艺为加 3 倍量水提取 2 次，每次 1h，马钱苷平均提取量为 1.068mg/g，平均干膏率为 25.75%。该提取工艺在保留传统中药提取特点的基础上，还具有保证中药有效组分群基本不变、得膏率高、可实现全自动控制等优点，可使药材与溶剂间在提取过程中始终保持相对浓度差，从而提高药材中溶质向溶剂的溶出效率，适于六味地黄浓缩丸的工业化生产。

（三）质量控制研究

自薄层色谱法、高效液相色谱法用于六味地黄丸鉴别与含量测定以来，TLC、HPLC 被广泛用于六味地黄颗粒剂、六味地黄分散片剂、六味地黄胶囊剂的质量控制研究，且目前仍是最主要的质量控制研究方法。有学者基于"成分－药效"关联分析六味地黄丸的质量控制研究发现，六味地黄丸中的 5-羟甲基糠醛、马钱苷和丹皮酚对内分泌综合效应具有正效应；没食子酸是山茱萸和牡丹皮中共同存在的物质，其含量分析有助于控制二者的质量，故建议选择没食子酸、5-羟甲基糠醛、马钱苷、丹皮酚 4 个成分作为六味地黄丸含量测定的指标成分，是符合中药复方多成分、多靶点、整体作用特点的质量控制方法。

在单味药化学成分分析的基础上，逐级建立了 HPLC 法测定六味地黄丸中马钱苷、丹皮酚、熊果酸含量，分光光度法和薄层色谱法测定六味地黄丸中丹皮酚、熊果酸含量，近红外光谱法测定六味地黄丸中丹皮酚和马钱苷含量等成分测定方法。

【药理作用】

（一）主要药效学研究

六味地黄丸主要对内分泌系统、免疫系统、心血管系统、物质代谢、泌尿系统等有影响，其次，还具有抗衰老、抗肿瘤、保肝、益智、保护听力、抗突变、抗血小板聚集、抗炎等作用。

1. 对内分泌系统作用

（1）对下丘脑 – 垂体 – 性腺系统的影响　六味地黄丸水溶液对正常雄性老龄昆明种小鼠和正常雄性老龄大鼠性激素影响不同，其可降低小鼠血中睾丸激素（T）、黄体生成激素（LH）、促卵泡激素（FSH）含量，且睾丸激素含量降低显著；其可升高大鼠血清中 LH、T 浓度，降低 FSH 浓度，同时增加大鼠垂体、垂体 LH 细胞数量与精囊重量，能改善睾丸间质细胞及曲细精管的结构。六味地黄汤可明显抑制快速老化型亚系SAMP8 小鼠血浆皮质酮升高，可改善模型小鼠睾丸间质细胞分泌睾酮能力低下。六味地黄汤可显著促进醋酸棉酚致生精障碍大鼠精子生成数量和提高精子质量，提高大鼠血清中 NO、LH 和 T 水平，降低 FSH 水平，显著抑制大鼠睾丸生精细胞凋亡。六味地黄丸对氢化可的松致雌性早衰大鼠具有雌激素样作用，能提高 β– 内啡肽（β–END）含量，增加阴道脱落细胞涂片内角化上皮细胞和表层细胞数目，可促使卵巢功能恢复；对氢化可的松致雄性小鼠性器官及附性器官萎缩、小鼠体重下降和肾上腺萎缩均有抑制作用，并可减少小鼠死亡。六味地黄丸能增强性功能，能明显增加正常小鼠附睾重量，能大幅度增加幼年大鼠、小鼠、鹌鹑的精子数量，能明显增强家兔的交配能力。

（2）对下丘脑 – 垂体 – 甲状腺系统、下丘脑 – 垂体 – 肾上腺皮质系统的影响　六味地黄丸对 L– 甲状腺素致甲亢型阴虚大鼠体内的 T_3、T_4 均有降低作用。对下丘脑 – 垂体 – 肾上腺皮质系统有明显的保护和增强作用，其对肾上腺皮质的分泌功能有调节作用，使球状带分泌的醛固酮水平趋于正常，对各种原因引起的肾上腺皮质功能减退和腺体重量减轻或萎缩均有明显的对抗作用，能相对增加皮质各层厚度，减少其退行性变，达到恢复和兴奋肾上腺功能作用。

2. 对免疫系统的影响　体外实验研究表明，六味地黄汤能明显促进淋巴细胞转化区形成活性空斑，能显著抑制白细胞游走和促进溶血空斑产生，能刺激细胞免疫和抗体生成反应。体内实验研究表明，六味地黄丸药液可明显提高小鼠血清溶血素抗体的生成，可增强小鼠巨噬细胞的免疫活性，其冲剂能明显增强小鼠网状内皮系统的吞噬功能。

六味地黄丸能对抗环磷酰胺致免疫低下昆明种小鼠的胸腺、脾脏重量减轻，使模型小鼠淋巴细胞转化功能低下与血清特异性抗体水平下降恢复至正常水平。六味地黄汤能明显增加免疫功能低下老龄小鼠 $ANAE^+$ 淋巴细胞百分率和 PFC 数，能明显增强巨噬细胞 FC 和 C_3b 受体活性，能显著提高 ConA 诱导的 T 淋巴细胞的增殖能力和腹腔 MΦ 的吞噬能力，能明显促进 LPS 诱导的 B 淋巴细胞增殖反应。六味地黄汤对机械性创伤引起的小鼠红细胞免疫功能抑制有恢复作用，对烫伤致大鼠免疫防御机能下降有对抗作用；其可对抗机械性创伤小鼠 RBC–C3bR、RBC–IC、RBC 免疫黏附促进因子（RFER）活性降低，对烫伤抑制大鼠腹腔 MΦ 吞噬活性、脾脏淋巴细胞转化增殖、IL-2 分泌、NK 细胞活性、RBC–C3bR 花环率、RBC–IC 花环率均有拮抗作用。此外，六味地黄汤还可明显对抗弗氏完全佐剂致佐剂性关节炎 Wistar 雄性大鼠淋巴细胞增殖水平降低。

3. 调节物质代谢

（1）降糖 六味地黄汤水提物灌胃给予链脲佐菌素致糖尿病模型大鼠 3 天后，大鼠血糖、尿素氮和甘油三酯含量均降低；5 天后大鼠血钾、尿中酮体水平降低，血钠和血蛋白水平提高。六味地黄丸能明显降低正常大鼠和地塞米松致虚证模型大鼠的血糖含量，可对抗模型大鼠体重下降；对胰腺全切除动物有显著降血糖作用，可增加实验性糖尿病小鼠肝糖原含量，降低小鼠血糖水平，对糖负荷试验小鼠的糖耐量有改善作用，但对正常小鼠血糖无明显影响。

（2）降血脂 六味地黄汤可显著降低 D- 半乳糖加地塞米松致衰老血瘀证 SD 雄性大鼠血中 TG、TC 含量。六味地黄丸水提物对实验性高血脂大鼠和实验性高血脂家兔均有肯定的降脂作用，能明显降低模型大鼠或家兔血清 TG、TC、肝中脂肪含量，能增加血清 HDL–C 含量和升高 HDL–C/TC 比值，但对正常大鼠则无降血脂作用。

（3）对蛋白质、核酸的影响 六味地黄丸能增加正常小鼠体内核酸、蛋白质含量，促进其生物合成。六味地黄丸剂、汤剂对肾阴虚模型小鼠血浆中 cAMP 升高均有对抗作用。六味地黄丸有增加腹水型宫颈癌小鼠癌细胞内的 3′, 5'– 环磷酸腺苷含量作用；对荷瘤 14 天小鼠肝、脾中核酸含量及其生物合成有影响，可增加荷瘤小鼠脾脏 RNA 含量和骨髓 ^{3}H– 胸腺嘧啶核苷掺入量。

（4）对微量元素的影响 六味地黄汤对切除双侧卵巢致骨质疏松雌性大鼠能减少尿 Ca^{2+} 排泄，提高血清骨钙素含量，增加股骨骨矿物质及骨中 Ca^{2+}、P^{3+} 含量。六味地黄丸方中富含微量元素锌、铜、锰、铁、硒等，其可改变正常小鼠和"阴虚"小鼠血浆中微量元素含量，正常小鼠血浆中 Zn^{2+}、Cu^{2+} 含量明显低于"阴虚"小鼠血浆中 Zn^{2+}、Cu^{2+} 含量。六味地黄丸汤剂腹腔注射可升高"甲亢阴虚"雄性小鼠肝脏血液中 Fe^{2+} 含量，升高肺和血液中 Cu^{2+} 含量，升高血液中 Zn^{2+} 含量，显著升高血液、肝脏和睾丸中 Zn^{2+}/Cu^{2+} 比值。六味地黄煎剂还可升高实验性佝偻病雏鸡血清中 Ca^{2+}、P^{3+} 浓度。

4. 对心血管系统的影响

（1）对心脏的影响 六味地黄汤可显著对抗 Langendorff 灌流大鼠心脏低灌 – 再灌注诱发的心律失常，使室颤发生率降低 50%，室颤持续时间缩短 73%；能明显抑制甲状腺素引起的心肌肥厚，使肥厚心脏低灌 – 再灌注诱发的心律失常发生率由 100% 降至 10%；能明显抑制肥厚心脏因低灌 – 再灌注损伤引起的心肌组织内 SOD 降低和 MDA 升高。六味地黄煎剂具有明显减少缺血心肌中 MDA 含量、增加 SOD 含量作用，可抑制梗死心肌扩大，改善心肌梗死区边缘区的血液供应。六味地黄丸提取物能够拮抗乌头碱、三氯甲烷及异丙肾上腺素所致的大鼠、小鼠在体、离体心脏的心律失常。

（2）降压　六味地黄汤经大鼠十二指肠给药，能明显降低麻醉大鼠的血压，2mL/kg剂量组在给药后35min时血压降至最低点，为给药前血压的74%；10mL/kg剂量组在给药后75min时血压降至给药前的63%。另有研究报道，六味地黄煎剂对麻醉大鼠的正常血压有明显降压作用，其降压作用可能是通过扩张外周血管、降低外周阻力而实现的；六味地黄丸对肾血管性高血压大鼠心肌羟辅氨酸浓度有降低作用，从而间接减少心肌胶原沉着。

5. 对泌尿系统的影响　六味地黄丸水煎剂可显著改善甲状腺素片加利舍平致"肾阴虚"型雄性 NIH 小鼠阴虚症状，减轻阴虚小鼠肝肾病理性损伤，提高其存活率。六味地黄丸可显著抑制腺嘌呤致慢性肾功能不全大鼠血中 BUN 和 Cr 升高；可明显降低糖尿病肾病大鼠血清肌酐清除率和血清 BUN 含量。六味地黄丸可明显改善肾性高血压大鼠的肾功能；明显加快 Masygi 型肾炎大鼠肾脏近曲小管生成溶酶体速度，单位体积内溶酶体表面积比增大，肾脏对尿素的代谢排泄加速。六味地黄汤对内毒素（LPS）诱导的肾系膜细胞增殖有抑制作用，可减少系膜细胞产生 IL-1。

6. 其他作用

（1）抗衰老　六味地黄丸水煎剂可显著延长家蚕、家蝇的寿命，使家蚕身长、体重增长缓慢，食桑量减少；家蝇寿命延长，脑内 SOD、蛋白质含量提高，脂褐素含量降低。可显著降低老龄小鼠血清过氧化脂质及肝脏脂褐素含量，明显改善老龄小鼠自由基代谢紊乱。六味地黄水煎剂对环磷酰胺致 DNA 损伤 ICR 小鼠具有良好的抗 DNA 损伤作用，可明显改善雌性大鼠血浆促肾上腺素皮质激素（ACTH）、β- 内啡肽（β-END）、血清雌二醇（E_2）、三碘甲状腺原氨酸（T_3）、甲状腺素（T_4）、促甲状腺素（TSH）、T、FSH、IL-2、TNF 含量，抗衰老作用与上述指标相关。

（2）抗肿瘤　六味地黄水煎液可降低 N- 亚硝基氨酸乙酯致小鼠前胃鳞癌及氨基甲酸乙酯致小鼠肺腺瘤的诱发率，提高 P53 基因的表达；使接种 U14 移植性宫颈癌小鼠存活时间延长；对接受化学致癌物的动物能促进骨髓干细胞和淋巴组织增生，可增强单核巨噬细胞吞噬活性，升高癌细胞内 cAMP 含量，抑制癌细胞的增殖，增强动物体质。六味地黄丸方中所含微量元素硒的化合物亚硒酸钠具有抑制大鼠诱发性肝癌和肠癌发病率作用，硒酶成分对肺癌及某些肉瘤有抑制作用。

（3）益智　血清药理学研究证实，六味地黄汤含药血清可明显提高海马神经细胞线粒体膜电位、稳定线粒体功能。六味地黄丸可明显提高自然衰老大鼠学习记忆功能，与老年对照组相比，六味地黄丸组大鼠定位航行实验的平均逃避潜伏期自第 3 天起明显缩短，空间探索实验的目标象限游程占全部游程百分比明显提高，穿越平台次数明显增多，在海马 CA3 区及第一躯体感觉区（S1Tr）内 M1-AchR 阳性细胞数目明显增多，提示六味地黄丸改善自然衰老大鼠的空间学习记忆能力可能与其保护海马 CA3 区及 S1Tr 内胆碱能毒蕈碱 M1-AchR 阳性神经元，增强中枢胆碱能系统功能有关。

（4）保肝　六味地黄丸可显著升高高脂饮食诱发的非酒精性脂肪肝大鼠肝组织中 SOD 水平，明显降低肝组织中 MDA、TG、TC 含量，对非酒精性脂肪肝具有保护作用。

（5）抗血小板聚集　体外实验研究显示，六味地黄汤对腺嘌呤核苷二磷酸、花生四烯酸诱导的大鼠血小板聚集有抑制作用；其通过改善衰老血瘀模型大鼠内皮细胞分泌功能，调节凝血和纤溶系统，改善自由基代谢，而达到抗血栓作用。

（6）保护听力　六味地黄汤加味可明显抑制肌注硫酸庆大霉素、卡那霉素致实验性豚鼠听力下降，降低频率变化范围，延缓发病时间，抑制细胞酶活性下降，升高内耳蜗微音器电位和听神经动作电位值，对耳中毒有保护作用。

（7）抗突变　六味地黄丸水煎剂对环磷酰胺致抗氧化系统抑制的 ICR 小鼠，具有提高 SOD 活力，降低 MDA 含量作用，这可能是其抗突变作用机理之一。

（8）抗炎　六味地黄汤可明显抑制弗氏完全佐剂致佐剂性关节炎 Wistar 雄性大鼠足趾肿胀，抗炎作用呈剂量依赖性。

（二）安全性评价研究

有关六味地黄丸及其相关制剂的毒理学研究至今未见报道。

（三）体内过程研究

有学者采用急性累计死亡率法，按小鼠单次给药急性毒性试验剂量与死亡率的关系绘制六味地黄超微细粉的 D-P 直线，根据死亡率按 D-P 直线逆推理论剂量，求得药物在体内的残存量，采用 3P87 程序拟合房室模型，计算药动学参数，结果发现六味地黄超微细粉体内消除过程符合二室模型，有明显量效关系，腹腔给药 LD_{90} 为 2.8675g/kg，Vc 为 391.8mg/kg，Vd 为 524.5mg/kg，K12 为 $0.0831h^{-1}$，K21 为 $0.6428h^{-1}$，$t_{1/2\alpha}$ 为 0.8113h，$t_{1/2\beta}$ 为 1.7434h。

有学者采用 HPLC 法测定大鼠血清中马钱苷浓度，研究六味地黄浓缩丸中马钱苷的药代动力学特点。发现大鼠六味地黄浓缩丸灌胃给药后，马钱苷药动学体内消除过程符合一室模型，主要药动学参数值为：$Ka0.0085min^{-1}$，$Ke0.025min^{-1}$，$t_{1/2}Ka27.95min$，$t_{1/2}Ke81.23min$，Tpeak65.59min，$C_{max}6970.40ng/mL$，AUC1429620.62ng/（mL·min）。

【临床应用】

（一）临床常用

本方为肾阴不足证的基础方、代表方，临床常用于肾阴精不足证和阴虚兼证，其肾阴精不足证的临床表现主要有腰膝酸软，头晕目眩，视物昏花，耳鸣耳聋，盗汗，遗精，消渴，骨蒸潮热，手足心热，口燥咽痛，牙齿动摇，足跟作痛，以及小儿囟门不合，舌红少苔，脉沉细数。在肾阴精不足证（治以六味地黄丸）基础上，若兼虚火明显而见虚火牙痛、五心烦热、颧红者，可配伍知母、玄参、黄柏等以加强清热降火之功，如《医方考》之知柏地黄丸；若兼视物模糊、迎风流泪者，可配伍枸杞、菊花以养肝明目，如《麻疹全书》之杞菊地黄丸；若兼肺阴虚而见咳嗽吐血者，可配伍麦冬、五味子以补肺阴，如《体仁汇编》之麦味地黄丸；若兼肺阴虚而见咳嗽气喘、呃逆者，可配伍五味子，以敛肺纳气，如《症因脉治》之都气丸，若肺肾阴虚之干咳、虚喘者，可加贝母、麦冬等润肺止咳，体现"金水相生"；若兼肝阴虚而见腿弱无力、月经不调者，可配伍当归、白芍以调经养肝，如《汤头歌诀正续集》之归芍地黄丸；若兼阴不敛阳而见虚火上升、耳鸣耳聋甚者，可配伍柴胡、煅磁石、龟板以滋阴潜阳、滋肾聪耳，如《全国中药成药处方集》之耳鸣丸；若兼阴血亏损而见视物模糊、夜盲、目涩多泪者，可配伍枸杞、菊花、当归、白芍、白蒺藜、石决明等以养血、平肝明目，如《中国医学大辞典》之明目地黄丸，体现"肝肾同源"；若兼阴虚疮疡或见耳内痒痛出水或见渴而发热、小便赤涩者，可配伍柴胡、五味子，如《外科枢要》之加味地黄丸；若腰膝酸软甚者，加桑寄生、怀牛膝益肾壮骨。

（二）临床新用

本方临床常用于治疗泌尿生殖系统疾病、内分泌系统疾病、五官科疾病、儿科疾病、妇科疾病、骨科疾病为主，包括慢性肾小球肾炎、肾衰、前列腺增生、泌尿系结石、男性不育症、糖尿病、糖尿病视网膜病、糖尿病肾病、高血脂、高血压、肺结核、肾结核、中心性视网膜炎、复发性口腔溃疡、慢性口腔炎、牙周炎、缺血性视神经炎、慢性咽炎、老年性白内障、小儿遗尿、小儿过敏性紫癜、小儿肾病综合征、更年期综合征、月经不调、女性不孕症、多囊卵巢综合征、骨质疏松症、骨质增生、足跟痛等属于肾阴不足者。其次，在中医辨证论治理论指导下，现代临床应用中亦将六味地黄丸汤用于治疗有肾阴精不足之基本病机的其他内科疾病、皮肤科疾病、骨科疾病，如阿尔茨海默病、帕金森氏病、结核性脑膜炎、脑卒中、甲状腺功能亢进、慢性咽炎、慢性腰腿痛、白细胞减少、类风湿性关节炎、系统性红斑狼疮、失眠、再生障碍性贫血、肿瘤、黄褐斑、斑秃、痤疮、骨折、股骨头缺血性坏死、强直性脊柱炎、便秘、干燥综合征、慢性食道炎、慢性萎缩性胃炎、肝炎、血管神经性头痛、甲状腺癌、胃癌、恶性肿瘤化疗后症状、棉酚中毒、血吸虫性腹水等。

（三）不良反应

六味地黄丸可引起荨麻疹型药疹、炎症，个别患者偶有反胃、口淡、唾清涎、胃纳欠佳、咳嗽、咽喉疼痛、咯痰，或外阴瘙痒、带下量多、色淡黄、呈泡沫状等反应。曾有一例患者口服本品后致下肢严重转筋。

【使用注意】脾虚泄泻者慎用，忌辛辣。

肾气丸 《金匮要略》
Shenqiwan

【处方组成】干地黄 240g　薯蓣 120g　山茱萸 120g　泽泻 90g　茯苓 90g　牡丹皮 90g　桂枝 30g　附子（炮）30g

【历史沿革】从处方出处看，肾气丸首见《金匮要略》，记载凡五处，在妇人杂病篇主治转胞，在中风历节病篇有附方"崔氏八味丸"治"脚气上入，少腹不仁"，在血痹虚劳病篇中名"八味肾气丸"治"虚劳腰痛，少腹拘急，小便不利者"，在痰饮咳嗽、消渴小便利淋病、妇人杂病三篇中俱名"肾气丸"，治"夫短气有微饮""男子消渴，小便反多""妇人病，饮食如故，烦热不得卧，而反倚息者"。从处方衍变看，自唐宋以降，后世医家对该方的药味、药量、方名、功效主治方面卓有发挥，在本方基础上发展衍生了很多类方，一方面极大地拓展了其临床效用，但另一方面导致该方方名、功效主治等混用不清达数百年之久，利弊共存。从方名、功效主治看，该方经现代学界正本清源之后，确定通用方名为"肾气丸""八味肾气丸"或"崔氏八味丸"，明确其功效为补肾助阳、化生肾气，主治肾阳气不足证。从 2002～2004 年，肾气丸研究成为热点，以后呈增长趋势，临床应用和药理方面的研究居多。该方临床沿用一直以丸剂为主，现代制剂发展还有片剂、胶囊剂、口服液等多种剂型。该方药学研究可查文献始于 1991 年，范圣洁研究了肾气丸中微量元素镁、锰、锌、铜、铁、钙的含量，认为微量元素与其补肾作用明显相关。该方药理研究可查文献始于 1985 年，周六贵研究了金匮肾气丸对小鼠免疫功能的影响，证实其具有增强细胞免疫和体液免疫功能作用；现代药理研究证实，该方对内分泌、泌尿生殖、免疫、物质代谢、心血管、呼吸、衰老、应激、突变等多方面均有影响，安全性较好。该方现代临床应用研究可查文献始于 1956 年费丰乐应用金匮肾气丸治疗水肿的个案报道。该方最初用于治疗肾阳气不足证，后广泛用于神经、内分泌、泌尿、生殖、循环、呼吸、免疫、消化等多系统疾病属肾阳气不足证或阳气不足兼证者。

【功能与主治】补肾助阳，化生肾气。主治肾阳气不足证，症见腰痛脚软，身半以下常有冷感，少腹拘急，小便不利，或小便反多，入夜尤甚，阳痿早泄，舌淡而胖，脉虚弱，尺部沉细，以及痰饮，水肿，消渴，脚气，转胞。

【药学研究】采用现代化学研究手段和技术方法，从"全方－有效组分－有效成分"三个层面对肾气丸的药效物质基础、提取工艺、质量控制等方面进行了实验研究。

(一) 物质基础研究

肾气丸的化学成分研究相对其组成单味药的研究薄弱。肾气丸的化学成分主要包括多糖类、皂苷类、三萜类、酚类、醛类、微量生物碱等。据研究，肾气丸中含有 Fe、Zn、Cu、Mn、Ca、Mg6 种元素，组成该方的八味药材中均含有 Zn、Mn 两种元素，此两种元素与肾气丸的益精生血功效密切相关，肾气丸中 Fe、Cu、Ca、Mg 四种元素含量也较高，这四种元素可能是肾气丸的滋阴补血、调节毛细血管通透性、促进心肌代谢作用的有效物质基础之一。

(二) 提取工艺研究

肾气丸在传统中按丸剂服用，剂型以大蜜丸、小蜜丸、水蜜丸为主，现代亦有浓缩丸。蜜丸制备工艺中的中药材前处理、黏合剂制备、丸剂制作工艺等是影响金匮肾气丸质量的关键。根据肾气丸中发挥功效的多糖类、苷类两大有效物质基础，有人研究报道了肾气丸中多糖类成分和苷类成分的提取工艺。采用均匀设计法，以紫外分光光度法测定粗多糖含量为指标，分别考察液固比、提取时间、提取次数和醇沉浓度四个因素，结果肾气丸中多糖类有效成分的最佳提取工艺为 7 倍量水，提取 3 次，每次 105min，醇沉浓度为 78%。采用均匀设计法，以 HPLC 法测定马钱苷、芍药苷含量，以紫外分光光度法测定总苷和总皂苷含量，以浸膏率、马钱苷、芍药苷、总苷、总皂苷含量为指标，分别考察乙醇体积分数、液固比、煎煮时间和煎煮次数 4 个因素，结果苷类成分的最佳提取工艺为用 14 倍量 58% 乙醇煎煮 3 次，每次 3h。

(三) 质量控制研究

自薄层色谱法、高效液相色谱法用于肾气丸鉴别与含量测定以来，TLC、HPLC 被广泛用于肾气丸、肾气片的质量控制研究，且目前仍是最主要的质量控制研究方法。中药指纹图谱是目前能够全面地反映复方中复杂的化学成分及其相对比例的一种质量控制和鉴别的新技术，有学者在已建立的肾气丸指纹图谱基础上，采用紫外光谱－质谱/质谱联用的方法，鉴别了主要指纹峰的化学结构，在标定出的 19 个指纹峰里，准确鉴别出马钱苷、桂皮醛、丹皮酚三个指纹峰的化学成分，推测出芍药苷、五没食子酰葡萄糖苷 10 个指纹峰的可能化学成分，所建立的肾气丸指纹图谱特征性强、重现性好、信息量丰富，可为肾气丸的综合质量控制提供科学理论依据。

在单味药化学成分分析的基础上，逐级建立了 HPLC 法测定肾气丸中马钱苷、芍药苷含量，紫外分光光度法测定肾气丸中多糖类成分和总皂苷含量等成分测定方法。

【药理作用】

（一）主要药效学研究

肾气丸主要对神经－内分泌系统、泌尿系统、免疫系统、物质代谢、抗衰老等方面有影响，其次，对心血管系统、呼吸系统、消化系统、骨骼系统也有影响，还具有抗应激、抗突变、抗辐射等作用。

1. 对神经－内分泌系统的影响

（1）对神经系统的影响　金匮肾气丸对右侧海马注射 Aβ25-35 致老年性痴呆模型大鼠大脑额叶皮质神经元退变具有一定的抑制作用，可明显提高模型大鼠大脑额叶皮质内的 NT-3 阳性神经元数目，与正常对照组大鼠额叶皮质内的 NT-3 阳性神经元数接近。金匮肾气丸可明显升高庆大霉素致聋豚鼠耳蜗螺旋神经节内神经生长因子（NGF）的表达水平，对庆大霉素耳毒性具有拮抗作用，其作用机制之一可能是通过促进豚鼠损伤毛细胞表达 NGF 来促进受损细胞的修复和轴突再生，进而促进豚鼠听功能的恢复。

（2）对下丘脑－垂体－性腺系统的影响　金匮肾气丸对 Wistar 幼龄雄性大鼠具有促进生精、促进性腺发育、促成熟作用，可显著增加幼龄大鼠的体重、睾丸与附睾重量。对成年 Wistar 雄性大鼠，肾气丸可明显增加大鼠的睾丸组织重量，可显著提高大鼠睾丸组织内去氧核糖核酸（DNA）和核糖核酸（RNA）含量，并能使大鼠血清睾酮含量增加。肾气丸可通过提高衰老模型大鼠血清睾酮水平，增强睾丸组织抗氧化能力及降低生精细胞的凋亡指数，发挥延缓性腺衰老作用。

金匮肾气丸对温水浴致大鼠睾丸生精障碍具有恢复作用，可增加大鼠附睾重量，显著增加附睾尾的精子数，明显提高大鼠附睾尾活动精子百分率；其可加快大鼠睾丸组织的损伤恢复，使生精上皮增厚，生精细胞排列层次正常，初级精母细胞与精子细胞数量增多，正常曲细精管百分率增高；其可使睾丸组织水平 cAMP 明显提高，血中睾酮水平明显升高。肾气丸对"劳倦过度""房事不洁"肾阳虚模型小鼠具有提高生殖功能的作用，可使雌鼠妊娠率和每窝平均活胎数明显升高，使雄鼠精子活率和精子密度明显升高，同时精子畸形率明显降低。金匮肾气丸对腺嘌呤致雄性不育模型 SD 大鼠具有保护作用，不仅可改善模型大鼠的肾阳虚症状，而且可提高模型大鼠的精子质量和改善性激素（T、LH、FSH）水平。金匮肾气丸及其拆方对氢化可的松致雌性肾阳虚模型 SD 大鼠作用研究发展，金匮肾气丸方组、补阳方组、补阴方组所代表的不同补肾法均能不同程度改善模型大鼠受损的卵巢功能，但单一的补阳法或补阴法效果不佳，金匮肾气丸全方疗效明显更优。

（3）对下丘脑－垂体－甲状腺系统的影响　肾气丸对肌内注射氢化可的松致肾阳虚模型 SD 大鼠具有保护作用，可明显改善肾阳虚证模型大鼠下丘脑－垂体－甲状腺轴的功能紊乱，抑制模型大鼠体重增长缓慢、尿量增加、自主活动减少、抓取反应迟钝等表现，增加下丘脑大鼠促甲状腺激素释放激素（TRH）、血清 T3、血清 T4 含量，降低血清促甲状腺激素（TSH）含量，其对肾阳虚的治疗作用可能与其改善下丘脑－垂体－甲状腺轴的功能状态有关。

2. 对泌尿系统的影响　金匮肾气丸加味方对手术加消痔灵注射液致雄性非细菌性前列腺炎模型 SD 大鼠具有较好的治疗作用，金匮肾气丸加味方组模型动物血清中、前列腺组织中的肿瘤坏死因子 $-\alpha$（TNF$-\alpha$）、白细胞介素 -8（IL-8）均显著降低。

3. 对免疫系统的影响　金匮肾气丸具有显著增强小鼠外周血淋巴细胞转化率、提高血清中抗体含量、促进抗体提早产生的作用。金匮肾气丸对免疫抑制模型小鼠，能提高模型小鼠腹腔巨噬细胞的吞噬功能，增加胸腺重量，提高溶血素和红细胞数含量，具有增强免疫抑制模型小鼠免疫功能作用。金匮肾气丸对衰老模型大鼠、肾阳虚机体、荷瘤机体等均可通过改善动物或机体的免疫功能达到保护作用：金匮肾气丸对 D$-$半乳糖所致亚急性衰老模型大鼠，可明显提高其胸腺指数及 T、B 淋巴细胞增殖能力，升高干扰素 $-\gamma$ 含量；金匮肾气丸对肾阳虚老人淋巴细胞亚群比例有调节作用，能防治 IgG 和 IgM 低下，提高补体活性；金匮肾气丸可明显升高肾阳气不足证肿瘤患者 CD3$^+$、CD4$^+$ 淋巴细胞（%）及 CD4$^+$/CD8$^+$ 比值，CD8$^+$ 淋巴细胞（%）较治疗前明显下降，其可有效纠正肾阳气不足证患者的 T 淋巴细胞亚群紊乱，显著改善肿瘤患者的细胞免疫功能。

4. 抗衰老　肾气丸对腹腔注射 D$-$半乳糖致亚急性衰老模型大鼠学习记忆具有明显改善作用，可缩短大鼠水迷宫测试中的探索路径长度和潜伏期，减少穿梭回避测试中平均潜伏期、进入错误区时间和遭受电击次数；可明显抑制亚急性衰老模型大鼠的脑组织脂质过氧化，提高模型大鼠脑组织 SOD、谷胱甘肽过氧化物酶（GSH-P x）活性，降低脑组织 MDA 含量，进而延缓脑衰老进程；肾气丸的抗衰老作用还与其阻断衰老模型大鼠心肌、肝脏细胞线粒体膜电位下降，抑制心肌、肝脏细胞凋亡有关。

5. 对物质代谢的影响

（1）降糖　金匮肾气丸对大鼠耐糖力研究发现，其可能通过作用于交感神经系统产生降血糖效果。金匮肾气丸能明显降低高脂高糖喂饲加链脲佐菌素腹腔注射致 2 型糖尿病胰岛素抵抗模型大鼠的空腹血糖（FBG）、血清胰岛素（FINS）水平，提高血清 C 肽（C-P）含量，其治疗糖尿病的机理可能与其改善胰岛 β 细胞功能有关。

（2）降血脂　金匮肾气丸可抑制食饵性高脂血症模型鹌鹑高胆固醇血症、高甘油三酯血症的形成，可显著提高模型鹌鹑血清总胆固醇、甘油三酯、A$-$脂蛋白含量，具有降血脂作用。

6. 其他作用

（1）对心血管系统的影响　八味地黄口服液可明显延长小鼠常压耐缺氧存活时间，

明显保护垂体后叶素致急性心肌缺血，显著降低三氯甲烷致小鼠室颤发生率，明显延长乌头碱致心律失常出现时间，明显抑制大鼠血小板聚集。

（2）对呼吸系统的影响　肾气丸对平阳霉素致肺纤维化大鼠具有防治作用，可显著降低模型大鼠的肺系数，减轻模型大鼠肺泡炎及肺纤维化程度。

（3）对消化系统的影响　肾气丸对大黄喂饲加冰醋酸烧灼致胃溃疡模型 SD 大鼠可通过抑制胃窦 G 细胞分泌 GAS 进而减少胃酸和胃蛋白酶原分泌而起抗溃疡作用。肾气丸可显著升高二甲基亚硝胺致肝纤维化模型大鼠血清白蛋白含量，降低血清总胆汁酸含量及肝组织羟脯氨酸含量，同时显著降低 α-SMA mRNA 表达，具有抗肝纤维化作用。

（4）对骨骼系统的影响　肾气丸对家兔实验性骨折具有促进愈合作用，其能加速胶原的合成与分泌，促进钙盐沉积，加快骨折局部凝血块的吸收速度。

（5）抗应激　金匮肾气丸及金匮肾气口服液均有抗疲劳作用，可将力竭游泳实验昆明种小鼠的存活率提高 50% 以上。

（6）抗突变　金匮肾气丸可明显抑制环磷酰胺致小鼠骨髓细胞微核率增高，具有抗环磷酰胺诱导突变作用。

（7）抗辐射　金匮肾气丸能明显降低辐射诱发的大鼠骨髓细胞染色体畸变率，能纠正辐射引起的大鼠白细胞总数下降，具有良好的减轻辐射损伤作用。

（二）安全性评价研究

肾气丸煎剂提取物（提取物得率为9.09%）给大鼠灌服，每日 1 次，连续 6 个月，观察动物体重、饮水量与摄食量变化，并测定末梢血象和血液生化学检查（RBC 总数、Ht、Hb、WBC 总数及百分率、转氨酶、脱氢酶、碱性磷酸酶、酸性磷酸酶、总胆固醇量、中性脂肪、血糖、尿素氮、血钙及蛋白质等）。对心、肺、脾、肾、胰、颌下腺、胸腺、甲状腺、肾上腺、垂体、脑、前列腺、睾丸、卵巢、子宫、支气管淋巴结、胃、小肠、大肠等组织器官测定湿重，并进行肉眼和组织学检查。结果 40mg/kg 剂量组无明显变化；200mg/kg 剂量组仅雄鼠胆固醇降低，血糖增高，雌鼠 LDH 降低，雄鼠心、肺与雌鼠肾上腺、垂体湿重减轻；1000mg/kg 组可见 GOT、HBD 与中性脂肪明显增高，雌鼠 AKP、LDH 升高，雄鼠肺、肾、甲状腺、垂体与雌鼠垂体较对照组为低，雌鼠颌下腺增重。以上结果表明，一般剂量下，该药毒性很小，而大剂量时有使转氨酶、脱氢酶和中性脂肪含量升高的可能。

（三）体内过程研究

通过运用肾气丸提取液给新西兰白兔灌胃，用 HPLC 法检测其在灌胃前及灌胃后不同时间点桂皮醛血药浓度，计算分析其药代动力学各项参数，探讨其在体内的吸收、分布及代谢等情况。精密称取肾气丸含桂枝 2.5g（附子、桂枝、干地黄、山药、山茱萸、牡丹皮、泽泻、茯苓 1：1：8：4：4：3：3：3），用 10 倍量 70% 乙醇对肾气丸组方药物进行加热回流提取 60min，减压回收溶剂，并浓缩至肾气丸全方浓度为 1g/ml，给新西兰白兔灌胃。并分别于灌胃前及灌胃 15、30、50、70、85、95、105、120、140、160、180、200、240min 于兔耳缘静脉取血 1mL。采用基质固相分散（MSPD）萃取方法处理含药全血样品。色谱条件为：色谱柱 Diomonsil TM C18（5μm，4.6mm×250mm）；

柱温为室温；流动相为甲醇 – 水（65∶35，v/v）；流速 1m/min；检测波长 275nm；进样量 50μL。用药代动力学统计软件 DAS2.1.1 对 HPLC 检测结果进行统计分析。结果：新西兰白兔予肾气丸灌胃后，桂皮醛经 1.72h 可达最大吸收峰，C_{max} 为 6.26mg/L，桂皮醛在兔体内的药动学过程符合一室模型。各项药动学参数显示，肾气丸中桂皮醛在机体内代谢、消除较快，维持有效血药浓度的时间较短。

【临床应用】

（一）临床常用

本方是温补肾阳的代表方，临床常用于肾阳气不足证和阳气不足兼证，其肾阳气不足证的临床表现主要有腰痛脚软，身半以下常有冷感，少腹拘急，小便不利，或小便反多，入夜尤甚，阳痿早泄，舌淡而胖，脉虚弱，尺部沉细，以及痰饮，水肿，消渴，脚气，转胞。临床可根据阳虚与湿滞的轻重调整剂量或加减药味以切合病情，若水湿停滞较甚者，加通草、车前子增强利水之功；若阳虚较甚者，可将桂枝易为肉桂，并加大桂附剂量以增强温肾之功；若兼气衰神疲者，加人参、黄芪以大补元气。在肾阳气虚证的基础上，若见腰重脚肿、小便不利者，可配伍车前子、川牛膝等以加强利水之功，如《济生方》之济生肾气丸；若见面色黧黑、足冷足肿、耳鸣耳聋、肢体羸瘦者，可配伍五味子、鹿茸以益精血，如《济生方》之十补丸；若见骨蒸潮热、盗汗、腰膝酸软、头晕健忘、耳鸣耳聋者，可去附子、桂枝，加知母、黄柏，如《医宗金鉴》之知柏地黄丸等。

（二）临床新用

本方的现代临床应用以神经内分泌系统、泌尿生殖系统为主，包括糖尿病、糖尿病肾病、糖尿病周围神经病变、糖尿病并发高脂血症、糖尿病脑梗死、糖尿病性视网膜病变、痛风、慢性肾炎、醛固酮增多症、肾衰竭、前列腺增生、男性不育症、阿尔茨海默病、神经衰弱、甲状腺功能低下、慢性支气管哮喘、更年期综合征、眩晕、恶性肿瘤放疗辐射损伤等属于肾阳不足者。其次，在中医辨证论治理论指导下，现代临床应用中亦将肾气丸用于治疗有肾阳气不足之基本病机的其他内科、外科、妇科、儿科、五官科等疾病，如高血压、心律失常、肺源性心脏病、冠心病、慢性咽炎、慢性支气管炎、哮喘、强直性脊柱炎、腰椎间盘突出症、骨质疏松、足跟痛、小儿遗尿、复发性口疮、牙周病、变应性鼻炎、肾上腺皮质功能低下、慢性乙型肝炎、男性乳房发育症、复发性泌尿结石、女性尿道综合征、夜尿症、脑外伤尿崩症，中心性浆液性脉络膜视网膜病变、多发性硬化症等。

（三）不良反应

肾气丸个别患者长期服用有全身瘙痒、斑疹、心悸、怔忡的过敏症状，考虑是药物的蓄积作用所致。

【使用注意】若舌红少苔、咽干口燥属于肾阴不足、虚火上炎者，肾阳虚而小便正常者（为纯虚无邪），不宜使用。

第二十四章 收涩剂

收涩剂是以涩法为依据，以固涩药为主组成，具有收敛固涩作用，以治疗气、血、津、精滑脱耗散之证的一类方剂。本章方剂根据《素问·至真要大论》"散者收之"的理论立法，属于"十剂"中的涩剂。

气血津精是人体生命活动的重要宝贵物质，维持着人体的正常生命活动，当脏腑功能失调，正气亏虚或耗散太过时，导致气血津精的不足，影响人体生命活动，甚至危及生命。本类方剂是为着重于正气亏虚和气血津精耗散太过而设。在组方用药上，应根据"散者收之"的理论，以固涩药为主，配伍相应的补益之品，标本兼顾，所以本类方剂中以固涩药和补益药为方中主体。临床常见症有自汗盗汗、久咳不止、久泻久痢、小便失禁、遗精滑泄、崩漏带下等。固涩剂分为固表止汗、敛肺止咳、涩肠固脱、涩精止遗、固崩止带五类。固涩剂是为正虚无邪者而设，故外邪未去、邪实壅盛，误用固涩之法有"闭门留寇"之弊，应慎用之。收涩方药根据其作用特点大致分为固表止汗方药、敛肺涩肠方药、固精缩尿止带方药三类。

现代药理研究证实，收涩方药具有收敛、抗菌、止泻、止血、抑制腺体分泌、增强免疫，部分收涩方药尚有抗氧化、镇静、镇痛、抗过敏、驱虫等作用，进行该类方药药理作用研究常用动物是小鼠、大鼠。收涩方药的研究始于 20 世纪 30 年代，1936 年，国内学者经利彬发现山茱萸具有利尿作用，日本学者加藤达夫于 1957 年证实山茱萸有抗组胺功效。至今，有关收涩方药研究的实验报道多属零星散见，难以对其研究的实验方法进行系统分类，但可根据其功能主治将其动物实验方法主要归结为 6 类，即抑制肠运动法、止咳法、止血法、涩精止遗法、止崩漏止带法、敛汗法。当前，有关肠运动、止咳、止血等实验方法已基本成熟，对评价收涩方药的药效和作用机制有重要作用，但与遗精遗尿、崩漏带下、自汗盗汗相关的实验动物模型尚未建立，使得收涩方药在此 3 方面的药效研究进展甚是缓慢。

本章以四神丸和金锁固精丸为代表，介绍收涩剂的实验方剂学特点。

四神丸《内科摘要》
Sishenwan

【处方组成】肉豆蔻 60g　补骨脂 120g　五味子 60g　吴茱萸（浸炒）30g　生姜 120g　大枣 50 枚

【历史沿革】四神丸之名最早见于唐代王焘所著《外台秘要》，由干姜、桂心、附子、巴豆四味药组成，主治"霍乱冷实不除，及痰饮百病，无所不主方"，可见与后世沿用之四神丸在组成和功能主治上相去甚远。现代常用之四神丸主治肾泻，最早出自薛己《内科摘要》卷下，实为宋代许叔微《普济本事方》中二神丸和五味子散两方组合所成，二神丸由肉豆蔻、补骨脂组成，主治脾肾虚弱、全不进食；五味子散由吴茱萸、五味子组成，主治肾泄。薛己将两方合成为四神丸，主治脾肾虚弱、大便不实、饮食不思，正如《绛雪园古方选注》谓"四种之药，治肾泄有神功也"。清·汪昂《医方集解》中论述此方："此足少阴药也。破故纸辛苦大温，能补相火以通君火，火旺乃能生土，故以为君；肉蔻辛温，能行气消食，暖胃固肠；五味子咸能补肾，酸能涩精；吴茱萸辛热除湿燥脾，能入少阴，厥阴气分而补火；生姜暖胃，大枣补土，所以防水。盖久泻皆由肾命火衰，不能专责脾胃，故大补下焦元阳，使火旺土强，则能制水而不复妄行也。"且强调本方的服法宜在"临睡时淡盐汤或白开水送下"。方中重用补骨脂辛苦性温，补命门火以养脾土，《本草纲目》谓其"治肾泄"，以为君药；肉豆蔻温中涩肠，与补骨脂相伍，既增温肾暖脾之力，又增涩肠止泄之功，为臣药；吴茱萸温脾暖胃，五味子酸温，固肾涩肠，合吴茱萸以助君、臣药温涩止泄，为佐药；生姜、大枣温补脾胃，以助运化。目前，以本处方开发的中成药有四神丸和四神片，其中四神片处方中生姜易为干姜。

【功能主治】温肾暖脾，固肠止泻。主治脾肾虚寒，五更泻泄，大便不实，饮食不思或食而不化，或脾肾虚寒之久泻，腹痛，腰酸肢冷，神疲乏力，舌淡苔薄白，脉沉迟无力。

【药学研究】四神丸中含有多种化学成分，但具体的成分组成、含量和特点尚不清楚，主要是关于质量标准研究。

（一）物质基础研究

四神丸的物质基础主要是来源于其组成药物，主要含有挥发油、苯丙醇类衍生物、香豆素类、黄酮类、木脂素类、生物碱类成分。五味子中的主要有效成分五味子醇甲、五味子甲素、五味子乙素等，补骨脂的主要化学成分补骨脂素、异补骨脂素，吴茱萸的主要化学成分去氢二异丁香酚、吴茱萸碱、吴茱萸次碱等是构成四神丸药效物质基础的重要组成部分。

（二）提取工艺研究

四神丸传统为丸剂，主要是将药物制末水煎后制成丸剂，丸桐子大。四神丸中成药参考传统制备方法建立了稳定的制备工艺，在现代提取工艺研究下，制定了四神丸的渗漉法工艺，作为其中成药四神片的制备工艺。

（三）质量控制研究

四神丸的质量控制方法可通过多种现代研究手段实现，如采用 HPLC 法测定四神丸中主要有效成分五味子乙素、补骨脂素、异补骨脂素的含量，采用 TLCS 法或超临界流体萃取技术与毛细管气相色谱法（SFE-CGC）测定四神丸中主要成分补骨脂素、异补骨脂素的含量，采用 HPLC 法建立四神丸的指纹图谱并以吴茱萸碱和吴茱萸次碱为指标成分建立测定方法。此外，也可采用固相萃取－离子色谱法测定四神丸中的氯离子含量，以评价所用药材补骨脂的质量，从而评价四神丸的质量。

【药理作用】

（一）主要药效学研究

四神丸的药理作用主要有调节胃肠运动、抗结肠炎、止泻、调整肠道菌群、促进损伤肠组织的恢复、松弛平滑肌等作用。

1. 调节胃肠运动　四神丸能拮抗乙酰胆碱所致的回肠痉挛性收缩和氯化钡所致的肠管痉挛，抑制副交感神经过度兴奋；能够明显抑制胃肠平滑肌运动，减小收缩幅度，频率减慢，使肠管紧张性下降。同时，也可以直接松弛胃肠道平滑肌，抑制肠蠕动亢进。

2. 抗结肠炎　四神丸对实验性结肠炎具有良好的治疗作用。四神丸灌胃或灌肠给药，对三硝基苯磺酸 / 乙醇复合法所致结肠炎大鼠可明显减轻结肠黏膜损伤，使溃疡面缩小和炎细胞浸润减少，促进结肠上皮细胞修复，机制与抑制脂质氧化损伤，抑制 IL-2、IL-4、IL-8、IL-10 等炎症细胞因子及其下游黏附分子 ICSM-1 等的表达有关；灌胃给药也可预防右旋葡聚糖（DSS）诱导的小鼠结肠癌发生率。

3. 止泻　四神丸可降低大黄、蓖麻油所致的小鼠腹泻模型的腹泻次数，减轻小鼠的腹泻程度；抑制正常小鼠和拮抗溴吡斯的明致肠推进亢进小鼠的炭末推进率，降低大黄液致腹泻小鼠结肠中 5-HT 和 SP 蛋白表达，并可改善其肠道菌群失调。此外，超微四神丸对大黄液合氢化可的松联合复制的脾肾阳虚大鼠腹泻模型，可通过降低 IL-2、IL-4 等炎症因子的释放而治疗腹泻。四神丸能抑制离体肠管自主运动，且不被妥拉唑啉（α受体）所抑制，同时对乙酰胆碱或氯化钡所致回肠痉挛有明显抑制作用。止泻作用机制可能是通过调节血浆胃动素、胃泌素，直接抑制肠管运动，通过抗胆碱作用和直接作用于胃肠道平滑肌而具有止泻作用。

4. 调整肠道菌群、促进损伤肠组织的恢复　四神丸对大黄液所致脾虚小鼠，可明显改善其脾虚症状，增加脾虚小鼠肠壁肌层厚度和杯状细胞数量，调节肠道菌群失调，使肠壁炎症减轻、肠黏膜微绒毛排列整齐，改善线粒体肿胀，减轻绒毛上皮细胞损伤。

5. 调节免疫功能　四神丸能够增强机体免疫功能，升高白细胞介素 -2 和免疫球蛋白 A 分泌量，恢复细胞免疫和体液免疫功能。

6. 其他作用　四神丸还有促进胆汁分泌、抗病原微生物、调节糖代谢、镇静、松弛平滑肌等作用。

（二）安全性评价研究

有关四神丸及其制剂的安全性评价研究至今未见报道。

（三）体内过程研究

将四神丸水煎液 SD 大鼠一次性灌胃后，采用 HPLC 法测定其内所含补骨脂素和异补骨脂素的体内动力学特点，结果测得，补骨脂素和异补骨脂素在大鼠体内的主要药动学参数分别为：$t_{1/2}$ 为（4.28±0.68）、（4.97±1.25）h，t_{max} 为（8.25±0.71）、（8.25±0.71）h，C_{max} 为（7.85±0.78）、（3.53±0.62）mg/L，AUC 为（102.10±5.98）、（51.37±8.33）mg·h/L。

【临床应用】

（一）临床常用

本方是治疗命门火衰、火不暖土之脾肾阳虚所致肾泻的常用方，主治脾肾阳虚之肾泻、五更泄泻（鸡鸣泻）、久泻，临床表现主要为脾肾虚寒，五更泄泻，大便不实，饮食不思或食而不化，或脾肾虚寒之久泻，腹痛，腰酸肢冷，神疲乏力，舌淡苔薄白，脉沉迟无力。临床上可根据偏脾偏肾之异进行加减化裁，若中焦虚寒甚者，合用理中丸可增强温中止泻；若脾肾虚寒，命门火衰，腰酸肢冷者可加附子、肉桂以增强温阳补肾之力。《素问·金贵真言论》云："鸡鸣至平旦，天之阴，阴中之阳也，故人亦应之。"《内科摘要》云："治脾肾虚弱，大便不实，饮食不思。"《医方集解》云："久泻皆由肾命火衰，不能专责脾胃。"此足少阴药也。破故纸辛苦大温，能补相火以通君火，火旺乃能生土，故以为君；肉蔻辛温，能行气消食，暖胃固肠；五味子咸能补肾，酸能涩精；吴茱萸辛热除湿燥脾，能入少阴，厥阴气分而补火；生姜暖胃，大枣补土，所以防水。盖久泻皆由肾命火衰，不能专责脾胃，故大补下焦元阳，使火旺土强，则能制水而不复妄行也。《绛雪园古方选注》云："四种之药，治肾泻有神功也。"

（二）临床新用

本方现代临床常用于治疗慢性腹泻、溃疡性结肠炎、肠易激综合征（腹泻型）、糖尿病腹泻、肠结核、痢疾等属于脾肾虚寒、火不暖土者；还可以加减治疗小儿慢性腹泻、小儿神经性尿频、腰背肌筋膜炎等。

（三）不良反应

未见四神丸有关不良反应的文献报道，尚不明确。

【使用注意】忌食酒面、生冷、油腻食物。泻痢初起、积滞未去者，湿热或热毒痢疾者，湿热泄泻者忌用。用法上要加生姜和大枣。

金锁固精丸 《医方集解》
Jinsuogujingwan

【处方组成】沙苑蒺藜（炒）二两　芡实（蒸）二两　莲须（二两）　龙骨（酥炙）一两　牡蛎（盐水煮一日一夜，煅粉）一两

【历史沿革】金锁固精丸最早出自于清·汪昂《医方集解·收涩剂》，谓其"治精滑不禁"。张秉成《成方便读》卷四载："夫遗精一证，不过分其有火无火，虚实两端而已。其有梦者，责相火之强，当清心肝之火，病自可已；无梦者，属肾虚不固，又当专用补涩，以固其脱。即属虚滑之证，则无火可清，无瘀可导，故以潼沙苑补摄肾精，益其不足；牡蛎固下潜阳，龙骨安魂平木，二味皆有涩可固脱之能；芡实益脾而止浊，莲肉入肾以交心肾，复用其须者，专赖其止涩之功，而为治虚滑遗精者设也。"方中沙苑蒺藜甘温，补肾固精，《本经逢原》谓其"为泄精虚劳要药，最能固精"，为君药；芡实益肾止遗，补脾气，为臣药，与沙苑蒺藜君臣相须为用，是补肾固精的常用配伍。龙骨、牡蛎、莲须均可涩精止遗，为佐药。用莲子粉糊丸，既能助诸药补肾固精，又能养

心清心，交通心肾。全方标本兼顾，但以治标为主，专为肾虚滑精者而立，故名曰"金锁固精丸"。

【功能主治】补肾涩精。用于肾虚不固之遗精，见遗精滑泄、神疲乏力、四肢酸软、腰痛耳鸣、舌淡苔白、脉细弱。

【药学研究】金锁固精丸的药学研究尚较初浅，主要是关于质量控制研究，其主要的有效物质基础和提取工艺研究欠缺。

（一）物质基础研究

当前有关金锁固精丸全方的物质基础研究未见报道，但从其组成药物和质量标准研究看，本方主要含有三萜类、黄酮类、生物碱类、沙苑子苷、山奈素、碳酸钙等有效成分。

（二）提取工艺研究

本方传统制剂为丸剂，现代临床既可入丸剂，也可入汤剂。做丸剂时，可将药物制末后以莲子粉糊丸或用水泛丸；或加入炼蜜制成大蜜丸；或水煎后浓缩制成浓缩丸。做汤剂时，加入莲子肉共煎水服。不同提取工艺下制备的丸剂或汤剂其化学成分存在一定差异，在功效上不尽相同，以适应临床不同的需求。不同制剂的制法如下：

现代用法：六药共为细末，用莲子粉糊丸，每服9g，每日2~3次，空腹淡盐汤下；亦作汤剂，用量按原方比例酌减，加莲子肉适量，水煎服。

金锁固精丸（大蜜丸）制备工艺：以上六味，粉碎成细粉，过筛，混匀。每100g粉末加炼蜜120~125g制成大蜜丸，即得。本品为棕褐色的大蜜丸；味甘。本丸应符合丸剂项下有关的各项规定。

金锁固精丸（浓缩丸）制备工艺：以上六味，将芡实、龙骨、牡蛎、莲子粉碎成细粉；将沙苑子、莲须粉碎成粗粉，加水煎煮二次，第一次3h，第二次2h，煎液滤过，合并滤液，减压浓缩成相对密度为1.30~1.35（20℃）的清膏，加入上述细粉，混匀，制丸，80℃以下烘干，以活性炭包衣，即得。本品为黑色的包衣浓缩丸，除去包衣后，显棕黑色；味微甘、苦。本丸应符合丸剂项下有关的各项规定。

金锁固精丸（水丸）制备工艺：以上六味，粉碎成细粉，过筛，混匀，用水泛丸，干燥，即得。

（三）质量控制研究

金锁固精丸是由五味中药组成的复方，因此质量控制与其组成药物密不可分。沙苑蒺藜是方中君药，故以其主要化学成分沙苑子苷含量测定作为本方的质量标准符合组方原理。结合现有的技术手段和研究结果，可兼选择来源于本方中其他药物的化学成分作为质量控制的指标，如采用HPLC法测定金锁固精丸中来自于沙苑子、莲须、莲子的有效成分山奈素的含量。此外，由于牡蛎的主要化学成分是碳酸钙，因此也可采用原子吸收法、滴定法、高锰酸钾法等对金锁固精丸中钙离子含量测定作为质量控制方法之一。

【药理作用】

（一）主要药效学研究

金锁固精丸主要对内分泌-生殖系统有调节作用，此外，有抗炎、降脂、降酶等作用。

对内分泌系统作用　金锁固精丸灌胃给予腺嘌呤所致肾虚多尿大鼠连续 4 周，可明显减少尿量，同时显著升高大鼠血清中促肾上腺皮质激素释放激素（CRH）、促肾上腺皮质激素（ACTH）、皮质酮、醛固酮（ALD）和环磷酸腺苷（cAMP）含量，通过调节人体水液代谢改善多尿、尿频症状。

（二）安全性评价研究

有关金锁固精丸及其相关制剂的安全性评价研究至今未见报道。

（三）体内过程研究

有关金锁固精丸及其相关制剂的药动学研究至今未见报道。

【临床应用】

（一）临床常用

本方是治疗肾虚不固之遗精滑精的常用方。肾阳不足、精关不固证的临床表现为遗精滑泄、神疲乏力、腰痛耳鸣、舌淡苔白、脉细弱。临床上应随证加减应用，若兼阳痿者，加锁阳、淫羊藿、补骨脂等增强补肾壮阳之力；若肾虚而腰膝酸痛者，加杜仲、续断以补肾壮腰；若兼遗尿、尿频者，可加益智仁、覆盆子、菟丝子等以固肾缩尿；若气虚而神疲乏力者，可加黄芪、人参以大补元气。遗精属虚滑之证，则无火可清，无瘀可导，可用沙苑补摄肾精，益其不足；牡蛎固下潜阳，龙骨安魂平木，二味皆有涩可固脱之能；芡实益脾而止浊，莲肉入肾以交心肾，复用其须者，专赖其止涩之功，而为治虚滑遗精者设也。

（二）临床新用

本方临床常用于男科疾病如早泄、不育症、阳痿、性神经功能紊乱，妇科如白带过多，儿科疾病如小儿遗尿症等属于肾阳不足、精津失摄者。此外还可加减治疗女性流产后腹泻、慢性肾炎、蛋白尿、慢性前列腺炎、前列腺术后逆行射精症、骨折迟缓愈合等疾病。

（三）不良反应

目前未见金锁固精丸的不良反应报道，尚不明确。

【使用注意】 肝经湿热下注或阴虚火旺而致遗者，非本方所宜。本方偏于固涩，服用本方期间应节制房事，忌食辛辣刺激性食物。

第二十五章　治疡剂

凡具有散结消痈、解毒排脓、生肌敛疮等作用，用以治疗痈疽疮疡病证的一类方剂，称为治疡剂，属于中医治法八法中的"消"法。

痈疡的形成有多种原因，或因内伤七情、郁滞化火，或因过食辛辣炙热之品，或因外感六淫侵入肌肉、经络、筋骨、血脉，或因阳虚寒凝、营血虚滞、痰浊壅阻，导致气血凝涩，经脉阻滞，营卫不和，变生痈疡。痈疡的主要病机是由热毒或阴寒之邪凝滞，营卫失调，气血凝滞，经脉阻塞，肉腐血败而成，正如《经脉·痈疽篇》对痈疡形成的认识："营卫稽留于经脉之中，则血泣不行，不行则卫气从之而不通，壅遏不得行，故热。大热不止，热盛则肉腐，肉腐则为脓，故名痈。"根据发病部位，痈疡有内痈和外痈之分。所谓外痈，是指邪壅肌表，而生于躯干和四肢等体表部位的痈疡，如疮疡、疔毒、疖肿等；内痈则指邪聚于脏腑而发的内脏之痈，如肺痈、肠痈等。根据阴阳辨证，外痈又分为阳证和阴证，其中阳证多因湿热瘀毒壅遏、气血凝滞而成，以局部红肿热痛、根脚收缩为特点；阴证多为痰湿寒凝滞于经脉所致，以患处漫肿无根、皮色不变、酸痛无热为特点。

在治疗上，内痈和外痈的治则不同。外痈的发展具有阶段性，不同阶段具有不同的病机，因此痈疡的治疗应根据其发展分期论治和分脏论治。外痈的发展一般分为初起、成脓和溃后三个不同阶段，其相应治疗也分为消、托、补三法。痈疡初期应使毒散肿消，制止成脓，可用解表、通里、清热、温通、祛痰、行气、活血化瘀等消法，使痈疡"消散于无形"；成脓期脓成难溃难腐，可采用补益气血和透脓的方法，扶助正气，托毒外出，防止毒邪内陷，谓之托法；后期虽毒气已去，但往往正气虚弱，因此，常用补法治疗，如补气、生肌敛疮，使疮口早日愈合。内痈重在辨别证候的寒热虚实以确定治则，以逐瘀排脓、散结消肿为基本大法，热毒者兼以清热泻火解毒，寒湿者兼散寒除湿，正虚者兼以扶正补虚。

根据痈疡的临床辨证和方剂的功效，治疡剂可分为散结消痈类、托里透脓类和补虚敛疮类。散结消痈类如仙方活命饮、牛蒡解肌汤、阳和汤、苇茎汤、大黄牡丹汤、薏苡附子败酱散等；托里透脓类以透脓散、托里消毒散、排脓散为代表；补虚敛疮类以内补黄芪汤、保元大成汤为代表。

现代医学认为，治疡剂的药理作用主要表现为抗病原微生物、促进骨折愈合及生肌、收敛止血、局部刺激、解热、镇痛、止痒、抗溃疡、杀虫等作用，部分方药尚有抗肿瘤、调节机体免疫功能、促进血液循环、抗血栓形成等作用。进行该类方药药理作用研究常用动物是小鼠、大鼠、豚鼠。

治疡剂的研究始于 20 世纪 20 年代，G.E.Ewe 等最先报道了斑蝥有发泡引赤作用。1954 年，曹仁烈等在进行中药水浸剂抗菌作用的研究时发现雄黄、斑蝥对试管内堇色毛癣菌、同心性毛癣菌、许兰氏黄癣菌等 8 种皮肤真菌均有抑制作用。60、70 年代，有关治疡剂其他药理作用的研究报道甚少，至 80 年代初开始，治疡剂其他药理作用的研究相继兴起，先后有硫磺抗炎、镇咳、溶解角质和去毛等。在治疡剂的实验研究中，由于符合中医特点的痈疡模型比较少，此类方剂的实验研究发展相对较落后，以之开发的中成药也相对少。治疡剂研究动物实验方法可根据其功能主治将其主要归结为 3 类，即杀虫止痒实验方法、化腐生肌实验方法、跌打损伤实验方法。

本章选择代表方剂阳和汤，着重从药学研究、药理研究、临床研究方面进行详细介绍。

阳和汤《外科证治全生集》
Yanghetang

【处方组成】熟地黄 30g　麻黄 2g　鹿角胶 9g　白芥子 6g　肉桂（去皮、研粉）3g 生甘草 3g　炮姜（炭）2g

【历史沿革】阳和汤是清代著名外科学家王洪绪针对营血虚寒、寒凝血滞而创立的名方，首载于《外科证治全生集》，是治疗阴疽的著名方剂。本方配伍严谨，用量精当，大量熟地黄得小量麻黄则补而不腻；小量麻黄配大量熟地黄则解肌而不致表散；鹿角胶填精补髓，助熟地黄以养血；炮姜、肉桂温经通络；白芥子祛皮里膜外之痰；甘草和中解毒。全方温补营血之不足，解散阴凝之寒痰，使阴散阳回，寒消痰化。在阴疽治法中强调"治之之法，非麻黄不能开其腠理，非肉桂炮姜不能解其凝结，此三味酷暑不可缺一也。腠理一开，寒结一解，气血能行，行则凝结之毒随消矣"，可见本方配伍之精良。本方取"阳和"之名，有阳光一照、寒凝顿解之意。综上所述，阳和汤证以患处漫肿无头、皮色不变、酸痛无热作为辨证主要指标，口不渴、舌淡苔白、脉沉细或迟细可作为主要参考指标。

阳和汤在药学方面的研究很少，对处方中各药味的化学成分及质量标准研究，对复方化学的研究和制备工艺方面鲜有报道。目前还没有上市的阳和汤剂型改革品种。阳和汤目前仅有湖南方面得到了部分科研的支持，药理研究主要集中在抗炎、镇痛及骨折方面的研究。

阳和汤在临床上的应用范围除在骨科向慢性疾病发展外，逐步向其他科室扩大。随着对阳和汤研究的深入和临床上的有益探索，人们对阳和汤的应用已经不局限于骨外科证，在传统医学和现代医学疾病的治疗中越来越显示出阳和汤的重要价值和广阔前景。

【功能主治】温阳补血，散寒通滞。主治阴疽，如贴骨疽、脱疽、流注、痰核、鹤膝风等，患处漫肿无头、皮色不变、酸痛无热，口不渴，舌淡苔白，脉沉细或迟细。

【药学研究】

（一）物质基础研究

目前暂无关于阳和汤物质基础研究的相关报道。

（二）提取工艺研究

目前暂无关于阳和汤提取工艺方面的研究报道。

（三）质量控制研究

阳和汤的质量控制研究处于初步阶段。采用薄层色谱法建立阳和汤中麻黄、甘草的鉴别方法，有助于对本方进行一定质量控制。

【药理作用】 阳和汤的药理作用主要体现在对骨骼系统、呼吸系统和抗肿瘤等方面，而未见安全性评价和体内过程方面的研究报道。

（一）主要药效学研究

阳和汤具有多个药理作用，涉及骨骼系统、免疫系统及肿瘤等多方面。

1. 抗肿瘤 体内和体外抗肿瘤研究显示，阳和汤具有确切抗肿瘤作用，且对多种肿瘤有作用。如阳和汤灌胃小鼠后获得的含药血清可促进体外培养的 3T3-L1 前脂肪细胞、肿瘤细胞 HL-60、B16 诱导分化和成熟，可抑制肝癌细胞 SMMC-7721 和人乳腺癌细胞 MCF-7 的增殖，可通过激活凋亡通路促进阿霉素对 HL-60、MCF-7 等细胞的生长抑制作用；阳和汤灌胃大鼠的含药血清对体外培养的人肺癌细胞 GLC-82 具有明显抑制作用，可阻滞细胞周期于 G0/G1 期，降低 Bcl-2 表达，诱导细胞凋亡。通过拆方比较研究发现，阳和汤中热性药是其抗肿瘤作用的主要物质基础，在抗肿瘤作用中起主导作用。体内抗肿瘤研究中，阳和汤可明显抑制人小细胞肺癌在裸鼠体内的生长，抑制人乳腺癌在裸鼠的骨转移，可下调甲状旁腺激素相关蛋白（PTHrP）、核转录因子 KB 配基受体激活剂（RANKL）含量而增加骨保护素（OPG）含量。阳和汤在较大剂量下可抑制小鼠艾氏腹水癌（EAC）、小鼠肉瘤 S_{180} 瘤株在小鼠身上的致瘤率，剂量降低时此作用消失。阳和汤可抑制乌拉坦和雌激素诱导的肿瘤发生，主要机制与抗氧化和免疫调节有关。

2. 对骨骼的影响 阳和汤既能促进骨骼生长，又能抑制骨关节退行性变。阳和汤合剂可使实验动物髓内血运丰富，新骨生长快，骨缺损中新生骨与软骨组织间碱性磷酸酶丰富，促进新骨生长作用。体外实验显示，阳和汤大鼠含药血清可促进体外培养的原代成骨细胞增殖而抑制破骨前体细胞增殖，这可能也是本方具有促进新骨生长的重要原因。而对于骨关节退行性变，以含阳和汤的颗粒饲料喂饲膝骨关节炎家兔模型，可明显抑制软骨细胞外基质中 MMP-1、TIMP-1 表达和软骨细胞中缺氧诱导因子 1α mRNA 表达，同时抑制软骨血管内皮生长因子（VEGF）分泌而抑制血管生成，达到延缓软骨退变。

3. 抗变态反应 阳和汤具有抗变态反应作用。阳和汤灌胃腺嘌呤与卵清蛋白联合制备的肾阳虚型变应性鼻炎大鼠，可明显改善肾阳虚症状和变应性反应，降低模型大鼠鼻中隔黏膜嗜酸性粒细胞（EOS）浸润，机制与抑制黏附分子 ICAM-1、VCAM-1 表达有关。阳和汤也可以改善卵蛋白诱导的大鼠哮喘模型的症状，使血清 IL-4 水平下调而上调 IFN–r 水平，抑制 Th1/Th2 漂移。

4. 其他作用 阳和汤能抑制醋酸引起的小鼠的扭体反应，对二甲苯所致鼠耳肿胀均有明显抑制作用，呈剂量–效应正相关。

（二）安全性评价研究

阳和汤灌胃小鼠的最大耐受量为 171.6g/kg，为临床用量的 186 倍，按体表面积折算相当于人临床用量的 24 倍。目前暂无阳和汤其他毒性研究报道。

【临床应用】

（一）临床常用

阳和汤是治疗阴疽的常用方，传统用于素体阳虚，营血不足，又感受寒凝痰滞，痹阻于肌肉、筋骨、血脉所致的阴疽、附骨疽、脱疽、流注、鹤膝风、痰核等证，临床以患处漫肿无头、皮色不变、酸痛无热为主要特征。若兼气虚不足者，可加党参、黄芪等甘温补气之药；若湿盛而酸痛甚者，加薏苡仁、防己以除湿止痛；若阳虚阴寒重者，可在原方基础上加附子温阳散寒，肉桂易为桂枝，从而增强温通血脉、和营通滞之功；若瘀滞重而疼痛甚者，可加乳香、没药等增强祛瘀止痛之功。

（二）临床新用

本方临床常用于治疗骨科、内科、儿科等多种疾病，如骨结核、化脓性骨关节炎、慢性骨髓炎、骨膜炎、血栓闭塞性脉管炎、肌肉深部脓肿、慢性淋巴结炎、类风湿性关节炎等属于阳虚血亏、寒凝痰滞者。此外，还可以加减治疗椎间盘突出症、髌骨软化症、骨质疏松症、坐骨神经痛、腹膜结核、慢性腰肌劳损、肺间质纤维化、脑梗死、肺癌术后疼痛、颈椎病、前列腺增生症、硬皮病、慢性支气管炎、哮喘、糖尿病周围神经病变、乳腺癌、慢性支气管炎急性发作、股骨头坏死、脊椎结核、卵巢早衰、胃炎、子宫腺肌症、血管炎、病态窦房综合征等多种疾病。

（三）不良反应

目前暂未有相关报道。

【使用注意】 阳证疮疡红肿热痛，或阴虚有热，或疽已溃破者不宜使用本方。

附 录

I 动物实验方剂学研究中剂量的转换

在方剂学的动物实验研究中，常常会涉及不同动物的剂量换算。因此，如何进行剂量换算在实验方剂学研究中具有重要的现实指导意义。

一、给药剂量的确定

在观察一个药物的作用时，应该给动物多大的剂量是实验开始时应确定的一个重要问题。剂量太小，作用不明显；剂量太大，又可能引起毒副作用。给药剂量可以按下列方法来确定：

1. 根据有关文献、实验教材、实验参考书提供的药物剂量。由于药物批号不同、动物、环境条件的差异，必要时通过预备实验调整用药剂量。

2. 根据临床常用有效剂量换算成实验动物剂量。

（1）对于新药剂量的确定，先用小鼠粗略地探索中毒剂量或致死剂量，然后用小于中毒量的剂量，或取致死量的若干分之一为应用剂量，一般为1/10～1/5。通过预试来确定。

（2）植物药粗制剂的剂量多按生药折算。

（3）化学药品可参考化学结构相似的已知药物，特别是其结构和作用都相似的药物剂量。

（4）确定剂量后，如第一次实验的作用不明显，动物也没有中毒的表现（如体重下降、精神不振、活动减少或其他症状），可以加大剂量再次实验；如出现中毒现象，作用也明显，则应降低剂量再次实验。一般情况下，在适宜的剂量范围内，药物的作用常随剂量的加大而增强。所以，有条件时最好同时用几个剂量做实验，以便迅速获得有关药物作用的较完整的资料。如实验结果出现剂量与作用强度之间毫无规律时，则更应慎重分析。

（5）用大动物进行实验时，开始的剂量可采用给鼠类剂量的1/15～1/2，以后可根据动物的反应调整剂量。

（6）确定动物给药剂量时，要考虑给药动物的年龄大小和体质强弱。一般确定的给药剂量是用于成年动物，幼小动物应减小剂量。

（7）确定动物给药剂量时，要考虑给药途径不同，所用剂量也不同。如口服量为100时，灌肠量应为100~200，皮下注射量为30~50，肌肉注射量为25~30，静脉注射量为25。

二、实验动物与人用药量的换算

人与动物对同一药物的耐受性是相差很大的。一般来说，动物的耐受性要比人大，也就是单位体重的用药量动物比人要大。人的各种药物用量在很多书上可以查到，但动物用药量可查的书较少，而且动物用的药物种类远不如人用的那么多。因此，必须将人的用药量换算成动物的用药量。

一般可按下列比例换算：人用药量为1，小鼠、大鼠为25~50，兔、豚鼠为15~20，犬、猫为5~10。此外，还可按以下方法进行人与不同种类动物之间药物剂量的换算。而这其中采用较多的是不同动物与人体间等效剂量的换算方法，多参考徐叔云教授主编的《药理实验方法学》中按体表面积折算的等效剂量比值表。通过查阅查表，将不同动物与人的等效剂量比值代入公式，可方便地估算出不同动物间和动物与人体间的等效剂量。

1. 按体表面积直接计算法

（1）人体体表面积计算法：计算我国人的体表面积，一般认为许文生公式较适宜：（附录表-1）

体表面积（m²）=0.0061× 身高（cm）+0.0128× 体重（kg）-0.1529

（2）动物的体表面积计算：有许多种方法，在需要由体重推算体表面积时，一般认为 Meeh-Rubner 公式较为适用，即：A（体表面积，m²）=$K×$（$W^{2/3}/10000$）

式中 W 为体重，以 g 计算；K 为一常数，随动物种类而不同，小鼠和大鼠为9.1，豚鼠为9.8，家兔为10.1，猫为9.8，犬为11.2，猴为11.8，人为10.6（上列 K 值各家报道略有出入）。应当指出，这样计算出来的体表面积还是一种粗略的估计值，不一定完全符合每个动物的实测数值。

例：某利尿药大白鼠灌胃给药时的剂量为250mg/kg，试粗略估计犬灌胃给药时可以试用的剂量？

解：实验用大白鼠的体重一般在200g左右，其体表面积（A）为：

A=9.1×（$200^{2/3}/10000$）=0.031（m²）

250mg/kg 的剂量如改以 mg/m² 表示，则为：

（250×0.2）/0.031=1608（mg/m²）

实验用犬的体重一般在10kg左右，其体表面积（A）为：

A=11.2×（$10000^{2/3}/10000$）=0.5198（m²）

于是犬的适当试用剂量为1608×0.5198/10=84（mg/kg）。

2. 按人和动物间体表面积折算的等效剂量比值计算　参考附表 –1，例子同上。

解：12kg 犬的体表面积为 200g 大鼠的 17.8 倍，该药大鼠的剂量为 250mg/kg，200g 大鼠的需给药量为 250×0.2=50（mg），于是犬的适当试用剂量为 50×17.8/12=74（mg/kg）。

3. 按 mg/kg 折算 mg/m² 转化因子计算　即按剂量（mg/kg）× 甲动物转化因子 / 乙动物转化因子计算。mg/kg 的相应转化因子可由附表 –2 查得（即为按 mg/m² 计算的剂量）。

4. 按每千克体重占有体表面积相对比值计算　各种动物的"每千克体重占有体表面积相对比值（简称体表面积比值）"，见附录表 –2。例子同上。

解：250×0.16（犬的体表面积比值）/0.47（大鼠的体表面积比）=85（mg/kg）（犬的适当试用剂量）

附录表 –1　实验动物与人按体表面积比等效剂量换算比率表

	小鼠 20g	大鼠 200g	豚鼠 400g	兔 1.5kg	猫 2.0kg	猴 4.0kg	狗 12.0kg	人 70.0kg
小鼠 20g	1.0	7.0	12.25	27.8	29.7	64.1	124.2	387.9
大鼠 200g	0.14	1.0	1.74	3.9	4.2	9.2	17.8	56.0
豚鼠 400g	0.08	0.57	1.0	2.25	2.4	5.2	10.2	31.5
兔 1.5kg	0.04	0.25	0.44	1.0	1.08	2.4	4.5	14.2
猫 2.0kg	0.03	0.23	0.41	0.92	1.0	2.2	4.1	13.0
猴 4.0kg	0.016	0.11	0.19	0.42	0.45	1.0	1.9	6.1
狗 12.0kg	0.008	0.06	0.10	0.22	0.23	0.52	1.0	3.1
人 70.0kg	0.0026	0.018	0.031	0.07	0.078	0.16	0.32	1.0

附录表 –2　不同种类动物间用药剂量换算时的常用数据

动物种类	体重（kg）	体表面积（m²）	mg/kg–mg/m² 转化因子	每千克体重占有体表面积相对比值
小鼠	0.018 0.020 0.022 0.024	0.0063 0.0067 0.0071 0.0076	2.9 3.0 3.1 3.2 }粗略值 3	1.0 （0.02kg）
大鼠	0.10 0.15 0.20 0.25	0.0196 0.0257 0.0311 0.0361	5.1 5.8 6.4 6.9 }粗略值 6	0.47 （0.20kg）
豚鼠	0.30 0.40 0.50 0.60	0.0439 0.0532 0.0617 0.0697	6.8 7.6 8.1 8.6 }粗略值 8	0.40 （0.40kg）

续表

动物种类	体重(kg)	体表面积(m²)	mg/kg–mg/m² 转化因子	每千克体重占有体表面积相对比值
家兔	1.50 2.00 2.50	0.1323 0.1603 0.1860	11.3 12.4 } 粗略值 12 13.4	0.24 (2.0kg)
猫	2.00 2.50 3.00	0.1571 0.1824 0.2059	12.7 13.7 } 粗略值 14 14.6	0.22 (2.5kg)
狗	5.00 10.00 15.00	0.3275 0.5199 0.6812	15.3 19.2 } 粗略值 19 22.0	0.16 (10.0kg)
猴	2.00 3.00 4.00	0.1873 0.2455 0.2973	10.7 12.2 } 粗略值 12 13.5	0.24 (3.0kg)
人	40.00 50.00 60.00	1.2398 1.4386 1.6246	32.2 34.8 } 粗略值 35 36.9	0.08 (50.0kg)

Ⅱ　常用符号及缩写

15-PGDH	15- 羟基前列腺素脱氢酶	AMPA	α- 氨基羟甲基噁唑丙酸
4-MC	4- 甲基邻苯二酚	Ang Ⅱ	血管紧张素Ⅱ
5-HIAA	5- 羟基吲哚乙酸	APP	急性期蛋白
5-HT	5- 羟色胺	AQP4	结肠黏膜水通道蛋白4
6-Keto-PGF$_{1\alpha}$	6- 酮 - 前列环素	AS	动脉粥样硬化
A/G	白蛋白 / 球蛋白	ASA	主动全身超敏试验
AAPH	2,2- 偶氮二（2- 甲基丙基咪）	Asp	天冬氨酸
	二盐酸盐	AST	谷草转氨酶
AA	马兜铃酸	AS	动脉粥样硬化
Absorption	吸收	ATP	三磷腺苷
ACA	主动皮肤过敏试验	AUC	药 - 时曲线下面积值
ACTH	促肾上腺皮质激素	AVR	主动脉血流加速度
AC	腺苷酸环化酶	BAI	黄芩苷
ADCC	细胞病毒	BALF	灌洗液
ADE	药物不良事件	bFGF	碱性成纤维细胞生长因子
ADL	日常生活活动能力	BUN	尿素氮
ADME	药物代谢性质	cAMP	环磷酸腺苷
ADP	腺苷二磷酸	CaN	钙调神经磷酸酶
ADR	药物不良反应	CaSO$_4$ · 2H$_2$O	熟石膏
AD	阿尔茨海默病	Caspase-3	半胱氨酸蛋白酶 -3
Ad	子宫腺肌病	CAT	过氧化氢酶
AE	醇提取	CBP	慢性细菌性前列腺炎
AGEs	长期高血糖导致晚期糖基化终	CCH	卡巴胆碱
	末产物	CCK	胆囊收缩素
Alb	血清白蛋白	CCl$_4$	四氯化碳
ALD	醛缩酶	CDE	国家食品药品监督管理局药品
ALDO	醛固酮		审评中心
ALT	丙氨酸氨基转移酶	CDH$_5$	血管内皮—钙黏附素
Am J Chin Med	美洲中国医学杂志	CFU-GM	造血祖细胞
AMI	急性心肌梗死	cGMP	环磷酸鸟苷

CGRP	降钙素基因相关肽	Elimination	排泄
CIC	循环免疫复合物	EOS	嗜酸性粒细胞
CL	清除率	EPO	促红细胞生成素
Cmax	达峰浓度	ERK	蛋白激酶
CMC	心脑血管细胞膜色谱	ESI	电喷雾离子源
CMDI	结肠黏膜损伤指数	ET–1	内皮素 –1
CMUS	慢性轻度不可预计应激	ETM	肠源性内毒素
COIAA3	胶原蛋白Ⅳ	ETMM	肠源性内毒素血症
ConA	刀豆素 A	ET	内皮素
CPK	磷酸肌酸激酶	FINS	血清胰岛素
CPK–MB	磷酸肌酸激酶同工酶	FLAP	5- 脂质氧合酶激活蛋白
CREA	肌酐	Fluo–3	钙离子荧光
CRF	病例报告表	FNG	空腹血糖浓度
CRH	下丘脑促肾上腺皮质激素释放激素	FP	有效部位
		GAP–43	生长相关蛋白
Cr	肌酐	GAP	中药材生产质量管理规范
CSFs	集落刺激因子	Gas	胃泌素
CS	柱切换技术	GC	气相色谱
CTX	环磷酰胺	GC–MS	气相色谱 – 质谱联用
CUMS	应激抑郁	GCP	药物临床试验管理规范
CYP	细胞色素 P450	GLOB	球蛋白
DAO	二胺氧化酶	GLP	药品非临床研究质量管理规范
DA	多巴胺	Glu	血糖
dB	分贝	GMP	药品生产质量管理规范
D–E	量 – 效	GPMT	豚鼠最大值法
Distribution	分布	GPS	龙胆苦苷
DNA	脱氧核糖核酸	GR	糖皮质激素受体
DOPAC	3,4– 二羟基苯乙酸	GSH–Px	谷胱甘肽过氧化物酶
DSS	右旋葡聚糖	GSH	谷胱甘肽
E_2	雌二醇	H2S/CSE	硫化氢 / 胱硫醚 –γ– 裂解酶
EAC	艾氏腹水癌	HA	透明质酸
EBM	循证医学	HC50	溶血素活性
EB	伊文思蓝	HCT	红细胞压积
ECM	细胞外基质	HDLC	高密度脂蛋白胆固醇
EFTCM	实验方剂学	HFS	高频刺激
EGFR	生长因子受体	HGB/Hb	血红蛋白
EGF	表皮生长因子	HPA	丘脑 – 垂体 – 肾上腺皮质

HPCE	高效毛细管电泳法	LTC4	白三烯 C4
HPLC–NMR	液相色谱 – 核磁共振谱联用	LVEDP	左心室舒张末期压
HPLC	高效液相色谱	LVSP	左室内压峰值
HR	心率	lx	照度
Hs–CRP	高敏性 C– 反应蛋白	MC	肥大细胞
HTS	高通量筛选	MCAO	大脑中动脉栓塞
HUVE–12	人脐静脉内皮细胞	MCH	平均红细胞血红蛋白
HVA	高香草酸	M–CSF	巨噬细胞集落刺激因子
ICAM–1	细胞间黏附分子 –1	MC	胶束色谱法
ICC	结肠 Cajal 间质细胞	MDA	丙二醛
ICR	美国癌症研究所	MED	最小红斑量
IgG	免疫球蛋白 –G	MEST	耳郭肿胀试验
IL–1β	白介素 –1β	MF	突变频率
IL–1	白细胞介素 1	mg	毫克
IL–2	白介素 –2	min	分
IL–4	白介素 4	MLA	小鼠淋巴瘤致突变试验
IL–6	白介素 –6	MLD	最小致死剂量
IL–8	白细胞介素	mL	毫升
iN0S	一氧化氮合酶	MMP–9	基质金属蛋白酶 –9
IP3	三磷酸肌醇	MN	骨髓细胞微核
IRB/EC	伦理委员会	MOT	胃动素
ISI	胰岛素敏感指数	MPO	过氧化物酶
IS	心肌梗死范围	MPS	单核 – 吞噬细胞系统
ITGB3	血小板反应素	mRNA	信使核糖核酸
IYC	越鞠胶囊内容物	MSC	骨髓基质干细胞
KPTT	凝血活酶时间	MSPD	基质固相分散
LAD	冠状动脉左前降支	MT	褪黑素
LAK	杀伤细胞	MTD	最大耐受量
LC–MS	液相色谱 – 质谱联用	MTL	胃功素
LD50	半数致死量	MTT	比色法
LD5	最小致死量	MVC	红细胞平均体积
LD95	最大致死量	NADH	脱氢酶
LDH	乳酸脱氢酶	NAFLD	非酒精性脂肪肝
LDLC	低密度脂蛋白胆固醇	NBF	血流量
LLNA	淋巴结实验	NE	去甲肾上腺素
LN	层粘蛋白	NGF	内神经生长因子
LPO	过氧化脂质	NK	自然杀伤

NOS	一氧化氮合酶	RP-HPLC	反液相色谱
NO	一氧化氮	RTG	相对总增长率
NPY	神经肽 Y	SBE	半仿生提取
NSE	神经元特异性烯醇化酶	SCM	脾条件培养液
NT	神经降压素	SFC	超临界流体色谱
OD	光密度	SFE-CO₂	超临界 CO_2
OFR	氧自由基	SFP	总多糖
OPG	骨保护素	SHR	自发性高血压大鼠
OVA	卵清蛋白	SIgA	分泌型免疫球蛋白 A
PAI	纤溶酶原激活剂抑制剂	SIRS	炎症反应综合征
PCA	皮肤被动过敏试验	SMase	鞘磷脂酶
PCR	聚合酶链式反应	SOD	氧化物歧化酶
PDE	磷酸二酯酶	SRAS	急性呼吸道症候群
PD	药效动力学	SRM	反应监测
PECAM-1	血小板 – 内皮细胞黏附分子 –1	SS	生长抑素
PE	接种效率	STZ	链脲佐菌素
PFCS	空斑细胞	SVTI	主动脉血流收缩期流速积分
PGE₂	前列腺素 E_2	T₃	三碘甲状腺原氨酸
P-gp	P- 糖蛋白	T₄	甲状腺素
Pit	垂体后叶素	TA	酪氨酸氨基转移酶
PKh	游离血红蛋白	T-BIL	总胆红素
PK-PD	药动学 – 药效学	T-CHO	总胆固醇
PK	药代动力学	TC	总胆固醇
PLA2	心肌组织磷脂酶 A2	T-D	时 – 量
PLT	血小板计数	T-E	时 – 效
PPAR-α	过氧化物酶增殖活化受体	TGFβ2	转化生长因子 β2
PT	血浆凝血酶原时间	TG	甘油三酯
PTHrP	甲状旁腺激素相关蛋白	TH	酪氨酸羟化酶
PTS	血栓前状态	THBS2	凝血酶敏感蛋白
PV	主动脉血流速度峰值	TIMP-1	金属蛋白酶组织抑制因子 –1
QOL	生命质量	TLCS	薄层色谱扫描
RANKL	KB 配基受体激活剂	TLC	薄层色谱
RBC	红细胞	TNF-α	肿瘤坏死因子 –α
RCT	随机对照试验	TP	总蛋白
RET	网织红细胞计数	tPA	组织型纤溶酶原激活因子
RFER	免疫黏附促进因子	TRH	促甲状腺激素释放激素
RGCs	视网膜神经节细胞	TSH	促甲状腺素

TXB$_2$	血栓素 B	vWF	血管性假血友病因子
UC	溃疡性结肠炎	V	容积
UEC	大肠杆菌	WBC	白细胞
UHTS	超高通量筛选	WE	水提取
UPLC–QTOF	超高效液相色谱 – 飞行时间质谱法	WHO	世界卫生组织
UPLC	超高液相色谱	W–LCR	粒细胞百分数
UU	脲支原体	W–SCR	淋巴细胞百分数
VEGFC	血管表皮生长因子 C	ZO–1	回肠黏膜紧密连接蛋白
VIP	血管活性肠肽	β–AR	肾上腺素 β 受体
VSMCs	血管平滑肌细胞	β–END	β– 内啡肽

Ⅲ 方名索引

Ⅳ 主要参考文献

［1］彭成.中医药动物实验方法学［M］.北京：人民卫生出版社，2008.

［2］彭成，彭代银.中药药理学［M］.北京：中国医药科技出版社，2014.

［3］彭成.中药毒理学［M］.北京：中国中医药出版社，2014.

［4］彭成.四君子汤现代研究与应用［M］.北京：人民卫生出版社，2012.

［5］邓中甲.方剂学［M］.北京：中国中医药出版社，2003.

［6］彭成，白礼西.名优中成药研究与应用（藿香正气液）［M］.北京：人民卫生出版社，2011.

［7］彭成.有毒中药附子、川乌、草乌安全性评价与运用［M］.成都：四川科学技术出版社，2014.

［8］孙晓波，徐惠波.现代方剂药理与临床［M］.天津：天津科技翻译出版公司，2005.

［9］季宇彬.复方中药药理与应用［M］.北京：中国医药科技出版社，2005.

［10］陈奇.中成药名方药理与临床［M］.北京：人民卫生出版社，1998.